高等职业教育药品与医疗器械类专业教材

药品 GMP 管理教程

杨松岭　张之奎　主编

中国轻工业出版社

图书在版编目（CIP）数据

药品 GMP 管理教程/杨松岭，张之奎主编. —北京：中国轻工业出版社，2022.1

高等职业教育"十三五"规划教材

ISBN 978-7-5184-1706-3

Ⅰ.①药… Ⅱ.①杨… ②张… Ⅲ.①药品管理—质量管理—高等职业教育—高等职业教育 Ⅳ.①R954

中国版本图书馆 CIP 数据核字（2018）第 017959 号

责任编辑：江 娟 秦 功 责任终审：劳国强 整体设计：锋尚设计
策划编辑：江 娟 秦 功 责任监印：张 可

出版发行：中国轻工业出版社（北京东长安街 6 号，邮编：100740）
印 刷：北京君升印刷有限公司
经 销：各地新华书店
版 次：2022 年 1 月第 1 版第 4 次印刷
开 本：720×1000 1/16 印张：25
字 数：504 千字
书 号：ISBN 978-7-5184-1706-3 定价：50.00 元
邮购电话：010-65241695
发行电话：010-85119835 传真：85113293
网 址：http://www.chlip.com.cn
Email：club@chlip.com.cn
如发现图书残缺请与我社邮购联系调换
220016J2C104ZBW

本书教程编委会

主　　编　杨松岭（黑龙江生物科技职业学院）

　　　　　张之奎（石家庄鹏海制药股份有限公司）

副 主 编　郑亚亮（深圳惠民制药有限公司）

　　　　　周亚欣（河北常山生化药业股份有限公司）

　　　　　侯晓亮（黑龙江民族职业学院）

　　　　　江怡琳（黑龙江农垦科技职业学院）

参编人员　刘丽华（黑龙江乌苏里江制药有限公司）

　　　　　李学东（黑龙江珍宝岛药业股份有限公司）

　　　　　张祥云（黑龙江农业经济职业学院）

　　　　　刘宏果（石家庄康贺威药业有限公司）

　　　　　关　力（黑龙江农业职业技术学院）

　　　　　赵永华（石家庄鹏海制药股份有限公司）

主　　审　丁岚峰（黑龙江民族职业学院）

　　　　　张雪峰（黑龙江民族职业学院）

前　言

根据国务院《国家教育事业发展"十三五"规划》和《国务院关于加快发展现代职业教育的决定》及教育部《关于全面提高高等职业教育教学质量的若干意见》《现代职业教育体系建设（2014—2020 年）》等文件精神，结合我国现代高等职业教育发展需要和人才培养目标的要求，确定了本课程的教学内容。在编写过程中，在制药企业的岗位需求和技术技能培养要求指导原则下，学院教师与制药企业技术人员通过多次沟通交流，结合各制药企业的实际情况，突出"理念创新""内容创新"，体现"学以致用"，与制药企业岗位实现零对接。

《药品 GMP 管理教程》是高等职业教育药学类专业的一门专业课。GMP 自 20 世纪 60 年代产生以来，发展至今近 50 多年。药品生产的实践证明，药品 GMP 是一门动态的发展的科学，是一套非常有效的科学管理体系制度，使药品生产过程中将发生的差错、混淆和各种污染的可能性降到最低程度，保证了药品生产的质量安全性。本教材结合我国现行的 GMP2010 年版，紧密结合制药企业的实际情况，力求使学生易学易懂，学以致用。

本教材由杨松岭、张之奎担任主编和统稿，郑亚亮、周亚欣、侯晓亮和江怡琳担任副主编。编写分工如下：杨松岭和张之奎共同编写项目一的任务一；郑亚亮编写项目三和项目四；周亚欣编写项目五和项目六；刘丽华编写项目七；侯晓亮编写项目九的任务三、项目十一；刘宏果编写项目十的任务三；赵永华编写项目九的任务四、项目十的任务一和任务二；李学东编写项目一的任务二至任务四、项目九的任务一和任务二；江怡琳编写项目二；张祥云编写项目八的任务二；关力编写项目八的任务一。

编写过程中，我们参考了大量相关文献，因篇幅、检索条件等原因的限制，不能悉数列出，在此向原作者表示由衷的感谢。本教材的编写得到各位编者单位的大力配合和支持，特别是黑龙江生物科技职业学院生物制药教研室同仁做了大量的具体工作，在此一并致谢。本书可作为高职层次药学专业学生的教材，也可供药品企业培训使用。

对在百忙之中主审本教材的黑龙江民族职业学院的丁岚峰和张雪峰两位教授表示由衷的感谢。

由于编者水平有限，书中内容难免有疏漏之处，恳请专家学者和广大读者批评指正，以便修订完善。

编　者

2018 年 1 月

目　录

项目一　GMP 的发展

学习目的

GMP 是英文 "Good Manufacturing Practice for Drugs" 的英文缩写，我国《药品管理法》翻译为《药品生产质量管理规范》，适用于药品的原料药和制剂的生产质量管理。通过本项目的学习，了解药品生产过程中 GMP 的产生和发展过程，为更好地执行 GMP 打下良好的思想基础。

任务一　20 世纪的主要药害事件

药害事件泛指由药品使用导致的患者生命或身体健康损害的事件，包括药品不良反应以及其他一切非预期药物作用导致的意外事件。

由于人们对自然科学知识的了解和掌握有一个漫长过程，加之一些药品研制生产中疏于严格管理，20 世纪世界范围内发生了许多十分惨痛的药害事件，使 2 万多人死于药物的不良反应，伤残者不计其数。20 世纪末，国际上已把药物不良反应和药源性疾病当作一种流行病学即药物流行病学加以研究和控制。药源性疾病发生率呈上升趋势，已成为继心血管疾病、癌症、感染性疾病之后的第四类疾病。

关注药物不良反应重大药害事件目的，在于警示人们开方用药务必安全有效。必须加强新药的审批工作，加强药品上市后药物不良反应的监测，建立健全的药物不良反应监察报告制度，防止药物不良反应的流行。药物不良反应已越来越受到医药工作者及有关机构的重视。

一、汞制剂事件

国外应用汞和汞化合物作为药物已有 1000 多年的历史。在阿拉伯国家许多人用含汞的软膏治疗慢性皮肤病、麻风、斑疹、伤寒等。哥伦布远航归来后欧洲流行梅毒，水银又成为了治疗梅毒的唯一有效药物。在英联邦，不仅婴儿用的牙粉、尿布漂洗粉中含有汞和汞化合物，还广泛应用甘汞（氯化亚汞）作为幼儿的轻泻药和驱虫剂。1890 年以后有许多人特别是儿童患肢端疼痛病，约 20 个病人中有 1 个人死亡。后来经过长期调查才证实汞和汞化合物是引起这些病人患肢端疼痛病的原因。

二、非那西丁引起的肾脏损害事件

非那西丁曾是一种广泛使用的解热镇痛药。1953 年后，欧洲许多国家，特别是瑞士、当时的西德和捷克等国家忽然发现肾脏病人大量增加。经过证实主要是由于服用非那西丁所致。这种病例欧洲报告了 2000 例，美国报告了 100 例，加拿大报告了 45 例，有几百人死于慢性肾功能衰竭。自从相关的国家政府采取紧急措施，限制含非那西丁的药物出售以后，这类肾脏病人的数目就明显下降。但是也有证据表明，有的病人即使停用非那西丁长达 8 年以后，还可因肾功能衰竭而死亡。

三、氨基比林引起的白细胞减少症事件

氨基比林于 1893 年合成，1897 年首先在欧洲上市。20 世纪 20 年代以后陆续有人发现服用此药的病人发生了口腔发炎、发热、咽喉痛等症状，化验检查时发现末梢血中白细胞，特别是粒细胞减少。经过调查证明氨基比林能引起严重的白细胞减少症，导致种种感染。到 1934 年仅美国就有 1981 人死于本病。到 1938 年，美国把该药从法定药物目录中删去，1940 年以后，美国的这种病就明显减少。在丹麦，从 20 世纪 30 年代起就禁止使用氨基比林，到 1957 年就没有再发现由于服用本品所致的白细胞减少症。

四、二硝基酚、三苯乙醇引起的白内障事件

20 世纪 30 年代，美国、巴西等国许多人用二硝基酚作为一种减肥药。20 年后，这些国家发现白内障病人大量增加，调查证明是由于广泛应用二硝基酚所致。服用此药的人数超过 100 万人，白内障的发生率约为 1%，甚至有人在停药一年后才发生白内障。

三苯乙醇为一种降胆固醇药，于 20 世纪 50 年代后期上市，临床上很快就发现该药能引起脱发、皮肤干燥，男性乳房增大、阳痿、视力下降、白内障。美国有几十万人服用过此药，引起白内障的约千人。

五、磺胺酏剂引起的肾脏损害事件

1937 年秋天，美国田纳西州的马森吉尔药厂，未经有关政府部门批准，采用工业溶剂二甘醇代替酒精，生产出一种磺胺酏剂，用于治疗感染性疾病。到这一年 9～10 月，美国南方一些地区发现患肾功能衰竭的病大量增加。调查证明这种情况与该公司生产的磺胺酏剂有关，共发现 358 名病人，死亡 107 人。

六、苯丙醇胺与脑中风事件

苯丙醇胺（PPA）是一种麻黄碱的衍生物，通过收缩黏膜血管减轻或消除感冒引起的鼻黏膜充血、肿胀所致的鼻塞，与对乙酰氨基酚及镇咳药右美沙芬等配伍而成复方制剂，为常用的抗感冒药——如康泰克、康得、感冒灵胶囊等 10 余种药物。20 世纪 70 年代，通过药物不良反应报告发现，有些中青年妇女的颅内

出血可能与 PPA 有关，80 年代又有 30 余例相似报告。1992 年，美国食品药品管理局（FDA）建议耶鲁大学医学院组织药物流行病学专家、内科及神经病学专家，共同组成研究小组，对 PPA 与出血性脑中风的相关性进行流行病学研究。结果发现：出血性脑中风的发病与发病前 3 天服用 PPA 有密切关系，其中与服用含 PPA 减肥药的相关程度极高。由此，FDA 于 2000 年 11 月 6 日决定撤销一切含 PPA 的制剂。

七、氯碘羟喹与亚急性视神经脊髓炎事件

氯碘羟喹是 1933 年上市的抗阿米巴药物，后发现它能防治旅行者腹泻，因此迅速风行于许多国家。20 世纪 50 年代后期，日本医生发现许多人患有亚急性视神经脊髓炎（简称 SMON 病），患者可有双足麻木、刺痛、无力、瘫痪、失明症状。日本厚生省于 1967 年拨款成立专门委员会，对该病的病因进行流行病学调查，4 年后，查清氯碘羟喹与 SMON 病的因果关系。日本因服用此药而患该病的就有 11000 人，死亡数百人，因这个事件有关企业共赔偿 1195 亿日元。

八、孕激素与妇婴外生殖器男性化畸形事件

孕激素如黄体酮是治疗习惯性流产等妇科病的常用药物。1950 年，美国霍普金斯大学医院的医生们发现有许多女性婴儿出现外生殖男性化的畸形，情况异常。经过调查发现这种情况与孕妇期间曾服用孕激素有关。在美国有约 600 名女婴出现了这种畸形。化学合成的孕激素在分子结构上与雄性激素相似，经多种动物试验也证明它能引起动物的雌性幼仔发生外生殖器雄性化现象。

九、己烯雌酚与少女阴道癌事件

己烯雌酚也是一种广泛用于治疗先兆流产的药物。1966—1969 年，美国波士顿市妇科医院的医生们在较短时间里先后发现有 8 名十多岁的少女患阴道癌，大大超过了自然情况下这种病在少女人群中的发病率。经过深入的流行病学调查，证明这些病例的发生与患者母亲妊娠期间服用己烯雌酚有因果关系，其相对危险度大于 132 倍。其他医院也陆续有报道，至 1972 年，各地共收到 91 例 8 ~ 25 岁的阴道癌患者的报告，其中 49 例患者的母亲在妊娠期间服用过己烯雌酚。

十、沙利度胺与海豹肢畸形事件

沙利度胺（反应停）于 1956 年首先在原西德上市。因它能用于治疗妊娠反应，迅速风行于欧洲、亚洲、澳洲、北美（不包括美国）、拉丁美洲的 17 个国家。1961 年 10 月，三位医生在妇科学家会议上报告了一些"海豹肢畸形"患儿的病例，引起了大家的重视。之后其他地方报告接踵而来，许多新生婴儿的上肢、下肢特别短，甚至没有臂部和腿部，手和脚直接连在身体上。经过长时间的

流行病调查，证明这种"海豹肢畸形"与患者的母亲在怀孕期间服用沙利度胺有关。调查发现，该药在几个国家里共引起畸形婴儿 1 万余人。值得注意的是，尽管此事件的危害如此之大，但是在美国、瑞士和当时的东德，由于对进口药品审批严格把关，基本上没有受到此事件的冲击。

任务二　GMP 的产生过程

GMP 经过几十年的发展，已经成为全世界各国普遍接受的药品生产管理质量控制的手段。在保证人民健康的过程中起到一个了不起的作用。药品全球贸易发展各国都是以 GMP 为基础，达到一个质量标准的共识。

一、GMP 产生的原因

1906 年美国颁布了《纯净食品和化妆品法》，标志着第一部食品加工方面的联邦消费者保护法律的诞生。1906 年颁布的此法律主要是禁止冒用商标和掺假食品的洲际和国外贸易。

美国在 1906 年制订了第一个食品和药品管理法，虽然只强调事后抽验，但毕竟是美国药政管理上一个有重要意义的里程碑。1935—1937 年，美国用二硝基酚减肥引起 177 人死亡；1937 年美国的以二甘醇作溶剂的磺胺酏剂事件造成 107 人死亡，都是因没有进行任何动物毒性试验就试用于临床造成的。1938 年美国重新修订法令，对原来的食品和药品法进行修正，改为《食品、药品和化妆品法》，取消了上述二硝基酚等药物，增加了一些禁令，但片面强调安全性，而忽略了有效性。药商又将大量无效、无毒或效差无害的药品上市，同样坑害病人。在第一次世界大战期间美国新闻界披露美国食品工业的不良状况和药品生产的欺骗行径，促使美国诞生了《食品、药品和化妆品法》取代了《纯净食品和化妆品法》，开始以法律形式来保证食品、药品的质量，由此还建立了世界上第一个国家级的食品药品管理机构——美国食品药品管理局（FDA）。《食品、药品和化妆品法》提供了食品 GMP 的法律基础。

二、GMP 的建立

美国是少数几个幸免"海豹肢畸形"患儿灾难的发达国家之一。当时在审查时发现沙利度胺缺乏美国药品监督法律法规所要求的足够的临床试验资料，如长期毒性试验报告，所以不批准其进口。从而避免了灾难。该药在 FDA 监督管理下进行临床试验（未批准上市），造成 9 例畸形婴儿。此次事件的严重后果在美国引起了不安，激起公众对药品监督管理及其法律法规的普遍兴趣，并最终导致了美国国会对《食品、药品和化妆品法》的重大修改。1962 年的修正案虽然烦琐，但明显加强了药品法的作用。具体体现在以下三个方面。

（1）要求制药企业不仅要证明药品是有效的，而且要证明药品是安全的。

（2）要求制药企业要向 FDA 报告药品的不良反应。

（3）要求制药企业实施药品生产质量管理规范。

由于质量管理的理论与实践的发展，药品生产应有规范和质量保证的想法也成熟。GMP 最初由美国普渡（Purdue）大学 6 名教授撰写；经讨论修订，美国 FDA 于 1963 年颁布了世界上第一部《药品生产质量管理规范》（GMP），要求对药品生产的全过程进行规范化管理，药品生产企业如果没有实施 GMP，其产品不得出厂销售。如果制药企业没有按照 GMP 的要求组织生产，不管样品抽检是否合格，美国 FDA 有权对生产出来的药品视作伪劣药品。

GMP 的理论在此后多年的实践中经受了考验，它在药品生产和质量保证中的积极作用逐渐被各国政府所接受。自从美国 FDA 首先制订颁布了 GMP 作为美国制药企业指导药品生产和质量管理的法规后，WHO 于 1969 年向全世界推荐了 WHO 的 GMP，标志着 GMP 的理论和实践开始从国家走向世界。在此之后，世界很多国家、地区为了维护消费者的利益和提高本国药品在国际市场的竞争力，根据药品生产和质量管理的特殊要求以及本国的国情，分别制订了自己的 GMP。

三、各国的 GMP

1. WHO 的 GMP

WHO 的 GMP 属于国际性的 GMP，是 WHO 关于国际贸易中药品质量签证体制的要素之一，是用于评价生产许可申请并作为检查生产设施的依据，也作为政府药品监督员和生产质量管理人员的培训材料。药品 GMP 适用于药品制剂的大规模生产，包括医院中大量的加工生产、临床试验用药的制备。

2. 欧盟的 GMP

1972 年，欧盟颁布了该组织的第一部 GMP，用于指导欧盟成员国的药品生产。而第一版欧盟的 GMP 出版于 1989 年，它是以英国 GMP 为蓝本制订的。后来欧盟规定，其颁布的第二部 GMP（1992 年版）可以取代欧盟各成员国的 GMP，或者可以和欧盟成员国政府颁布的 GMP 并行使用。

3. 美国 FDA 的 GMP

美国是 GMP 始创国，于 1963 年首先颁布了 GMP，在实施过程中，经过数次修订，可以说是至今较为完善、内容较详细、标准较高的 GMP。美国 FDA 对 GMP 的研究，一直处于全球领先地位。美国要求，凡是向美国出口药品的制药企业以及在美国境内生产药品的制药企业，都要符合美国 GMP 要求。

4. 日本的 GMP

日本于 1974 年 9 月 14 日颁布了 GMP，1976 年 4 月 1 日起实施。日本于 1993 年开始推行国际 GMP，对国际进出口的药品需遵循国家与国家之间相互承认的 GMP，日本 GMP 和 WHO 的 GMP 版本被认为是等效的。

任务三 我国的 GMP

GMP 作为指导药品生产和质量管理的法规，在国际上已有半个多世纪的历史，在我国推行也有 30 余年。虽然我国实施 GMP 起步较晚，但是目前的水平和速度已经接近国际先进水平。我国新版 GMP 于 2011 年 3 月 1 日起实施，标志着我国实施 GMP 已进入向国际化迈进的实质性关键阶段。

一、我国 GMP 的产生与发展

我国提出在制药企业中推行 GMP 是在 20 世纪 80 年代初，比最早提出 GMP 的美国迟了 20 年。

1982 年，中国医药工业公司参照一些先进国家的 GMP 制订了《药品生产管理规范》（试行稿），并开始在一些制药企业试行。

1985，中国医药工业公司又对 1982 年的《药品生产管理规范》（试行稿）进行修改，变成《药品生产管理规范》（修订稿），经原国家医药管理局审查后，正式颁布在全国推行。

1988 年，根据《药品管理法》，国家卫生部颁布了我国第一部《药品生产质量管理规范》（1988 年版），作为正式法规执行。

1991 年，根据《药品管理法实施办法》的规定，原国家医药管理局成立了推行 GMP、GSP（即《药品经营质量管理规范》）委员会，协助原国家医药管理局，负责组织医药行业实施 GMP 和 GSP 工作。

1992 年，国家卫生部又对《药品生产质量管理规范》（1988 年版）进行修订，变成《药品生产质量管理规范》（1992 年修订）。1992 年，中国医药工业公司为了使药品生产企业更好地实施 GMP，出版了 GMP 实施指南，对 GMP 中一些条款，做了比较具体的技术指导，起到比较好的效果。

1993 年，原国家医药管理局制订了我国实施 GMP 的八年规划（1983—2000 年），提出"总体规划，分步实施"的原则，按剂型的先后，在规划的年限内，达到 GMP 的要求。

1995 年，经国家技术监督局批准，成立了中国药品认证委员会，并开始接受企业的 GMP 认证申请和开展认证工作。1995—1997 年原国家医药管理局分别制订了《粉针剂实施（药品生产质量管理规范）指南》《大容量注射液实施（药品生产质量管理规范）指南》《原料药实施（药品生产质量管理规范）指南》和《片剂、硬胶囊剂、颗粒剂实施（药品生产质量管理规范）指南和检查细则》等指导文件，并开展了粉针剂和大容量注射液剂型的 GMP 达标验收工作。

1999 年，国家药品监督管理局总结近几年来实施 GMP 的情况，对 1992 年修订的 GMP 进行修订，于 1999 年 6 月 18 日颁布了《药品生产质量管理规范》

（1998 年修订），1999 年 8 月 1 日起施行，使我国的 GMP 更加完善，更加切合国情、更加严谨，便于药品生产企业执行。

2011 年 1 月 17 日卫生部发布了《药品生产质量管理规范》（2010 年修订）。计十四章，313 条。

二、我国 GMP 的主要内容

1. 实施 GMP 的目的

GMP 作为药品生产的直接监管法规，它的推行使制药生产环境得到极大改善，于 2004 年 6 月 30 日前，我国实现了所有原料药和制剂均在符合药品 GMP 的条件下生产的目标。尽管如此，我国的制药行业整体水平与国外相比还有很大差距，现有药品生产企业在整体上呈现多、小、散、低的格局，生产集中度较低，自主创新能力不足。我国出口的药品绝大多数是低价的原料药，高附加值的制剂出口仅为一些口服剂，而无菌制剂的出口量几乎为零。同时，随着药品安全要求越来越严格，我国 1998 年版 GMP 已不适应药品安全发展的趋势，如单纯强调药品生产企业的硬件建设，对软件管理特别是人员的要求涉及很少；处罚力度较轻，难以起到真正的规范制约作用等；此外，缺乏完整的质量管理体系要求和明确的具体要求，不符合国际上对药品生产质量管理的先进理念。因此，修订我国 GMP、提高我国 GMP 实施水平，不仅可以提高我国药品生产企业的生产和质量管理水平，更好地保证人民用药安全有效，还有利于与国际先进水平接轨，促进我国药品进入国际市场。国家食品药品监督管理局从 2006 年 9 月起正式启动了 GMP 的修订工作。历经 5 年修订、两次公开征求意见，《药品生产质量管理规范》（2010 年修订）于 2011 年 2 月 12 日正式对外发布，于 2011 年 3 月 1 日起施行。国家食品药品监督管理局要求药品生产企业结合自身实际，制订实施计划并组织实施。同时要求各级药品监督管理部门加强对企业的督促检查和指导。我国实施新版药品 GMP，是顺应国家战略性新兴产业发展和转变经济发展方式的要求，有利于促进医药行业资源向优势企业集中，淘汰落后生产力，有利于调整医药经济结构，以促进产业升级，有利于培育具有国际竞争力的企业，加快医药产品进入国际市场。

2. GMP 的主要内容

我国 GMP 总体内容包括机构与人员、厂房和设施、设备、卫生管理、文件管理、物料控制、生产控制、质量控制、发运和召回管理等方面内容，涉及药品生产的方方面面，强调通过生产过程管理保证生产出优质药品。从专业化管理的角度，GMP 可分为质量控制系统和质量保证系统两大方面。一方面是对原材料、中间品、产品的系统质量控制，称为质量控制系统；另一方面是对影响药品质量、生产过程中容易产生人为差错和污染等问题进行系统的严格管理，以保证药品质量，称为质量保证系统。

从软件和硬件系统的角度，GMP 可以分为软件系统和硬件系统。软件系统主要包括组织机构、组织工作、生产技术、卫生、制度、文件、教育等方面的内容，可以概括为以智力为主的投入产出。硬件系统主要包括对人员、厂房、设施、设备等的目标要求，可以概括为以资本为主的投入产出。

任务四　GMP 验证

药品 GMP 是质量管理发展的产物，是全面质量管理发展到全面质量管理标准化阶段的产物，是当今世界各国普遍采用的对药品生产全过程进行监督管理的技术规范，是保证药品质量和用药安全有效的可靠措施，是国际社会通行的药品生产和质量管理必须遵循的基本原则，是全面质量管理的重要组成部分。药品生产企业必须把 GMP 管理标准贯彻到药品质量管理体系的所有方面，包括影响药品质量的所有因素、确保药品质量符合预定用途的有组织、有计划的全部活动。药品监督部门要对企业 GMP 实施情况进行检查、审核与认证，确保企业严格执行 GMP，持续稳定地生产出符合预定用途和注册要求的产品。GMP 认证是药品监督管理部门对药品生产企业实施药品 GMP 进行检查、评价并决定是否发给GMP 认证证书的过程，即药品 GMP 认证是由国家食品药品监督管理局或省、自治区、直辖市食品药品监督管理局依据认证制度的要求实施的以认证或注册为目的的审核，又称认证审核，简称认证。通过各种形式的药品 GMP 认证，对企业提高产品质量及进行有关商贸活动都是非常重要的。

一、药品 GMP 验证的提出

药品是人类与疾病斗争的有力武器。药品质量的好坏，直接关系到人们的身体健康和生命安危。药品生产质量管理规范（GMP）正是为适应生产质量好的药品的需要而产生的。在药品 GMP 实施的过程中，人们认识到药品生产过程需要验证。验证管理规范（Good Validation Practice，GVP）的产生与发展，使药品GMP 实施推向了一个崭新的阶段。GVP 是 GMP 的重要组成部分，验证应按预定的方案进行，总结验证的结果应记录在案备查，生产工艺和程序应建立在验证的基础之上，应定期地进行再验证，以确保药品生产能达到预期的结果。

（1）在 20 世纪 70 年代之前，美国 GMP 并没有过程验证的有关规定。验证概念的提出并列入 GMP 中是 70 年代后期。随着某些药品临床出现死伤事故和其他问题，人们逐渐认识到其重要性。这一系列的药品事故，成为了过程验证出现在美国 GMP 中的强大催化剂。在 20 世纪 50 年代美国就有一些生产针剂的药厂受到指责，谓其生产的静脉注射（Ⅳ）药剂受到污染，而导致败血症的出现。到 20 世纪 70 年代，静脉注射药剂导致败血症的案子更进一步增多。1970—1976年，静脉注射药剂导致败血症问题，不只在美国出现，也在欧洲出现许多案例

（如英国的"德旺波特事故"）1970—1973 年，FDA 至少对 6 例败血症进行了跟踪，调查静脉注射药剂所受细菌污染的情况。在 1970 年上半年，FDA 组成联合调查组，其中有工程师、检验专家和微生物学家，在生产针剂的制药厂中选了 4 家，对每家药厂的设施进行了全面的检验；然后又对所有生产针剂的制药厂进行了全面的检验。通过这些检验，揭示了这些药厂在生产过程和质量控制过程中明显达不到 GMP 的有关规定。虽然各生产厂家违反的程度有所不同，但在整个制药业存在问题的现象是相当普遍的。有些问题相当严重，FDA 不得不要求其停产，进行设备改造，并将在没有消毒保证条件下所生产的药品全部进行注销。

20 世纪 70 年代对于美国 FDA 和针剂制药厂来说是动荡的年代。许多败血症案例的出现是导致 FDA 彻底检查这些厂家的主要原因。在 1970 年 10 月和 1971 年 4 月，美国疾病控制中心报道有败血症流行，该病的流行与静脉注射药剂有关。该中心报告中说：截止到 1971 年 3 月 6 日，在美国 7 个州中的 8 家医院发现有 150 例细菌污染病例，1 周后，败血症的病例升至 350 例。到 1971 年 3 月 27 日则达到 405 人。美国 FDA 和疾病控制中心联合召开新闻发布会，建议各医院特别注意，减少由于这些药品而引发的败血症。1971 年 4 月 22 日静脉注射药剂被注销。

1972 年在英国有所名为德旺波特的医院制备的静脉输液在经消毒后有部分药液未能达到无菌，最后对成品的无菌检查又有疏忽，造成病人使用后发生死亡。德旺波特事故（The Devonport Case）发生后，组织专家进行了调查。结果认为主要原因在于消毒柜的排气阀已被碎玻璃和纸团堵塞，结果导致在灭菌时消毒柜内的空气无法顺利排出，局部空间达不到预定灭菌温度；加上温度记录器已经损坏，而且在抽样和检测方面也存在失误。德旺波特事故之所以会发生，关键是没有进行必要的过程验证，成品质量得不到有效的保证，消毒灭菌的程度达不到规定的要求。

（2）在验证概念出现之前，也就是在 20 世纪 70 年代早期或以前，美国 FDA 检验机构所依赖的也是众多制药厂所依赖的，是通过对药品成品的分析来保证产品的质量。FDA 发现这种依赖是很不完善的，不能使药厂在生产和控制中按照已确定的要求生产出毫无问题的产品。因为药品不同于一般产品，人命关天，不能有半点遗漏和问题。FDA 发现大部分生产和控制环节没有能够证明在其实际操作中是按 GMP 的要求生产的书面材料。在这些厂家的设备生产过程中所得出的数据不能作为支持产品质量和消毒的依据。所出具的设备的生产过程和控制过程文件中的指标数据不全面，缺乏设备操作中的实际数据文件。另外，对环境检测的环节和规范，如对水、空气和表面等的规定也不够完善，所提供的数据对监控的保证甚微。在对药厂大规模的检查过程中，FDA 检查人员和制药业技术人员发展出了一些专用词汇。例如，规程（Protocol，该规程是指经过批准的文件，规定其所采用的程序、进行的测试以及对这些测试可接受的程度与范围），证实（Verification）、鉴定

（Qualification）、能力认定（Challenge）、验证（Validation）。这些词汇的意义都已经高度地进行专业化设定，并且已经在制药业实施 GMP 中应用。这些词汇中，"验证"使用的频率最高，并已发展为 GVP，纳入到 GMP 之中。这些词汇现在虽然仍被制药业专家进一步推敲、讨论，但它们最初的宗旨均保持不变，也就是：利用 GMP 的有关规定、规范、科学原理和有关常识来发展、鉴定和控制制药设备和设施，以确保生产成品的质量，而不是只依赖对成品的分析化验结果。

在 20 世纪 70 年代由 FDA 现场检验发展起来的过程验证概念，经过 20 多年的实践，在制药业中得到了共识，并成为 GMP 中的一个不可缺少的部分。最初，FDA 对验证的强调始于 1976 年 2 月在联邦法规上颁布的《人用及兽用药现行优良制造规范》以及同年 6 月提议的大容量非肠道药（LVP）的 GMP 上，早期强调的重点是对灭菌工序的验证。但工艺验证的定义迟至 1978 年 6 月才出现于 FDA 公布的《药品工艺检查验收标准》中："一个验证过的工艺是指已能证实按预计或所声称的那样运行的工艺。验证的证据是通过尽可能收集和评估工艺开发阶段的数据，以及以后生产阶段的数据获得的。验证必须包括工艺确认（物料、设备、系统、建筑及人员的确认），但是也包括对重复按批运转的整个工艺的控制。"

二、验证管理规范的发展

（1）美国 FDA 于 1987 年 5 月发布《药品生产工艺验证总则指南》，可以说是第一部 GVP。从工艺验证的第一个定义到首部 GVP 的形成，历经了近 10 年的时间，而从《药品生产工艺验证总则指南》颁布至今，也有数年了。验证的理论和技术得到了快速的发展，并扩展到世界各地的制药业，特别是验证仪器与计算机技术的联用，使制药业认识到验证是投资少但能见到长期效益的必要途径。在这个进程中，验证的规范及指南日趋完善，验证概念延伸到新药的研究与开发（Research and Development）部门与物料供货单位，确定工艺标准（可靠性与重现性）的工艺验证目标更加明确。现在，验证的概念已经达到这样的程度，即通过验证的消毒针剂药品，不需要对每批放行的产品进行消毒测试。也就是说，经过验证的产品，其最终的消毒产品可以放行。突出的例子表现在"参数放行法"引入到欧盟（EU）的 GMP 指南（1997 年版）与欧洲药典（1997 年版）中。所谓"参数放行法"，在现阶段，是指最终灭菌产品可以根据工艺运行的参数，特别是待灭菌品中污染细菌检查的监控数据、灭菌程序赋予被灭菌产品的无菌保证值及有关记录来决定产品是否准予放行，不须对成品进行无菌检查。欧洲药典（1997 年版）明确指出：……可能时，应采用最终灭菌工艺（将最终容器中的产品灭菌）。使用经充分验证的蒸汽灭菌、干热灭菌或辐射灭菌法时，经主管部门批准，可实施"参数放行法"，即根据生产中获得的数据资料而不是样品无菌检查的结果来决定一批产品是否达到无菌要求，是否准予放行。

（2）随着药品 GMP 推行的标准化和国际化，以及质量环境管理一体化的深入，随着社会经济的发展与科学技术的进步，验证规范不断地走向成熟与完善，但 GVP 也要不断地创新发展，为确保药品质量、为确保人们用药的安全有效，而发挥更大的作用。例如，在美国，1994 年 11 月，FDA 颁布了《人用药厂及兽药厂上报灭菌验证文件指南》，在管理要求上强调管理的程序及要点，因此更加科学到位；但对使用的方法与手段不再做过于具体的规定，这有利于企业更加灵活地采用新技术和新方法，从而取得更好的社会效益和经济效益。

三、验证是实施 GMP 的基石

验证不仅是药品生产中极其重要的要素，也是每一个制药企业必须采用的药品质量管理体系的一个组成部分，更主要的是一块块"验证方案"形成了建造药品 GMP 大厦的基石。没有验证也就没有 GMP 的有效实施。实施 GMP 的目标是生产出有一定质量水平的药品，保证人们用药的安全有效，而验证就是达到 GMP 这个目标的基石。验证（主要是生产工艺验证）能够使生产工艺按规定的要求始终如一地得到贯彻执行，验证确保了药品的质量在设计和生产过程中形成。下面从三个方面来阐述。

1. 验证满足法律法规及 GMP 的要求

新修订的《中华人民共和国药品管理法》第九条规定："药品生产企业必须按照国务院药品监督管理部门依据本法制订的《药品生产质量管理规范》组织生产。药品监督管理部门按规定对药品生产企业是否符合《药品生产质量管理规范》的要求进行认证；对认证合格的，发给认证证书。《药品生产质量管理规范》的具体实施办法、实施步骤由国务院药品监督管理部门规定。"

国家食品药品监督管理局 1999 年 6 月 18 日颁布的《药品生产质量管理规范》第一条阐明了 GMP 的立法依据："根据《中华人民共和国药品管理法》规定，制订本规范。"第二条阐明了 GMP 的适用范围："本规范是药品生产和质量管理的基本准则。适用于药品制剂生产的全过程、原料药生产中影响成品质量的关键工序。"因为 GMP 是药品生产和质量管理的基本准则，所以 GMP 成为国际上药品贸易的通用标准，以及各国对药品生产企业管理的最低要求。要执行 GMP，就必须做好验证等 GMP 所包含的各要素的基础工作。法律规定了制药企业必须实施 GMP，必须通过 GMP 认证。不言而喻，制药企业必须按照 GMP 规定的验证条款来执行。验证等基础工作未做好，就等于 GMP 基石不牢靠，那么，制药企业的"生命"就难保。

2. 验证在质量管理体系中发挥重要的作用

通过实施 GMP，不断提高药品监督管理人员素质。GMP 发布以后，很重要的一个任务就是要认真学习，正确理解，在实践中发展完善。在加大 GMP 宣传培训力度，组织药品生产企业认真学习 GMP，正确理解 GMP 原则的同时，要在全国顺利推行 GMP，必须逐步建立一支业务精通、作风清正、纪律严明的高素质检查员队伍。我们的监督管理人员是监督员，还应当是宣传员和教育员。

3. 通过推行 GMP 提高我国民族制药工业整体水平

为了保证药品质量，保障人民用药安全有效，就必须加强对药品生产企业的全过程的监督管理，有法必依，执法必严，严格监督，做到公开、公平、公正。但又要充分认识到：中国的民族制药工业尚是一个正在发展的行业。要在"帮"的途径上为企业排解困难，促其向前，促其提高。同时更要认识到实施 GMP 的主体是企业，GMP 只是原则和规定，具体的方法和手段只能来自于企业的实践。所以各级药品监督管理部门一定要帮助企业发挥主动性、积极性，要注意到实施 GMP 要辩证地处理投资与效益的最佳平衡点，在保证药品质量的前提下，使投资产生最佳效益，实事求是，循序渐进，使药品生产企业实施 GMP 的进程成为自身发展的过程。

习题

1. GMP 主要解决的问题是什么？
2. 沙利度胺事件是什么？
3. 中国 GMP 现在使用的版本是哪一年的？
4. GMP 为什么要验证？
5. 中国的药品监督管理部门的名称是什么？
6. GMP 的定义是什么？

项目二 文件管理

学习目的

在 GMP 的实施过程中，文件是质量保证体系的基础，是企业生产过程中员工行为和生产操作过程中实际操作的规范，从而保证药品的生产在预定的范围内实施，生产出的药品是设定的产品。保证了药品的安全和质量。通过本项目的学习，可以很好地设置文件系统、文件格式及编写的内容。

任务一 GMP 文件管理的要求

在药品生产企业实施 GMP 的过程中，软件是实施 GMP 的法律保障，硬件是实施 GMP 的物质基石，企业全体人员是保证 GMP 实施的决定因素，是实施 GMP 的主体。

我国 2010 年版的 GMP 中关于文件软件要求是：

第一百五十条 文件是质量保证系统的基本要素。企业必须有内容正确的书面质量标准、生产处方和工艺规程、操作规程以及记录等文件。

第一百五十一条 企业应当建立文件管理的操作规程，系统地设计、制订、审核、批准和发放文件。与本规范有关的文件应当经质量管理部门的审核。

第一百五十二条 文件的内容应当与药品生产许可、药品注册等相关要求一致，并有助于追溯每批产品的历史情况。

第一百五十三条 文件的起草、修订、审核、批准、替换或撤销、复制、保管和销毁等应当按照操作规程管理，并有相应的文件分发、撤销、复制、销毁记录。

第一百五十四条 文件的起草、修订、审核、批准均应当由适当的人员签名并注明日期。

第一百五十五条 文件应当标明题目、种类、目的以及文件编号和版本号。文字应当确切、清晰、易懂，不能模棱两可。

第一百五十六条 文件应当分类存放、条理分明，便于查阅。

第一百五十七条 原版文件复制时，不得产生任何差错；复制的文件应当清晰可辨。

第一百五十八条 文件应当定期审核、修订；文件修订后，应当按照规定管理，防止旧版文件的误用。分发、使用的文件应当为批准的现行文本，已撤销的或旧版文件除留档备查外，不得在工作现场出现。

第一百五十九条　与本规范有关的每项活动均应当有记录，以保证产品生产、质量控制和质量保证等活动可以追溯。记录应当留有填写数据的足够空格。记录应当及时填写，内容真实，字迹清晰、易读，不易擦除。

第一百六十条　应当尽可能采用生产和检验设备自动打印的记录、图谱和曲线图等，并标明产品或样品的名称、批号和记录设备的信息，操作人应当签注姓名和日期。

第一百六十一条　记录应当保持清洁，不得撕毁和任意涂改。记录填写的任何更改都应当签注姓名和日期，并使原有信息仍清晰可辨，必要时，应当说明更改的理由。记录如需重新誊写，则原有记录不得销毁，应当作为重新誊写记录的附件保存。

第一百六十二条　每批药品应当有批记录，包括批生产记录、批包装记录、批检验记录和药品放行审核记录等与本批产品有关的记录。批记录应当由质量管理部门负责管理，至少保存至药品有效期后一年。

质量标准、工艺规程、操作规程、稳定性考察、确认、验证、变更等其他重要文件应当长期保存。

第一百六十三条　如使用电子数据处理系统、照相技术或其他可靠方式记录数据资料，应当有所用系统的操作规程；记录的准确性应当经过核对。

使用电子数据处理系统的，只有经授权的人员方可输入或更改数据，更改和删除情况应当有记录；应当使用密码或其他方式来控制系统的登录；关键数据输入后，应当由他人独立进行复核。

用电子方法保存的批记录，应当采用磁带、缩微胶卷、纸质副本或其他方法进行备份，以确保记录的安全，且数据资料在保存期内便于查阅。

任务二　文件系统的建立管理

GMP 软件系统在药品生产企业可分为标准和记录两个部分，生产过程中相应的是技术性工作和管理性工作。

一、文件系统管理的目的与意义

目的：建立系统的文件系统管理规程，使文件系统的管理规范化、标准化。

范围：适用于本公司内所有有关 GMP 文件的编制与管理。

职责：原辅料质量标准编制人员、审核人员、批准人员对本规程实施负责。

（1）文件是指一切涉及药品生产和质量管理的书面标准和实施或执行标准的记录结果。上述文件的总和即为文件系统。

（2）文件系统管理是制药企业质量保证体系的重要部分，企业应对管理体系中采用的全部要素、要求和规定编制成各项规程、标准或程序形成文件体系，并保证企业有关员工对文件有正确一致的理解。

（3）文件系统管理是企业在遵循国家各种有关法规的原则下，一切活动有章可循、责任明确、照章办事、有案可查，以达有效管理的最终目标。

二、文件系统管理规程内容

文件系统管理规程包含：文件类别，文件制订要求，文件的编写格式，文件编号，文件起草、审核、批准，文件印制、保管、发放、文件，文件的修订、撤销、销毁。

三、文件类别

企业药品生产质量管理文件分为标准文件、记录文件和验证文件三大类。

1　标准文件

1.1　标准文件分类：管理规程（SMP）、标准操作规程（SOP）、技术标准（STP）。

1.2　定义

1.2.1　管理规程（SMP）：指管理属性很强的通则性标准类文件。

1.2.2　标准操作规程（SOP）：经批准用以指示操作的通用性文件及管理办法，即以人为对象，对某项具体工作的范围、职责、工作方法、工作内容及工作程序等制订的书面要求。

1.2.3　技术标准（STP）：指药品生产技术活动中由国家、地方、行政及企业颁布和制订的技术性规范、准则、规定、办法、质量标准、规程和程序等书面要求。

1.3　范围

1.3.1　管理规程（SMP）：包括文件管理、验证管理、人事管理、质量管理、生产技术管理、物料管理、卫生管理、设备管理、供应管理、仓储管理、销售管理、行政管理。

1.3.2　标准操作规程（SOP）：包括部门职责、人员职责、质量管理标准操作规程、岗位标准操作规程、岗位清场标准操作规程、设备清洁标准操作规程、设备标准操作规程、设备维护保养规程等。

1.3.3　技术标准（STP）：包括生产工艺规程、质量标准。

2　记录文件

2.1　记录的分类：记录按记载方式可分为三类：过程记录、台账记录、凭证记录。

2.2　记录文件是指为所有完成活动和达到的结果提供客观证据的文件，目的是确保产品的可追溯性。记录是反映企业在药品生产、质量管理实际工作中，执行标准的情况及实施结果的文件。每一批次的产品从起始物料到最终产品的每一步都必须详细记录，确保做出产品是否放行、销售的可靠判断。

2.3　范围

2.3.1　过程记录主要包括：生产记录、批生产记录、批包装记录、质量监控记录及检验记录、厂房及设备维护记录、计量器具及仪器仪表校验记录、销售记录、自检记录、不合格品处理记录、投诉及退货处理记录等。

2.3.2　台账记录主要包括：台账（培训、设备、不合格品、用户投诉等）。

2.3.3　标识、凭证主要有：标识（状态、流向等）、凭证（取样证、清场合格证等）、卡（货位卡、物料卡）、单（请验单、检验报告单）等。

3　验证文件：文件系统中有关验证的内容见《验证工作管理规程》。

四、文件起草、审核、批准

1　文件的起草

1.1　文件的制订由执行部门或授权的职能部门负责人，责成有资格的并熟悉岗位的管理人员或技术人员编写。

1.2　文件的标题要精练，并能清楚地说明文件的性质。

1.3　文件的语言要求严谨、规范、详尽、准确、通俗、易懂，结合本企业实际，以确保能正确理解，具有可操作性。

1.4　文件的内容必须符合 GMP 要求，非 GMP 文件不得与现行 GMP 文件相抵触。

1.5　文件的编写内容应包括该文件执行时所有的原始表格。

1.6　计量单位应采用法定计量单位。

1.7　文件的起草和修订必须遵循制订、审核、批准的程序。

2　文件的审核

2.1　审核人为各部门部长或具备相应资质的人员负责执行。

2.2　制订人将草案或修订案交审核人，由审核人召开会议，组织有关人员进行会审或传阅修改，会审要点是看其与现行 GMP 标准是否相符；内容是否可行；是否简练、确切、易懂，无两种或两种以上解释；与企业已生效的文件有无相悖的含义。

2.3　修改后的草案返还制订人，制订人根据各方的意见，最后定稿交审核人审核签名。

3　文件的批准

3.1　批准由归口主管副总经理或总经理批准。

3.2　最后定稿的文件，按标准格式打印后，经起草人签名，审核人审核签名后，交相应的主管副总经理或总经理批准。

3.3　文件的批准按各相关文件的规定执行。

3.4　批准人审批后，在规定的空格内，签署姓名和日期，该日期为文件的批准日期，必要时可另定文件的执行日期。

五、文件格式

1 企业采用统一的格式，各编制人员严格执行本格式，任何人不得自行另定格式（表 2 – 1）。

表 2 – 1 文件的格式

文件名称					
编码				编制部门	
制订者		审核者		批准者	
编制日期		审核日期		批准日期	
制作备份		版本号		执行日期	
颁发部门		发送部门			

目的：
范围：
职责：
规程：

2 说明

2.1 目的指本文件执行后所能达到的目标。

2.2 范围指本文件的适用性。

2.3 职责指对本文件负责的人员。

2.4 规程指文件的具体内容。

2.5 规程项目号采用标准化排序格式。

例：1

 1.1

 1.2

 1.2.1

3 格式要求

3.1 标准文件均用 A4 纸编写，每页左边距 3cm，右边距 2cm，上边距 3cm，下边距 2cm。

3.2 页眉距边界 1.37 cm，页脚距边界 1.75 cm。页眉"文件编号"用 5 号 Times New Roman 并左对齐，"文件名称"用 5 号宋体并居中，"第几页 共几页"，用小 5 号 Times New Roman 并居中；页脚用公司名称表示，用小 5 号宋体并居中。

3.3 正文用小 4 号宋体，顶格书写；文件名称用 4 号宋体并加黑居中；编码用小 4 宋体并加黑居中；行间距为 1.5 倍行距；后续页不加表头，只加页眉和页脚。

3.4 数字及英文字母统一用半角，数字及英文字母均采用宋体。

4 记录格式要求

4.1 记录名称采用 3 号宋体并加黑居中。

4.2 记录编码位置位于记录表格边框右上角，采用小五号宋体，例（编码：R－AⅡ01001－02），编码最后一位数字，与表格边框对齐。

4.3 竖开版，左侧装订，左边距 3cm，右边距 2cm，上边距 2cm，下边距 1.2cm；横开版，上侧装订，上边距 2cm，下边距 1.2cm，左右边距各 2cm。

六、文件编码

目的：建立文件编码的管理规程，给文件指定一个唯一的编码，便于文件的识别、控制和追踪。

范围：本规程适用于企业所有标准文件、记录的管理。

职责：企业各部门涉及 GMP 文件编写的人员。

规程：

1 所有的文件必须有编码及修订号，并使全企业文件保持一致，以便于识别、控制和追踪，同时还可避免使用或发放过时的文件，文件编码应具有以下特性。

1.1 系统性：文件由档案管理员统一分类、编码，并进行登记。

1.2 准确性：文件应与编码一一对应，一旦某一文件终止使用，此文件编码即行作废，不得再次使用。

1.3 相对稳定性：文件编码系统一旦确定，不得任意更改变动，应保证系统的稳定性，以避免文件管理紊乱。

1.4 可追踪性：根据文件编码系统规定，可随时查询文件变更的历史。

1.5 相关一致性：文件一旦经过修订，必须重新给定新的修订编码号，同时对其他相关文件中出现的该文件号进行修正。

2 标准管理规程（SMP）编码

2.1 编码格式：SMP－XYZZ－0（0、1、2……）。

2.1.1 其中 X，表示各部门的代码。

A——保部　　　B——生产部　　C——物料部

D——工程部　　E——行政部　　F——销售部

2.1.2 其中 Y，表示本部门不同类型的文件。

2.1.3 其中 ZZ，表示文件的顺序号，同部门同一类的文件数量一般不超过 100 份，所以文件的顺序号，采用两位数进行编码。

2.1.4 其中 0（0、1、2……），表示文件的版本号，本公司的文件版本号起始号为 00，即第一版文件为 00，修订后第二版文件为 01，修订第三版文件为 02，以此类推。

2.2 标准管理规程（SMP）列表说明Y（本部门不同类型文件系列）（表2-2）。

表2-2　　　　　　　　　　　标准管理规程（SMP）列表说明

部门	部门代码	本部门管理文件类别					
		0	1	2	3	4	5
质保部	A	核心文件	质量管理文件	QC管理文件	QA管理文件	投诉与不良反应	验证文件
生产部	B	生产管理	卫生管理	—	—	—	—
物料部	C	管理文件	—	—	—	—	—
工程部	D	管理文件	—	—	—	—	—
行政部	E	人资管理文件	行政管理文件	—	—	—	—
销售部	F	管理文件	—	—	—	—	—

注：行政部岗位职责文件分类代码，用"9"表示。

3　标准操作规程（SOP）

3.1　编码格式：SOP-XYZZ-0（0、1、2……）。

3.1.1　其中X，表示各部门的代码。

A——质保部　B——生产部　C——物料部

D——工程部　E——行政部　F——销售部

3.1.2　其中Y，表示本部门不同类型的文件。

3.1.3　其中ZZ，表示文件的顺序号，同部门同一类的文件数量一般不超过100份，所以文件的顺序号，采用两位数进行编码。

3.1.4　其中0（0、1、2……），表示文件的版本号，本公司的文件版本号起始号为00，即第一版文件为00，修订后第二版文件为01，修订第三版文件为02，以此类推。

3.2　标准操作规程（SOP）列表说明Y（本部门不同类型文件系列）。

3.2.1　本部门内分类码Y，用"0"表示时，为本部门及不同生产区共用文件部分。

3.2.2　生产、工程两部门，不同生产区，分类号表示（表2-3）。

表2-3　　　　　　　　　　　标准管理规程（SOP）列表说明

部门	部门代码	本部门操作文件类别				
		1	2	3	4	5
生产部	B		提取车间	制剂1车间	制剂2车间	—
工程部	D	工程（无锡）	工程（九江）	提取车间	制剂1车间	制剂2车间

3.2.3　部门内分类码 Y，分类号表示（表 2 - 4）。

表 2 - 4　　　　　　　　　　　　　　部门内分类码

部门	部门代码	本部门管理文件类别			
		0	1	2	3
质保部	A	QC 操作文件	QC 单项操作	QA 操作文件	—
生产部	B	卫生操作	共用生产操作	—	—
物料部	C	操作文件	—	—	—
工程部	D	共用操作文件	—	—	—

3.3　物料检验操作规程编码：SOP - 物料编码 - 0（0、1、2……）。

——中药材检验操作规程：SOP - YC0XX - 0（0、1、2……）。

——原料检验操作规程：SOP - YC0XX - 0（0、1、2……）。

——辅料检验操作规程：SOP - FL0XX - 0（0、1、2……）。

——内包检验操作规程：SOP - NB0XX - 0（0、1、2……）。

——外包检验操作规程：SOP - WB0XX - 0（0、1、2……）。

——中药提取物检验操作规程：SOP - JG0XX - 0（0、1、2……）。

——中药细粉检验操作规程：SOP - XF0XX - 0（0、1、2……）。

——半成品检验操作规程：SOP - BCPXX - 0（0、1、2……）。

——成品检验操作规程：SOP - CPPXX - 0（0、1、2……）。

——工艺用水检验操作规程：SOP - GS0XX - 0（0、1、2……）。

4　质量标准编码：质量标准编码格式：STP - A - 物料代码 - 0（0、1、2……）。

5　工艺规程编码

5.1　工艺规程编码格式：STP - B - 产品代码（PXX）- 0（0、1、2……）。

5.1.1　其中 B，表示生产部。

5.1.2　其中 0（0、1、2……），表示文件的版本号，本公司第一版文件为 00。

6　验证文件编码

目的：建立验证文件的文件编码的管理规程，便于验证文件的识别和追踪。

范围：本规程适用于企业所有验证文件、记录的编码管理。

职责：企业各部门涉及 GMP 验证类文件编写的人员。

6.1　遵守《文件编码管理规程》的基本要求。

6.2　验证方案的基本编码：VF - X - XXXX - ZZ。

VF：表示验证方案。

X：表示验证类别，分四类。

Q——为清洁验证；X——为性能验证；G——为工艺验证；J——为检验方法验证

XXXX：表示产品或设备的编号（代码）。

ZZ：表示验证的次数，即某个产品或设备的第几次验证，从00开始表示第一次验证。

6.3　验证报告的基本编号：VB－XXXXX－ZZ。

VB：表示验证报告。

其他解释：同验证方案。

6.4　验证原始记录的编码：R－VF－XXXX－ZZ。

即在验证方案前加"R"，表示验证原始记录。

6.5　共用系统验证编号举例。

6.5.1　空调系统要验证：

——验证方案编号：VF－X－D340－10；其中，VF表示验证方案，X表示性能的验证，D340表示为固体制剂Ⅰ车间净化空调系统，－10表示为第10次验证。

其他系统的性能验证同上。

6.5.2　设备清洁验证。

——验证方案编号：VF－Q－D501－00。

表示：编号为D501粉碎机（固体制剂2车间的设备），首次清洁验证方案。

6.5.3　工艺验证。

——验证方案编号：VF－G－P07－09。

表示：西洋参胶囊制剂工艺验证（第九次）。

——验证方案编号：VF－G－P07TQ－09。

表示：西洋参胶囊提取工艺验证（第九次）。

7　记录编码

7.1　批生产记录编码：R－B－产品代码－版本号0（0、1、2……）。

7.2　检验记录编码：R－A－物料代码－版本号0（0、1、2……）。

7.3　常规记录编码：R－部门代码－XYY－0（0、1、2……）。

七、文件印制、发放

1　各部门在获取文件编码后自己负责打印，同时将软盘上交质保部。

2　打印好的文件交制订人、审核人、批准人签名。

3　文件的颁发部门：文件由质保部颁发，各部门批准后的文件统一送交颁发部门，在颁发部门栏里加盖红色印章，注明生效日期。

4　文件的原件，保留在行政部档案室归档，由质保部根据需要统一复印颁发至有关部门，所有的复印件上应加盖"QA审核"的红色印章，作为现行有效文本的标志。

5　批记录内的表格及检验记录的表格，必须由质保部计数复印、发放，质保部做好复印记录，各部门不得自行复印。

6　颁发部门应有收发文件记录，内容应包括每个文件复印的份数和所发送的部门，注明文件编码，由收件人签名。

7　即将作废的文件没收回到质保部之前，质保部不得发布已修改的新版文件，以确保不同版本的文件不会同时传阅。

八、文件修订

1　文件的题目不变，不论内容改变多少，均称为修订。文件题目的改变，内容不论变或不变，原文件即称为废除。

2　修订与废除的条件。

2.1　上级文件内容有变化。

2.2　不能符合现行管理的要求。

2.3　机构调整、部门职能调整。

2.4　新工艺、新设备等原因导致变化。

2.5　环境及生产用房的变更等。

2.6　产品用户意见或回顾性验证结果说明需调整管理系统或程序。

2.7　其他相关条件的改变。

3　修订文件应先由相关部门提出文件修订申请，报质保部同意后进行修订。

九、文件收回与销毁

1　文件的收回

1.1　文件由于以下原因而宣布废止、停止使用时，必须及时收回。

1.1.1　文件进行修订，且新修订的文本已被批准使用，则原文件自新文件生效之日起废止，要及时收回。

1.1.2　文件已被废除。

1.1.3　文件发现错误，影响产品质量，必须立即废止，并及时收回。

1.2　文件收回时必须在"文件收回记录"上签字，要注明收回日期、收件人、收回份数。其中收回份数与发放份数应相符合，记录上应有交出人签字确认。

1.3　质保部在收回的文件原件上标注"作废"字样的红色印章，并存档。

2　文件的销毁

2.1　销毁文件的种类

2.1.1　文件编写（或修订）过程中的草稿；复制、打印过程中的草稿。

2.1.2　收回的旧版文件的全部复印件。

2.1.3　其他的废止文件。

2.2　凡属"QA审核"的文件，统一由QA收集、清点，经主管领导批准后，指定专人销毁，并指定监销人，防止失密。

2.3　其他文件须经颁发部门收集、清点，经主管领导批准后，指定专人销毁。

2.4　销毁方法为烧毁或碎纸机粉碎。

2.5　质保部填写销毁记录。

十、文件使用管理

1　为确保文件的有效性，文件必须准确及时地执行。分发使用的文件应为批准的现行文本。

2　各部门在接到新文件后，应由文件起草人或审核人对执行人员进行培训，并进行记录和考核。要使每一个使用文件的人，都能准确掌握文件的目的和执行方法。

3　在文件实施的开始阶段，相关管理人员、QA员应深入到每个实施单位检查实施情况，并协同解决在执行中可能遇到的问题。

4　在使用中，质保部应向文件使用单位和收阅者提供现有文件清单，以避免执行过时文件。

5　文件实施单位不得使用手抄本，也不得自行复印；无"QA审核"红字印章的文件为无效文件。

6　文件实施单位应按文件的实际需要存放在现场，公用性管理文件应由各部门统一管理。

7　已撤销和过时的文件除留档备查外，不得在工作现场出现。

十一、文件归档

1　所有标准文件的原件必须及时归档、备查。

2　文件归档管理。

习题

1. GMP文件如何编码？
2. 文件销毁的程序是什么？
3. 验证编码的原理是什么？
4. GMP文件分为哪两个部分？
5. 质量标准编码格式是什么？
6. 工艺规程编码格式是什么？

项目三 企业机构与人员

学习目的

    组织是企业的药品生产的保证，企业人员是实施药品生产的主体，任何好的计划都要靠人员来完成。通过企业组织机构设置及定岗定编管理体系，实现人、岗、事三者之间的合理匹配及职能完备，适用于企业组织机构设置及定岗定编。明确岗位职责，实现精干高效的目标。

任务一 GMP 企业组织机构规则

    企业的员工是生产的第一要素，是 GMP 软件的制订者，又是硬件的生产操作者。药品是设计和生产出来的，在组织的框架的基础上，保证 GMP 有效贯彻和执行。

    GMP 对企业组织机构的要求是：

    第十六条　企业应当建立与药品生产相适应的管理机构，并有组织机构图。企业应当设立独立的质量管理部门，履行质量保证和质量控制的职责。质量管理部门可以分别设立质量保证部门和质量控制部门。

    第十七条　质量管理部门应当参与所有与质量有关的活动，负责审核所有与本规范有关的文件。质量管理部门人员不得将职责委托给其他部门的人员。

    第十八条　企业应当配备足够数量并具有适当资质（含学历、培训和实践经验）的管理和操作人员，应当明确规定每个部门和每个岗位的职责。岗位职责不得遗漏，交叉的职责应当有明确规定。每个人所承担的职责不应当过多。

    所有人员应当明确并理解自己的职责，熟悉与其职责相关的要求，并接受必要的培训，包括上岗前培训和继续培训。

    第十九条　职责通常不得委托给他人。确需委托的，其职责可委托给具有相当资质的指定人员。

任务二 企业组织机构

    组织机构及编制由公司董事会研究决定，文件由企业行政部负责起草，行政部经理、质量管理部经理、质量副总经理审核，总经理批准。行政部负责实施。

企业的每个岗位均应建立具体的职责，阐述每个人必须完成的工作及其在企业中的位置，目的在于要求每个人必须按职责范围去工作，并有效地与他（她）人合作，既不能超越职责所规定的范围去"侵权"，又必须做好职责所规定的工作，使企业各岗位人员各负其责，各司其职。

一、组织机构及责任

1　建立与药品生产相适应的管理机构，并有组织机构图。

2　根据生产规模、工程设备技术、组织条件、同行业标准、相关法规要求及实际工作需要，确定本公司的组织机构和岗位编制。

3　定编定员要以公司生产经营为中心，以精干高效为目标，实现合理配置，优化组合。应设立独立的质量管理部门，履行质量保证和质量控制的职责。并设立相应的部门。

4　组织机构及岗位编制由总经理办公会研究确定。

5　生产人员和服务人员的定员，按劳动效率、设备要求、岗位比例定员。

6　管理人员和专业技术人员的定员，按组织机构限额定员，按产品或技术复杂程度及业务分工和岗位职责定员。

7　各部门应严格按岗位编制选聘人员，不得超编。企业在确定岗位编制后，各部门要做好日常管理工作。

8　机构设置：公司除依法成立的董事会、监事会、经理层外，还设置以下七个部门。

8.1　行政部：负责承担人力资源、劳动工资、社会保障、培训、绩效考核、干部管理、人员健康、档案管理、后勤保障、安全消防、环境卫生、文秘、打字、外来文件收发、通讯、法律、商标、车辆管理、对外接待等职责。

8.2　财务部：负责承担财务、审计、融资管理等职责。

8.3　生产部：负责生产控制、调度、工艺技术、统计、现场管理、技改等职责。

8.4　质量管理部：负责企业的质量保证体系的建立、质量控制、留样管理、质量评价、研发、技术创新等职责。

8.5　物管部：负责承担物料采购、仓储管理等职责。

8.6　销售部：负责承担产品销售、产品发运等职责。

二、组织机构图

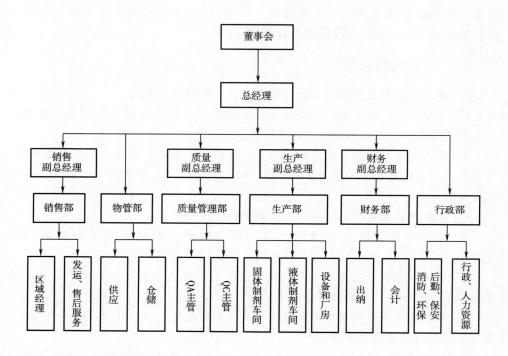

三、岗位职责制订

目的：规定部门（岗位）职责编制规范及编订、批准的要求。

范围：本标准适用于公司各部门（岗位）职责的编订。

职责：质保部、行政部对本规程的实施负责。

1 公司的每个部门（岗位）都应建立具体的职责，说明每个部门（岗位）所必须完成的工作，既不能超越部门（岗位）职责范围，又必须完成职责所规定的所有工作，既不重复，又事事有人负责。岗位职责不得遗漏，交叉的职责应有明确规定。

2 编订的基本要求

2.1 语言准确、精练、朴实易懂，确保内容可以被正确理解和执行。

2.2 各岗位职责衔接合理，不重复，不空缺。

2.3 关键岗位的职责应符合 GMP 的要求。

2.4 应明确每个部门（岗位）在组织内的职责、权限、相互关系及资质要求（包括教育、培训、技能、实践经验等）。

2.5 质量负责人、生产负责人等重要岗位人员应在岗位职责中明确任职资质和在质量管理工作中应履行的主要职责。

3　编订的基本内容

3.1　首页格式

3.2　正文格式。

3.3　部门职能

3.3.1　部门名称：指在目前组织机构中的部门名称。

3.3.2　上级部门或直接上级：指在目前组织机构中的直属上级部门。

3.3.3　下属部门或下属岗位：指在目前组织机构中的下属部门或本部门下属的岗位。

3.3.4　部门本职：反映本部门的本质职能，在格式上用一句话表示。

3.3.5　主要职能：指行业惯例或传统基本上不能变更的职能。

3.3.6　兼管职能：指可以在不同部门之间改变责任范围的职能，它往往属于边界或相关职能（可以没有）。

3.4　岗位职责（管理人员）

3.4.1　岗位设置目的。

3.4.2　任职资格与经验要求：指本岗位人员应具备的条件。

3.4.3　在组织机构中的位置及相互关系（垂直）：指在组织机构中的上级关系（报告系统）和下级关系（领导系统）。

3.4.4　工作关系：指在组织机构中的平行关系或开展工作与其他部门的交叉关系。

3.4.5　关键工作结果要求：指本岗位应具体开展的主要工作及要求。

3.4.6　监督与授权：指本岗位应具有的权力及应受的监督（二级部门经理的职责不包括此项）。

3.5　岗位职责（职员）

3.5.1　岗位设置目的。

3.5.2　任职资格与经验要求：指本岗位人员需要的资格证明、品质、健康或其他证明。

3.5.3　直接上级：指直属的领导。

3.5.4　关键工作结果要求：指本职工作及上级下达的长期工作要求。

4　部门职能及岗位职责编写要求

4.1　语言精练、准确、易懂，确保职责的内涵能被正确理解和执行。

4.2　各职责衔接要合理，工作内容既不重复又无空缺。

4.3　起草、审核和批准：各部门、各部门职员及负责人岗位职责由人力资源部文员起草，部门经理审核，人力资源总监批准。

5　修订

5.1　修订条件

5.1.1　岗位的职责进行了调整。

5.1.2　引入新设备、新工艺、新技术导致岗位职责发生变化。

5.1.3　实施回顾说明管理体系，组织机构、工作范围等有变化。

5.1.4　每隔3年进行的定期复审。

5.1.5　在国家法律法规变更时必须复审。

5.2　修订程序：经复审需修订时，由人力资源部组织实施；在执行期内确需修订的，由部门负责人向人力资源部提出，由人力资源部组织实施。职责修订的起草、审核、批准程序与制订程序相同，并注明修订后文件版号和执行日期。并记录修订内容，收回过期的岗位职责交质保部。

6　培训与考核：员工到一个新岗位或一份新的岗位职责经批准后，员工都须进行培训，经考核合格方能上岗。

7　存档：岗位职责经批准后，应送质保部，并统一存档。

任务三　GMP 和企业对人员要求

人是生产力的第一要素，药品的整个生产过程中，人是操作机械设备的主力军，因此，人的因素在生产过程中是非常重要的。人员的学历、素质、修养、职业道德都会影响药品的生产的质量。

一、关键人员

2010 年 GMP 对关键人员的要求是：

第二十条　关键人员应当为企业的全职人员，至少应当包括企业负责人、生产管理负责人、质量管理负责人和质量授权人。

质量管理负责人和生产管理负责人不得互相兼任。质量管理负责人和质量授权人可以兼任。应当制订操作规程确保质量授权人独立履行职责，不受企业负责人和其他人员的干扰。

第二十一条　企业负责人

企业负责人是药品质量的主要责任人，全面负责企业日常管理。为确保企业实现质量目标并按照本规范要求生产药品，企业负责人应当负责提供必要的资源，合理计划、组织和协调，保证质量管理部门独立履行其职责。

第二十二条　生产管理负责人

（一）资质：

生产管理负责人应当至少具有药学或相关专业本科学历（或中级专业技术职称或执业药师资格），具有至少三年从事药品生产和质量管理的实践经验，其中至少有一年的药品生产管理经验，接受过与所生产产品相关的专业知识培训。

（二）主要职责：

1. 确保药品按照批准的工艺规程生产、储存，以保证药品质量；

2. 确保严格执行与生产操作相关的各种操作规程；

3. 确保批生产记录和批包装记录经过指定人员审核并送交质量管理部门；

4. 确保厂房和设备的维护保养，以保持其良好的运行状态；

5. 确保完成各种必要的验证工作；

6. 确保生产相关人员经过必要的上岗前培训和继续培训，并根据实际需要调整培训内容。

第二十三条　质量管理负责人

（一）资质：

质量管理负责人应当至少具有药学或相关专业本科学历（或中级专业技术职称或执业药师资格），具有至少五年从事药品生产和质量管理的实践经验，其中至少一年的药品质量管理经验，接受过与所生产产品相关的专业知识培训。

（二）主要职责：

1. 确保原辅料、包装材料、中间产品、待包装产品和成品符合经注册批准的要求和质量标准；

2. 确保在产品放行前完成对批记录的审核；

3. 确保完成所有必要的检验；

4. 批准质量标准、取样方法、检验方法和其他质量管理的操作规程；

5. 审核和批准所有与质量有关的变更；

6. 确保所有重大偏差和检验结果超标已经过调查并得到及时处理；

7. 批准并监督委托检验；

8. 监督厂房和设备的维护，以保持其良好的运行状态；

9. 确保完成各种必要的确认或验证工作，审核和批准确认或验证方案和报告；

10. 确保完成自检；

11. 评估和批准物料供应商；

12. 确保所有与产品质量有关的投诉已经过调查，并得到及时、正确的处理；

13. 确保完成产品的持续稳定性考察计划，提供稳定性考察的数据；

14. 确保完成产品质量回顾分析；

15. 确保质量控制和质量保证人员都已经过必要的上岗前培训和继续培训，并根据实际需要调整培训内容。

第二十四条　生产管理负责人和质量管理负责人通常有下列共同的职责：

（一）审核和批准产品的工艺规程、操作规程等文件；

（二）监督厂区卫生状况；

（三）确保关键设备经过确认；

（四）确保完成生产工艺验证；

（五）确保企业所有相关人员都已经过必要的上岗前培训和继续培训，并根据实际需要调整培训内容；

（六）批准并监督委托生产；

（七）确定和监控物料和产品的储存条件；

（八）保存记录；

（九）监督本规范执行状况；

（十）监控影响产品质量的因素。

第二十五条　质量授权人

（一）资质：

质量授权人应当至少具有药学或相关专业本科学历（或中级专业技术职称或执业药师资格），具有至少五年从事药品生产和质量管理的实践经验，从事过药品生产过程控制和质量检验工作。

质量授权人应当具有必要的专业理论知识，并经过与产品放行有关的培训，方能独立履行其职责。

（二）主要职责：

1. 参与企业质量体系建立、内部自检、外部质量审计、验证以及药品不良反应报告、产品召回等质量管理活动；

2. 承担产品放行的职责，确保每批已放行产品的生产、检验均符合相关法规、药品注册要求和质量标准；

3. 在产品放行前，质量授权人必须按照上述第 2 项的要求出具产品放行审核记录，并纳入批记录。

二、其他人员

1　质量管理人员（QA）：从事质量管理人员，应具有药学或相关专业大专以上学历和相应的专业技术职称。有能力对生产中出现的质量问题做出正确的分析和判断，并做出处理决定。

2　生产管理人员：从事药品生产管理人员，应具有药学或相关专业大专以上学历和相应的专业技术职称；有能力对生产中出现的实际问题做出正确的判断和处理。

3　质量检验人员（QC）：从事药品质量检验人员，应具有大专以上学历和专业基础知识，能熟练掌握检验设备及仪器操作技能，并持证上岗；同时有能力对检验数据做出正确的分析；并做出正确结论。

4　生产操作人员：从事药品生产操作人员（包括维修等辅助人员），应具有高中以上文化程度，并经专业技术培训；应具有药品生产基础知识和实际生产设备操作技能；能正确分析和判断所生产的产品质量。洁净区内生产操作人员，经培训后应具有卫生学和微生物学的基础知识；从事生产操作的技术工种，应持证上岗。

5 特殊工种：凡国家有统一规定的特殊工种，如计量员、电工、蒸汽操作工等操作人员，必须经国家有关部门培训并考核合格，持证上岗。应具有熟练的操作技能及分析、处理问题的能力。

6 其他管理人员的配备：应具备大专以上学历或相关专业技术职称；有一年以上实践工作经验；有较强的事业心和责任感；有一定的工作能力和计算机操作水平。

任务四 人员培训

人的知识来自于直接经验和间接经验，随着社会的进步，知识更新的速度越来越快，人的工作操作技能非常需要有针对性的培训，通过系统知识的培训，使员工很快地掌握实际操作技能经验。

一、GMP 的培训要求

2010 年版 GMP 对培训的要求是：

第二十六条 企业应当指定部门或专人负责培训管理工作，应当有经生产管理负责人或质量管理负责人审核或批准的培训方案或计划，培训记录应当予以保存。

第二十七条 与药品生产、质量有关的所有人员都应当经过培训，培训的内容应当与岗位的要求相适应。除进行本规范理论和实践的培训外，还应当有相关法规、相应岗位的职责、技能的培训，并定期评估培训的实际效果。

第二十八条 高风险操作区（如：高活性、高毒性、传染性、高致敏性物料的生产区）的工作人员应当接受专门的培训。

二、企业人员教育和培训

以市场为导向，建立人员培训管理制度，使员工培训工作长期稳定，确保培训规范进行，提高全体员工的综合素质，使员工培训管理有所遵循特制订本规程。使其适应公司的发展战略和工作目标。适用于公司全体员工的培训管理。

1 员工培训

1.1 培训：指一定的组织为开展业务及培育人才需要，采用各种方式给新进公司员工或原有员工有目的、有计划的传授其规范的完成本职工作所必需的基本技能的过程。

1.2 培训目的：使员工接受企业的文化思想，不断更新知识，拓展操作技能，改进员工的工作态度和行为，提高受训人员的操作技能水平和素质修养。从而促进组织效率的提高和组织目标的实现，使员工更好地胜任现职工作或担负更高级别的职务，以适应公司新的要求。

2　培训组织：公司的培训体系分为三级培训，其中一级培训是全公司范围的培训，内容包括公司规章、公司纪律、质量、生产、设备、仓储、微生物、制药技术及 GMP 方面的知识，范围涉及全公司各个部门；二级培训为各部门的培训，主要包括工艺规程、各项 SOP 及工作标准的培训；三级培训则针对部室及车间各岗位的培训，包括岗位操作技能及操作经验、工序控制点、岗位安全注意事项、岗位责任制及工作标准。公司培训统一由公司行政部培训专员负责管理，各部门配合实施。与药品生产、质量有关的所有人员都应经过培训，培训的内容应当与岗位的要求相适应。除进行本规范理论和实践的培训外，还应当有相关法规和继续培训，并定期评估培训的实际效果。

3　培训计划的制订及变更

3.1　培训计划的制订

3.1.1　行政部依据公司的人员状况、各部门的培训需求及公司的全年工作安排每年 12 月 20 日前制订出公司下年度总体的培训计划，经生产管理负责人、质量管理负责人审核批准后组织实施并考核。

3.1.2　公司各部门负责人应于每年 12 月 10 日向行政部提交本部门的培训需求计划，并积极配合行政部培训专员开展培训工作。

3.1.3　各部门依据公司级培训计划，并结合本部门实际情况，制订部门级及班组级培训计划填写《年度培训计划表》，12 月 31 前将部门级计划报行政部组织审批，部门培训计划由质量管理部经理批准。班组级计划由本部门审批。

3.2　培训计划变更

3.2.1　管理人员在日常的质量监控中或者在对产品生产记录的观察和分析中，对客户投诉的分析和质量审计中发现以下需要额外培训和再培训的因素，应及时对公司或部门培训计划进行修改或更新，并下发执行。

3.2.2　因故不能执行公司下达的培训计划时，提交培训计划变更表，经培训计划批准人批准后择期培训。

3.2.3　员工发生岗位变动时，应制订岗前培训计划，并按计划实施。

4　行政部在培训中的主要职责

4.1　公司培训体系的建立，培训规程的制订与修订。

4.2　公司培训计划的制订与组织实施并对各部门培训计划实施督导、检查和考核。

4.3　培训教材的组织编写及相关教学资料的制作分发。

4.4　对培训老师的选聘，确定及协助教学。

4.5　外派培训相关事项的管理及外派参训员工的管理。

4.6　年度培训报告的撰写、呈报，培训报表，资料的收集、汇总、整理与归档。

4.7　负责公司级培训记录的整理和归档工作。

4.8　负责公司高层管理人员的培训档案的整理工作。

4.9　参训员工的出勤管理。

5　各部门在培训中的主要职责

5.1　本部门培训需求计划的制订，部门级培训计划、班组级培训计划的制订。

5.2　积极配合行政部实施培训工作。

5.3　本部门员工的上岗、在岗培训及其考核。

5.4　本部门参训员工的组织与管理。

5.5　培训工作报告的撰写与呈报。

5.6　负责本部门培训教材及资料的编写与整理。

5.7　负责本部门人员档案的整理工作。

6　培训方式与内容

6.1　公司对员工的培训方式分为公司内部培训和外聘培训以及外派培训。

6.2　依据公司员工所在的不同工作岗位和部门职责要求，员工的培训内容分类如下。

6.2.1　公司高层管理人员的培训：重点考察本行业先进企业或国内外知名企业；新管理模式的建立与施行；国内外专家主讲的有关专业的讲座、研讨会等；参加上级主管部门组织有关培训。

6.2.2　公司各部门负责人的培训：公司的重大改革；不断发展的企业文化；新管理模式的建立与施行；综合技能的提高培训；有关生产、质量专业方面的培训、讲座；参加上级主管部门的法律法规、行业规范等有关培训。

6.2.3　操作员工的培训：企业理念教育、管理制度、岗位操作技能、业务知识、作业规范、新技术培训等内容。

6.2.4　新聘员工培训：包括公司历史变革、企业文化、经营理念、组织机构、规章制度、GMP基础知识等。岗前培训的主要岗位描述、工作程序、工作技术规范要求等。

6.2.5　临时培训：当公司设备更新、新产品投产、工艺改变、标准操作规程修改、岗位改变、政府或公司颁布新的法规或管理制度时，各相关部门应组织员工进行相应内容的临时培训。如：临时人员调整工作岗位，应培训替代岗位的操作规程及岗位职责描述。

6.3　在洁净区工作人员的培训重点。

6.3.1　法规和规范的要求。

6.3.2　公司的产品、物料、中间产品质量标准要求与产品工艺规程。

6.3.3　生产过程人员、环境等因素引起的偏差或风险。

6.3.4　不同洁净区的正确着装与洗手、更衣程序；禁止在洁净区内吃、喝东西，进入洁净区的人员不得化妆与佩戴饰物。

6.3.5 洁净区的行为规范。

6.3.6 洁净区内设备、环境、器具清洁、消毒操作规范等。

6.4 对技术人员重点进行以下培训

6.4.1 法规和规范的要求。

6.4.2 公司的组织机构与文件体系。

6.4.3 质量标准、工艺规程。

6.4.4 质量风险与偏差管理。

6.4.5 相关环境、物料、产品生产、检验的过程控制与监测。

6.5 对质量保证人员的培训

6.5.1 法规和规范的要求；公司的组织机构与文件体系；质量标准、工艺规程、检验操作规程。

6.5.2 GMP 文件对 QA 人员职责的要求。

6.5.3 相关环境、物料、产品生产、检验的过程控制与监测。

6.5.4 有关生产、质量检验的监督等。

6.6 工艺验证后的培训：在工艺经过验证后，由参加验证的技术人员制订培训内容及方法，以帮助生产人员掌握检测、控制和操作经过验证的工艺。

7 培训形式

7.1 集中讲课：属于传统的培训方式，运用起来方便，便于培训者控制整个过程。常用于一些理念性知识的培训。

7.2 多媒体讲课：通过现代视听技术（如投影仪、DVD、录像机等工具），对员工进行培训。优点是运用视觉与听觉的感知方式，直观鲜明。它多用于企业概况、传授操作技能等培训内容，也可用于概念性知识的培训。

7.3 讨论法：又可分成一般小组讨论与研讨会两种方式。研讨会多以专题演讲为主，中途或会后允许学员与演讲者进行交流沟通。多用于巩固知识，训练学员分析、解决问题的能力与人际交往的能力。

7.4 案例研讨法：通过向培训对象提供相关的案例资料，让其寻找合适的解决方法，可以有效训练培训人员分析解决问题的能力。

7.5 现场指导操作法：受训者在培训人员指导下，现场实地指导操作，培训人员在受训者操作过程中或操作结束后给予适当的指正或评价。适用于岗位操作培训。

7.6 自学法：较适合于一般理念基础性知识的学习，培训部门提供相关培训资料，让具有一定学习能力与基础的人员自学。

7.7 外培：外出接受专业培训、外出参观。

7.8 其他培训形式：公司可以根据实际工作需要，灵活掌握，安排其他培训方式。如：临时班会讲授培训相关知识、监督检查过程中发现偏离标准操作规程时随时现场指正、进行培训指导。

7.9　公司进行培训时，根据培训内容与实际情况选择相应的培训形式。

8　培训的实施

8.1　行政部培训专员负责安排公司级培训的具体实施，各部门的培训由各部门培训管理人员组织实施。

8.1.1　培训前的准备工作，包括发布培训通知，协调培训时间、场地、培训人、参训人、准备教材资料和电教设备等。

8.1.2　行政部对培训过程进行必要的监督。受训人员都应在培训记录表上签名，培训组织负责人应将培训记录表上的内容填写完整。对不能按时参加培训的人员应进行补培训。

8.1.3　培训结束后，应组织受训者进行相应的考核。培训考核方式可采用现场操作考核、书面答卷、口述讲解、交流讨论等。员工的培训考核结果纳入其培训档案。

8.1.4　培训完成后，培训组织部门应对本次培训进行总结，为改进培训工作提供依据。

8.1.5　培训组织部门负责将培训的总结、记录、考核结果等资料整理好。

8.1.6　外派培训或参加主管部门组织召开的培训，按照组织主办方培训规定内容执行。

8.2　参训员工的出勤管理按公司的考勤制度执行。

8.3　相关人员培训的具体实施内容

8.3.1　新进厂员工培训（可集中招聘，集中开展培训）

8.3.1.1　新进厂员工经过行政部初步面试筛选后，集中安排进行公司文化、规章制度、安全消防、环境保护等知识内容的培训。

8.3.1.2　进厂培训结束后，对培训情况进行考核，进一步对人员筛选。

8.3.1.3　考核达标者安排进行健康体检，体检合格后分配至相关岗位。

8.3.1.4　本次培训结束后行政部将新进厂员工基本档案及体检证明归档保存，考核试卷及员工岗前培训记录转交相应的部门或车间。

8.3.1.5　在岗培训：主要应根据其所从事的实际工作需要，以岗位培训和专业培训为主。学习公司及本部门各项规章制度，掌握本岗位职责和工作要求，尽快熟悉本岗位安全操作规程和作业流程，学会业务知识和操作技能。

8.3.1.6　通过在岗培训，由部门主管组织对新进员工进行考核，合格者发放上岗证持证上岗。考核不合格者调换其他岗位或辞退。

8.3.1.7　要求新进厂人员三个月内完成进厂培训及在岗培训内容。

8.3.1.8　曾在其他单位从事过相关工作或适应较快者，由本人书面申请，并提供相关证明文件，部门主管组织相关人员进行考核审查，合格者可减少培训内容或提前结束培训。

8.3.2　外出学习培训

8.3.2.1　外出学习种类包括：参观学习、参加各类培训会议等。

8.3.2.2　根据工作需要与法律法规要求，公司统一安排外出学习培训，并将培训具体安排情况提供给需培训人员。具体安排内容包括：培训课程具体内容、参加学习或培训的具体人员、时间、地点及费用等。外培人员填写员工外出培训记录表。

8.3.2.3　外出学习培训期间涉及的费用按公司相关制度执行。

8.3.2.4　外出受训人员受训结束后应作书面学习报告，并将学习报告和学习成绩交直属主管审核，行政部备案并入个人培训档案；参加外部培训的员工要求于培训结束后 1 月内根据所学内容，编写培训教材，组织内部培训和交流，并对参加培训的员工进行评估，同时将相关培训资料交行政部。

8.3.2.5　外出学习培训人员在培训期间，要认真遵守学习班或培训单位的各项规章管理制度，自觉维护企业形象，保守企业机密，做好个人生活和安全问题。

8.3.3　临时培训：如遇公司设备更新、新产品投产、工艺改变、SOP 修改、岗位改变、国家或公司颁布新的法规或管理制度时应由相关负责部门组织进行针对变更内容进行临时培训。

8.3.4　转岗人员培训：转岗职工到达新的岗位应参加新岗位安全、新岗位 SOP 的培训等，培训结束后，由新岗位部门主管组织进行考核，成绩合格后持证上岗。

9　培训纪律

9.1　按照培训通知要求，准时参加，不得迟到和早退，无特殊情况不能请假。

9.2　参加培训前做好准备，带好笔记本、记录笔等工具；关闭手机或调至震动状态，培训过程中不随便进出和接听电话。

9.3　严格遵守纪律，不做与培训无关的事，不随便交谈，保持培训场所安静。

9.4　服从安排，尊重培训人和讲师，认真学习有关培训内容，做好记录，对有争议或见解的问题，可以申请向培训人或讲师提出意见。

9.5　保持培训场所清洁卫生。

10　培训教材的编制

10.1　公司内部培训教材的编制依据为《药品管理法》《药品生产质量管理规范》《中国药典》以及国家和行业各种药品相关法律法规和公司内部的各种规章制度等。

10.2　编制培训教材的参考资料应为公司的各种 GMP 文件、公司内部的各种规章制度以及国家和地方的相关法律法规的正式文本。员工外出参加培训带回的各种资料和外聘讲师提供的资料也可以有选择性地作为参考。

10.3　教材的编写要力争具体、直观、可操作性强，教材内容要与国家相关政策相一致。

10.4　外派培训或参加主管部门组织召开的培训，按照组织主办方发放的培训资料执行。

11　培训人员及外聘培训讲师的选择

11.1　公司内部培训人员应选择在本公司具有丰富工作经验以及学历相对较高并对所讲授内容较为熟悉的人员担任。原则上也可由各主管部门（车间）的负责人或经验丰富的员工担任。

11.2　外聘讲师应选择同行业或专业培训咨询机构具有较高声望的专家、教授，应对所讲授内容熟悉，具备专业技术知识与职称，具有丰富的技术经验。外聘讲师培训相关费用按签订协议规定执行。

12　培训效果的评价

12.1　根据培训组织形式，公司统一组织的培训效果评价工作由行政部负责；各部门或岗位组织的培训效果评价由各部门负责。

12.2　根据每次培训效果中发现的不足之处，评价本次或本年度的培训计划执行情况，在下年度的培训计划中进行补充和完善。

13　培训档案管理

13.1　公司级资料送交行政部，由培训专员统一进行整理归档，部门级及班组级的培训资料在本部门归档，行政部负责监督检查资料的归档情况。

13.2　定期收集培训计划、方案、培训师相关材料、培训教材、参训员工的培训材料等进行汇整和归档。

13.3　定期对培训档案进行检查，保证其安全性和完整性。

13.4　档案内容：员工档案中包括员工履历表、身份证复印件、毕业证复印件、相关培训证明、个人培训档案表、考核成绩单等。

13.5　定期收集培训计划、方案、培训师相关材料、培训教材、参训员工的培训材料等进行汇整和归档。退休、离职等人员培训档案自离开公司后按《员工档案标准管理规程》要求保存。

13.6　行政部定期对培训档案进行检查，防霉烂、防虫蛀、防盗、防火、防水、防遗失，保证其安全性和完整性。

任务五　人员卫生

卫生的管理要求是 GMP 的管理过程中的重要保证，是药品生产过程中防污染、防差错、防混淆等的措施，是药品生产质量保证的一种手段。因此，人员卫生的管理在药品生产的全过程中，都是非重要的。

一、GMP 对人员卫生的要求

2010 年版 GMP 对人员的要求是：

第二十九条　所有人员都应当接受卫生要求的培训，企业应当建立人员卫生操作规程，最大限度地降低人员对药品生产造成污染的风险。

第三十条　人员卫生操作规程应当包括与健康、卫生习惯及人员着装相关的内容。生产区和质量控制区的人员应当正确理解相关的人员卫生操作规程。企业应当采取措施确保人员卫生操作规程的执行。

第三十一条　企业应当对人员健康进行管理，并建立健康档案。直接接触药品的生产人员上岗前应当接受健康检查，以后每年至少进行一次健康检查。

第三十二条　企业应当采取适当措施，避免体表有伤口、患有传染病或其他可能污染药品疾病的人员从事直接接触药品的生产。

第三十三条　参观人员和未经培训的人员不得进入生产区和质量控制区，特殊情况确需进入的，应当事先对个人卫生、更衣等事项进行指导。

第三十四条　任何进入生产区的人员均应当按照规定更衣。工作服的选材、式样及穿戴方式应当与所从事的工作和空气洁净度级别要求相适应。

第三十五条　进入洁净生产区的人员不得化妆和佩戴饰物。

第三十六条　生产区、仓储区应当禁止吸烟和饮食，禁止存放食品、饮料、香烟和个人用药品等非生产用物品。

第三十七条　操作人员应当避免裸手直接接触药品、与药品直接接触的包装材料和设备表面。

二、企业对员工卫生的要求

1　正常的健康检查

1.1　直接接触药品的人员岗前应当接受健康检查，员工体检需到县级以上医院或指定医院进行。每年至少进行一次健康检查。

1.2　从事灯检操作的人员，每半年进行一次视力检查。

1.3　从事化验、质检操作的人员每半年进行一次色觉检查。

1.4　新员工进厂前，必须进行全面的健康检查，检查不合格者，不得录用。

2　健康检查内容

2.1　呼吸系统检查（胸部 X 光透视）。

2.2　皮肤疾病方面的检查。

2.3　肝功能及泌尿系统的检查。

2.4　五官检查（视力、色觉检查）。

2.5　其他必要的检查。

员工体检项目的要求：病毒性肝炎、化脓性皮炎或渗出性皮肤病、肺结核，不得检出。

3　健康标准

3.1　一般生产区的人员，患有传染病、隐性传染病、精神病者不得从事药品生产工作。

3.2　C级洁净区，除符合上述要求外，带菌皮肤病（如皮癣、灰指甲等）以及其他有可能污染影响药品质量的人员，不得从事直接接触药品生产。

3.3　C级、A级（高风险操作）区，除符合上述要求外，操作人员皮肤应没有外伤、炎症、搔痒等疾病。

3.4　从事注射剂灯检操作人员的视力远距离和近距离测验，均应为4.9或4.9以上（矫正后的视力应为5.0或5.0以上），应无色盲。

3.5　从事化验与质量检验的员工、库管员、质量监督员、灯检员不得患有色盲或色弱。

3.6　从事药品生产与质量检验的员工，不得患有其他可能影响生产操作或污染产品的疾病。

4　健康检查的处理

4.1　对不符合健康要求的员工必须调离该岗位或辞退，对体表有伤口者必须调离直接接触药品生产的岗位。因健康原因调离岗位的员工痊愈后需体检合格方可回原岗位。

4.2　管理人员及现场QA必须把人员健康状况作为一项监控内容，有疑问可要求员工到医院检查。

5　日常监控与报告

5.1　职工自检发现身体不适及时上报主管领导，报告的范围包括过敏性疾病和非过敏性疾病两种情况。员工本人应及时填报员工身体不适报告表说明情况。

5.2　车间或其他部门应根据不适人员具体情况，安排其他临时工作或休息，对于影响产品质量的疾病应报质量管理部核实，并经公司主管领导批准由行政部安排体检，确保生产的连续性和产品质量不受影响。

5.3　身体不适员工经治愈后，应经行政部核实、本部门领导批准方可重新返岗工作。

5.4　如遇员工长期、多次不能适应本工作岗位生产情况，经车间、部门申请，行政部可根据具体情况给予调岗。

5.5　一旦发现患有传染病的员工后，应立即停止其工作，调离岗位，并组织相关接触人员体检，防止传染病蔓延，并按照《偏差标准管理规程》处理。

6　异常情况处理

6.1　发现员工患病时，部门负责人应立即要求其进行检查，或停止工作，休息治疗。

6.2　发现员工患有传染病时，应立即停止其工作，并采取以下措施：

6.2.1　对相关岗位的其他人员或可能感染的人群进行健康检查，并在潜伏期后再次检查，以防止传染病蔓延。

6.2.2　要对传染病患者工作的岗位环境、设备、设施、用具等立即采取有效的消毒措施，并对人员、环境、设备、设施、用具等进行强化监控，以防止传染病蔓延。

6.2.3　对有可能受到污染的产品，应进行相关的微生物检查，必要时进行消毒灭菌处理或销毁。

7　健康档案的管理

7.1　公司对员工的健康检查必须设立健康档案进行规范管理。

7.2　健康档案内容主要包括：员工健康登记表，应注明姓名、年龄、性别、出生年月日，所从事的岗位、部门及以往的健康状况。

7.3　健康体检表。

7.4　健康体检后，发现疾病的处理情况。

7.5　复检及上岗等材料。

7.6　由行政部专人负责建立员工健康档案包括体检表复印件和健康证原件，退休、离职等员工健康档案保存至离开公司后三年，其他人员健康档案长期保存。员工健康检查档案，要专人长期保管。

习题

1. 企业的质量负责人和生产负责人可以一人兼任吗？
2. 药品生产企业的人员健康年检是几年一次？
3. 药物制剂工是国家必须获得的证件吗？
4. 裸手是否可以直接接触药品？
5. 员工进厂培训的主要内容是什么？
6. 质量检验人员的学历是什么？

项目四　厂房设施

学习目的

药品生产厂房和设施是药品生产的基本硬件要求，根据生产的实际需求，不论是新厂房还是原有厂房的改造，必须做到按 GMP 要求生产药品，掌握厂房的洁净区的控制要点，避免生产中产生污染，通过人流和物流的分离，进一步保证药品生产的质量控制。

任务一　厂房和设施的要求

厂房是药品生产必需的硬件，是企业最大的资金投入。通过调查、比较、分析和论证，最后实现政策与经济及技术的有机组合。通过厂房的设计，最大实现 GMP 的要求，满足药品生产的空间布局。

一、GMP 对厂房和设施的要求

2010 年版 GMP 对厂房和设施的要求是：

第三十八条　厂房的选址、设计、布局、建造、改造和维护必须符合药品生产要求，应当能够最大限度地避免污染、交叉污染、混淆和差错，便于清洁、操作和维护。

第三十九条　应当根据厂房及生产防护措施综合考虑选址，厂房所处的环境应当能够最大限度地降低物料或产品遭受污染的风险。

第四十条　企业应当有整洁的生产环境；厂区的地面、路面及运输等不应当对药品的生产造成污染；生产、行政、生活和辅助区的总体布局应当合理，不得互相妨碍；厂区和厂房内的人、物流走向应当合理。

第四十一条　应当对厂房进行适当维护，并确保维修活动不影响药品的质量。应当按照详细的书面操作规程对厂房进行清洁或必要的消毒。

第四十二条　厂房应当有适当的照明、温度、湿度和通风，确保生产和储存的产品质量以及相关设备性能不会直接或间接地受到影响。

第四十三条　厂房、设施的设计和安装应当能够有效防止昆虫或其他动物进入。应当采取必要的措施，避免所使用的灭鼠药、杀虫剂、烟熏剂等对设备、物料、产品造成污染。

第四十四条　应当采取适当措施，防止未经批准人员的进入。生产、储存和质量控制区不应当作为非本区工作人员的直接通道。

第四十五条　应当保存厂房、公用设施、固定管道建造或改造后的竣工图纸。

第四十六条　为降低污染和交叉污染的风险，厂房、生产设施和设备应当根据所生产药品的特性、工艺流程及相应洁净度级别要求合理设计、布局和使用，并符合下列要求：

（一）应当综合考虑药品的特性、工艺和预定用途等因素，确定厂房、生产设施和设备多产品共用的可行性，并有相应评估报告；

（二）生产特殊性质的药品，如高致敏性药品（如青霉素类）或生物制品（如卡介苗或其他用活性微生物制备而成的药品），必须采用专用和独立的厂房、生产设施和设备。青霉素类药品产尘量大的操作区域应当保持相对负压，排至室外的废气应当经过净化处理并符合要求，排风口应当远离其他空气净化系统的进风口；

（三）生产 β – 内酰胺结构类药品、性激素类避孕药品必须使用专用设施（如独立的空气净化系统）和设备，并与其他药品生产区严格分开；

（四）生产某些激素类、细胞毒性类、高活性化学药品应当使用专用设施（如独立的空气净化系统）和设备；特殊情况下，如采取特别防护措施并经过必要的验证，上述药品制剂则可通过阶段性生产方式共用同一生产设施和设备；

（五）用于上述第（二）、（三）、（四）项的空气净化系统，其排风应当经过净化处理；

（六）药品生产厂房不得用于生产对药品质量有不利影响的非药用产品。

第四十七条　生产区和储存区应当有足够的空间，确保有序地存放设备、物料、中间产品、待包装产品和成品，避免不同产品或物料的混淆、交叉污染，避免生产或质量控制操作发生遗漏或差错。

第四十八条　应当根据药品品种、生产操作要求及外部环境状况等配置空调净化系统，使生产区有效通风，并有温度、湿度控制和空气净化过滤，保证药品的生产环境符合要求。

洁净区与非洁净区之间、不同级别洁净区之间的压差应当不低于 10 帕斯卡。必要时，相同洁净度级别的不同功能区域（操作间）之间也应当保持适当的压差梯度。

口服液体和固体制剂、腔道用药（含直肠用药）、表皮外用药品等非无菌制剂生产的暴露工序区域及其直接接触药品的包装材料最终处理的暴露工序区域，应当参照"无菌药品"附录中 D 级洁净区的要求设置，企业可根据产品的标准和特性对该区域采取适当的微生物监控措施。

第四十九条　洁净区的内表面（墙壁、地面、天棚）应当平整光滑、无裂缝、接口严密、无颗粒物脱落，避免积尘，便于有效清洁，必要时应当进行消毒。

第五十条　各种管道、照明设施、风口和其他公用设施的设计和安装应当避免出现不易清洁的部位，应当尽可能在生产区外部对其进行维护。

第五十一条　排水设施应当大小适宜，并安装防止倒灌的装置。应当尽可能避免明沟排水；不可避免时，明沟宜浅，以方便清洁和消毒。

第五十二条　制剂的原辅料称量通常应当在专门设计的称量室内进行。

第五十三条　产尘操作间（如干燥物料或产品的取样、称量、混合、包装等操作间）应当保持相对负压或采取专门的措施，防止粉尘扩散、避免交叉污染并便于清洁。

第五十四条　用于药品包装的厂房或区域应当合理设计和布局，以避免混淆或交叉污染。如同一区域内有数条包装线，应当有隔离措施。

第五十五条　生产区应当有适度的照明，目视操作区域的照明应当满足操作要求。

第五十六条　生产区内可设中间控制区域，但中间控制操作不得给药品带来质量风险。

第五十七条　仓储区应当有足够的空间，确保有序存放待验、合格、不合格、退货或召回的原辅料、包装材料、中间产品、待包装产品和成品等各类物料和产品。

第五十八条　仓储区的设计和建造应当确保良好的仓储条件，并有通风和照明设施。仓储区应当能够满足物料或产品的储存条件（如温湿度、避光）和安全储存的要求，并进行检查和监控。

第五十九条　高活性的物料或产品以及印刷包装材料应当储存于安全的区域。

第六十条　接收、发放和发运区域应当能够保护物料、产品免受外界天气（如雨、雪）的影响。接收区的布局和设施应当能够确保到货物料在进入仓储区前可对外包装进行必要的清洁。

第六十一条　如采用单独的隔离区域储存待验物料，待验区应当有醒目的标识，且只限于经批准的人员出入。

不合格、退货或召回的物料或产品应当隔离存放。

如果采用其他方法替代物理隔离，则该方法应当具有同等的安全性。

第六十二条　通常应当有单独的物料取样区。取样区的空气洁净度级别应当与生产要求一致。如在其他区域或采用其他方式取样，应当能够防止污染或交叉污染。

第六十三条　质量控制试验室通常应当与生产区分开。生物检定、微生物和放射性同位素的试验室还应当彼此分开。

第六十四条　试验室的设计应当确保其适用于预定的用途，并能够避免混淆和交叉污染，应当有足够的区域用于样品处置、留样和稳定性考察样品的存放以及记录的保存。

第六十五条　必要时，应当设置专门的仪器室，使灵敏度高的仪器免受静电、震动、潮湿或其他外界因素的干扰。

第六十六条　处理生物样品或放射性样品等特殊物品的试验室应当符合国家的有关要求。

第六十七条　试验动物房应当与其他区域严格分开，其设计、建造应当符合国家有关规定，并设有独立的空气处理设施以及动物的专用通道。

第六十八条　休息室的设置不应当对生产区、仓储区和质量控制区造成不良影响。

第六十九条　更衣室和盥洗室应当方便人员进出，并与使用人数相适应。盥洗室不得与生产区和仓储区直接相通。

第七十条　维修间应当尽可能远离生产区。存放在洁净区内的维修用备件和工具，应当放置在专门的房间或工具柜中。

二、企业的厂房和设施设计

1　目的：确认某制药有限公司液体制剂车间的厂房设施设计符合 GMP 要求和用户的用户需求。同时设计确认也将提供一些有用的信息和必要的建议，以便设备或系统的采购、建造、安装和验证。

2　范围：本设计确认的范围为某制药有限公司液体制剂车间厂房设施验证。本验证方案包括厂房设施的设计确认。从厂房设施周边环境、建筑设计、厂房工艺平面设计、给排水、电气、安全消防、洁净装修等方面对厂房设施进行验证。

由于空调系统、水系统、压缩空气气供应系统有单独的验证方案，在此不再重复。

3　职责

3.1　验证小组

3.1.1　负责验证方案的批准。

3.1.2　负责验证的协调工作，以保证本验证方案规定项目的顺利实施。

3.1.3　负责验证数据及结果的审核。

3.1.4　负责验证报告的审批。

3.1.5　负责发放验证证书。

3.1.6　负责验证周期的确认。

3.2　质量管理部

3.2.1　负责审阅验证方案和报告。

3.2.2　负责验证的结果评价。

3.2.3　负责验证文件、供应商的确认。

3.2.4　负责现场监督保证整个验证过程按照验证计划进行。

3.2.5　负责验证文件管理。

3.2.6　负责验证所需样品、试剂、试液等的准备。

3.2.7　负责取样和检测，并将检测结果反馈到相关部门。

3.3　工程部

3.3.1　负责验证方案制订。

3.3.2　负责验证的协调工作。

3.3.3　负责验证的实施。

3.3.4　负责培训、考核人员。

3.3.5　负责起草有关规程。

3.3.6　负责会签验证报告。

3.3.7　负责收集验证资料，填写相应的验证记录。

3.4　行政部负责员工的培训及考核。

4.　参考文件

4.1　GMP（2010 年版）。

4.2　GB 50457—2008《医药工业洁净厂房设计规范》。

4.3　GB 50073—2013《洁净厂房设计规范》。

4.4　GB 50019—2015《工业建筑供暖通风与空气调节设计规范》。

4.5　GB 50243—2016《通风与空调工程施工质量验收规范》。

4.6　GB 50591—2010《洁净室施工及验收规范》。

4.7　ISO 14644 洁净室标准。

4.8　药品生产验证指南（2010 年版）。

5　项目描述

厂房设施的设计除了要严格遵守 GMP 的相关规定之外，还必须符合国家的有关政策，执行现行有关的标准、规范，符合实用、安全、经济、布局合理的要求，节约能源和保护环境。

厂区周围道路采用混凝土路面，避免产尘，路面保持清洁、通畅、平整、排水通畅。全部表土地均须绿化，种植草坪，从而美化、优化环境。

生产厂房为固体制剂车间，总建筑面积 60000m²，洁净区面积 8000 m²；生产厂房附属公用设施，如：空调净化系统和除尘装置，照明，消防设施，给排水，生产工艺用纯化水，生产工艺用洁净压缩空气等。生产厂房设施的合理设计，直接关系到药品质量，乃至人们生命安全。

6　文件要求

下面说明了一些进行记录测试数据工作的通用标准：

保证每一文件是可追溯的，它应有标题、文件编号、版本号，系统参考（如项目号）。

文件中每个注解、记录等都应该清楚的、易读的、有日期和有签名的。不能使用铅笔而应使用黑色碳素笔记录数据。

每次测试必须以数字或文字化的形式记录结果。

如果在本次测试的格式中并没有描述测试程序，请另外写明测试程序。

附上在测试过程中打印出来的图谱或记录数据，签名并注明日期，写清楚是哪一次测试，如果一次测试中出现多个附件，每个附件应以 X/Y 形式清楚地表示出来，并签名和注明日期。

每次测试应签名和注明日期（执行人和审核人的签名必须出现）。

如果有些测试没有进行，在偏差表中写明为何未执行的原因和预计执行的日期。

在文件中不要使用修正液，修改错误必须按照《文件记录填写标准管理规程》进行。

7. 风险评估及风险控制：见固体制剂车间风险评估。

8　DQ 实施

8.1　设计文件确认

8.1.1　目的：确认设计文件的可用和文件规范性。

8.1.2　程序：对现有的设计文件和图纸进行逐个确认，记录文件的标题、文件编号、发布日期、版本和相关的批准状态。

8.1.3　可接受标准现有的设计文件已被批准的，同时文件中应有标题、文件号、发布日期/版本等内容。

8.1.4　设计确认报告：将发现的偏差记录在偏差报告中。

8.2　一般生产区厂房确认

8.2.1　目的：一般生产区的厂房建造能够满足使用要求，符合法规及设计规范的要求。

8.2.2　程序：按 URS 及设计规范的内容对一般区建筑材料进行逐一检查，确认是否符合生产要求。

8.2.3　可接受标准：厂房外墙采用银灰色双层彩钢板，中间采用厚玻璃丝棉，满足节能保温要求；内墙采用白色双层彩钢板。门材质铝合金，窗材质为木墙玻璃；地面为混凝土面，可选用上铺自流平、薄涂或耐磨地平。

8.2.4　设计确认报告：结果见一般生产区厂房确认表；将偏差记录在偏差报告中。

8.3　洁净厂房确认

8.3.1　目的：洁净区的厂房建造能够满足生产使用要求，符合 GMP、法规及设计规范的要求。

8.3.2　程序：按 URS 及设计规范的内容对洁净区建筑材料进行逐一检查，确认是否符合生产要求。

8.3.3　可接受标准：墙壁、天棚材质为彩钢板；门窗材质为彩钢板、铝合金镶边；地墙交角材质为弧形角喷塑铝合金；地面尽量采用环氧自流平。

8.3.4　设计确认报告：结果见洁净区厂房确认表；将偏差记录在偏差报告中。

8.4　动力配电确认

8.4.1　目的：确认厂房内动力配电系统图纸与设计说明是否符合 GMP 和电气设计规范要求。

8.4.2　程序：按用户需求说明（URS）、说明书及设计图纸对生产区所需的动力配电进行逐一检查，确认是否符合生产要求。

8.4.3　可接受标准：符合 URS 及生产工艺要求，符合 GMP 有关规定。测试电压：380V，频率：50Hz。

8.4.4　设计确认报告：将发现的偏差记录在偏差报告中。

8.5　照明确认

8.5.1　目的：确认照明系统图纸是否符合电气规范要求，灯具的连接是否符合 GMP 的要求。

8.5.2　程序：根据 URS、车间照明要求应配备：洁净灯具、安全出口指示灯、应急疏散指示灯、灭虫灯、防爆灯、防水灯及照明插座、配电箱，核对设计图纸。

8.5.3　可接受标准：符合 URS 及生产工艺要求，符合 GMP 有关规定。测试电压：220V。

8.5.4　设计确认报告：结果确认报告表；将发现的偏差记录在偏差报告中。

8.6　给排水系统确认

8.6.1　目的：确认排水管道设计图纸是否符合现行 GMP 及设计规范要求。

8.6.2　程序：根据设计图纸检查厂房内各排水管路及地漏布局是否符合 GMP 及设计规范要求，并检查其材质。

8.6.3　可接受标准：洁净区地漏设有防倒灌装置，材质为 304，排水管道选用 PVC 管或陶瓷管；设备排水管道为镀锌管。

8.6.4　设计确认报告：结果见设计确认报告表；将发现的偏差记录在偏差报告中。

8.7　蒸汽管道确认

8.7.1　目的：确认蒸汽管道设计图纸是否符合现行 GMP 及设计规范要求。

8.7.2　程序：车间蒸汽管道设计布局图纸的安排是否符合 GMP 及设计规范要求，并检查其材质。

8.7.3　可接受标准：一般生产区的蒸汽管道材质为无缝钢管，外部设有保温层；洁净区管道的材质为不锈钢保温管。

8.7.4　确认报告：结果确认报告表，蒸汽管道的确认。

9　人员的确认

9.1　目的：确认所有执行本方案的人员。

9.2　程序：列出和确认所有在执行本方案的人员（姓名、签名、缩写和部门/公司）。

9.3　可接受标准：所有在执行本方案的人员（姓名、签名、缩写和部门/公司）已确认。

9.4　设计确认报告：将发现的偏差记录在偏差报告中。

10　偏差清单

整理所有 DQ 过程中发现的偏差，并将清单列在表中。

执行偏差管理程序。

11　偏差报告

将 DQ 过程发现的所有偏差记录表。

并提出偏差解决方案，由质量管理部审核和批准偏差解决方案及其实施。

执行偏差管理程序。

12　变更清单

整理所有变更，并将清单列在变更清单中。

执行变更管理程序。

13　变更报告

如果设计发生变更，应对变更部分进行设计确认，并经审核批准。

填写变更报告表。

执行变更管理程序。

14　设计确认报告

由 DQ 执行人员对 DQ 做最终的结论，由工程经理、生产技术部经理和 QA 对 DQ 和最终结论进行审核。由质量负责人审批 DQ 的最终结论。依据本确认内容在与供应商签订合同，明确各项指标及参数。符合规定、标准后进行安装确认。

填写设计确认报告。

15　填写设计确认合格证。

任务二　洁净区厂房

药品生产的区域要符合 GMP 的要求，特别是洁净区，对室内的尘埃粒子、微生物含量都要进行控制，以便在药品生产过程中保证生产出的药品满足注册的要求，保障人民在使用药品中不出现不良的反应。

一、GMP 对洁净区厂房的要求

1　总则

1.1　本附录为国家药品监督管理局发布的《药品生产质量管理规范》（1998 年修订）对无菌药品、非无菌药品、原料药、生物制品、放射性药品、中药制剂等生产和质量管理特殊要求的补充规定。

1.2　药品生产洁净室（区）的空气洁净度划分为四个级别（表 4-1）：

表 4-1　　　　　　洁净室（区）空气洁净度级别表

洁净度等级	尘粒最大允许数/立方米		微生物最大允许数	
	≥0.5 微米	≥5 微米	浮游菌（立方米）	沉降菌/皿
100 级	3500	0	5	1
10000 级	350000	2000	100	3
100000 级	3500000	20000	500	10
300000 级	10500000	60000	1000	15

1.3　洁净室（区）的管理需符合下列要求：

1.3.1　洁净室（区）内人员数量应严格控制。其工作人员（包括维修、辅助人员）应定期进行卫生和微生物学基础知识、洁净作业等方面的培训及考核；对进入洁净室（区）的临时外来人员应进行指导和监督。

1.3.2　洁净室（区）与非洁净室（区）之间必须设置缓冲设施，人、物流走向合理。

1.3.3　100 级洁净室（区）内不得设置地漏，操作人员不应裸手操作，当不可避免时，手部应及时消毒。

1.3.4　10000 级洁净室（区）使用的传输设备不得穿越较低级别区域。

1.3.5　100000 级以上区域的洁净工作服应在洁净室（区）内洗涤、干燥、整理，必要时应按要求灭菌。

1.3.6　洁净室（区）内设备保温层表面应平整、光洁，不得有颗粒性物质脱落。

1.3.7　洁净室（区）内应使用无脱落物、易清洗、易消毒的卫生工具，卫生工具要存放于对产品不造成污染的指定地点，并应限定使用区域。

1.3.8　洁净室（区）在静态条件下检测的尘埃粒子数、浮游菌数或沉降菌数必须符合规定，应定期监控动态条件下的洁净状况。

1.3.9　洁净室（区）的净化空气如可循环使用，应采取有效措施避免污染和交叉污染。

1.3.10　空气净化系统应按规定清洁、维修、保养并做记录。

1.4　药品生产过程的验证内容必须包括：

1.4.1　空气净化系统

1.4.2　工艺用水系统

1.4.3　生产工艺及其变更

1.4.4　设备清洗

1.4.5　主要原辅材料变更

1.4.5.6　无菌药品生产过程的验证内容还应增加：

1.4.5.6.1　灭菌设备

1.4.5.6.2　药液滤过及灌封（分装）系统

1.5　水处理及其配套系统的设计、安装和维护应能确保供水达到设定的质量标准。

1.6　印有与标签内容相同的药品包装物，应按标签管理。

1.7　药品零头包装只限两个批号为一个合箱，合箱外应标明全部批号，并建立合箱记录。

1.8　药品放行前应由质量管理部门对有关记录进行审核，审核内容应包括：配料、称重过程中的复核情况；各生产工序检查记录；清场记录；中间产品质量检验结果。

2　无菌药品

无菌药品是指法定药品标准中列有无菌检查项目的制剂。

2.1　无菌药品生产环境的空气洁净度级别要求：

2.1.1　最终灭菌药品：

1级或10000级监督下的局部100级：大容量注射剂（≥50毫升）的灌封；10000级：注射剂的稀配、滤过；小容量注射剂的灌封；直接接触药品的包装材料的最终处理。

100000级：注射剂浓配或采用密闭系统的稀配。

2.1.2　非最终灭菌药品：

100级或10000级背景下局部100级：灌装前不需除菌滤过的药液配制；注射剂的灌封、分装和压塞；

直接接触药品的包装材料最终处理后的暴露环境。

10000级：灌装前需除菌滤过的药液配制。

100000级：轧盖，直接接触药品的包装材料最后一次精洗的最低要求。

2.1.3　其他无菌药品：

10000级：供角膜创伤或手术用滴眼剂的配制和灌装。

2.2　灭菌柜应具有自动监测、记录装置，其能力应与生产批量相适应。

2.3　与药液接触的设备、容器具、管路、阀门、输送泵等应采用优质耐腐蚀材质，管路的安装应尽量减少连（焊）接处。过滤器材不得吸附药液组分和释放异物。禁止使用含有石棉的过滤器材。

2.4　直接接触药品的包装材料不得回收使用。

2.5　批的划分原则：

2.5.1　大、小容量注射剂以同一配液罐一次所配制的药液所生产的均质产品为一批。

2.5.2　粉针剂以同一批原料药在同一连续生产周期内生产的均质产品为一批。

2.5.3　冻干粉针剂以同一批药液使用同一台冻干设备在同一生产周期内生产的均质产品为一批。

2.6　直接接触药品的包装材料最后一次清洗用水应符合注射用水质量标准。

2.7　应采取措施以避免物料、容器和设备最终清洗后的二次污染。

2.8　直接接触药品的包装材料、设备和其他物品的清洗、干燥、灭菌到使用时间间隔应有规定。

2.9　药液从配制到灭菌或除菌过滤的时间间隔应有规定。

2.10　物料、容器、设备或其他物品需进入无菌作业区时应经过消毒或灭菌处理。

2.11　成品的无菌检查必须按灭菌柜次取样检验。

2.12　原料、辅料应按品种、规格、批号分别存放，并按批取样检验。

成品检验结果等。符合要求并有审核人员签字后方可放行。

3　非无菌药品

非无菌药品是指法定药品标准中未列无菌检查项目的制剂。

3.1 非无菌药品生产环境空气洁净度级别的最低要求：

3.1.1　100000级：非最终灭菌口服液体药品的暴露工序；深部组织创伤外用药品、眼用药品的暴露工序；除直肠用药外的腔道用药的暴露工序。

3.1.2　300000级：最终灭菌口服液体药品的暴露工序；口服固体药品的暴露工序；表皮外用药品暴露工序；直肠用药的暴露工序。

3.1.3　直接接触药品的包装材料最终处理的暴露工序洁净度级别应与其药品生产环境相同。

3.2　产尘量大的洁净室（区）经捕尘处理仍不能避免交叉污染时，其空气净化系统不得利用回风。

3.3　空气洁净度级别相同的区域，产尘量大的操作室应保持相对负压。

3.4　生产性激素类避孕药品的空气净化系统的气体排放应经净化处理。

3.5　生产激素类、抗肿瘤类药品制剂当不可避免与其他药品交替使用同一设备和空气净化系统时，应采用有效的防护、清洁措施和必要的验证。

3.6　干燥设备进风口应有过滤装置，出风口应有防止空气倒流装置。

3.7　软膏剂、眼膏剂、栓剂等配制和灌装的生产设备、管道应方便清洗和消毒。

3.8　批的划分原则：

3.8.1　固体、半固体制剂在成型或分装前使用同一台混合设备一次混合量所生产的均质产品为一批。

3.8.2 液体制剂以灌装（封）前经最后混合的药液所生产的均质产品为一批。

3.9 生产用模具的采购、验收、保管、维护、发放及报废应制订相应管理制度，设专人专柜保管。

3.10 药品上直接印字所用油墨应符合食用标准要求。

3.11 生产过程中应避免使用易碎、易脱屑、易长霉器具；使用筛网时应有防止因筛网断裂而造成污染的措施。

3.12 液体制剂的配制、滤过、灌封、灭菌等过程应在规定时间内完成。

3.13 软膏剂、眼膏剂、栓剂生产中的中间产品应规定储存期和储存条件。

3.14 配料工艺用水及直接接触药品的设备、器具和包装材料最后一次洗涤用水应符合纯化水质量标准。

4 原料药

4.1 从事原料药生产的人员应接受原料药生产特定操作的有关知识培训。

4.2 易燃、易爆、有毒、有害物质的生产和储存的厂房设施应符合国家的有关规定。

4.3 原料药精制、干燥、包装生产环境的空气洁净度级别要求：

4.3.1 法定药品标准中列有无菌检查项目的原料药，其暴露环境应为 10000 级背景下，局部 100 级。

4.3.2 其他原料药的生产暴露环境不低于 300000 级。

4.4 中间产品的质量检验与生产环境有交叉影响时，其检验场所不应设置在该生产区域内。

4.5 原料药生产宜使用密闭设备；密闭的设备、管道可以安置于室外。使用敞口设备或打开设备操作时，应有避免污染措施。

4.6 难以精确按批号分开的大批量、大容量原料、溶媒等物料入库时应编号；其收、发、存、用应制订相应的管理制度。

4.7 企业可根据工艺要求、物料的特性以及对供应商质量体系的审核情况，确定物料的质量控制项目。

4.8 物料因特殊原因需处理使用时，应有审批程序，经企业质量管理负责人批准后发放使用。

4.9 批的划分原则：

4.9.1 连续生产的原料药，在一定时间间隔内生产的在规定限度内的均质产品为一批。

4.9.2 间歇生产的原料药，可由一定数量的产品经最后混合所得的在规定限度内的均质产品为一批。混合前的产品必须按同一工艺生产并符合质量标准，且有可追踪的记录。

4.10　原料药的生产记录应具有可追踪性，其批生产记录至少从粗品的精制工序开始。连续生产的批生产记录，可为该批产品各工序生产操作和质量监控的记录。

4.11　不合格的中间产品，应明确标示并不得流入下道工序；因特殊原因需处理使用时，应按规定的书面程序处理并有记录。

4.12　更换品种时，必须对设备进行彻底的清洁。在同一设备连续生产同一品种时，如有影响产品质量的残留物，更换批次时，也应对设备进行彻底的清洁。

4.13　难以清洁的特定类型的设备可专用于特定的中间产品、原料药的生产或储存。

4.14　物料、中间产品和原料药在厂房内或厂房间的流转应有避免混淆和污染的措施。

4.15　无菌原料药精制工艺用水及直接接触无菌原料药的包装材料的最后洗涤用水应符合注射用水质量标准；其他原料药精制工艺用水应符合纯化水质量标准。

4.16　应建立发酵用菌种保管、使用、储存、复壮、筛选等管理制度，并有记录。

4.17　对可以重复使用的包装容器，应根据书面程序清洗干净，并去除原有的标签。

4.18　原料药留样包装应与产品包装相同或使用模拟包装，保存在与产品标签说明相符的条件下，并按留样管理规定进行观察。

5　生物制品

5.1　从事生物制品制造的全体人员（包括清洁人员、维修人员）均应根据其生产的制品和所从事的生产操作进行专业（卫生学、微生物学等）和安全防护培训。

5.2　生产和质量管理负责人应具有相应的专业知识（细菌学、病毒学、生物学、分子生物学、生物化学、免疫学、医学、药学等），并有丰富的实践经验以确保在其生产、质量管理中履行其职责。

5.3　生物制品生产环境的空气洁净度级别要求：

5.3.1　100级：灌装前不经除菌过滤的制品其配制、合并、灌封、冻干、加塞、添加稳定剂、佐剂、灭活剂等；

5.3.2　10000级：灌装前需经除菌过滤的制品其配制、合并、精制、添加稳定剂、佐剂、灭活剂、除菌过滤、超滤等；

体外免疫诊断试剂的阳性血清的分装、抗原拟抗体分装；

5.3.3　100000级：原料血浆的合并、非低温提取、分装前的巴氏消毒、轧盖及制品最终容器的清洗等；

口服制剂其发酵培养密闭系统环境（暴露部分需无菌操作）；

酶联免疫吸附试剂的包装、配液、分装、干燥；胶体金试剂、聚合酶链反应试剂（PCR）、纸片法试剂等体外免疫试剂；

深部组织创伤用制品和大面积体表创面用制品的配制、灌装。

5.4 各类制品生产过程中涉及高危致病因子的操作，其空气净化系统等设施还应符合特殊要求。

5.5 生产过程中使用某些特定活生物体阶段，要求设备专用，并在隔离或封闭系统内进行。

5.6 卡介苗生产厂房和结核菌素生产厂房必须与其他制品生产厂房严格分开，其生产设备要专用。

5.7 芽孢菌操作直至灭活过程完成之前必须使用专用设备。炭疽杆菌、肉毒梭状芽孢杆菌和破伤风梭状芽孢杆菌制品须在相应专用设施内生产。

5.8 如设备专用于生产孢子形成体，当加工处理一种制品时应集中生产。在某一设施或一套设施中分期轮换生产芽孢菌制品时，在规定时间内只能生产一种制品。

5.9 生物制品的生产应注意厂房与设施对原材料、中间体和成品的潜在污染。

5.10 聚合酶链反应试剂（PCR）的生产和检定必须在各自独立的建筑物进行，防止扩增时形成的气溶胶造成交叉污染。

5.11 生产人免疫缺陷病毒（HIV）等检测试剂，在使用阳性样品时，必须有符合相应规定的防护措施和设施。

5.12 生产用种子批和细胞库，应在规定储存条件下，专库存放，并只允许指定的人员进入。

5.13 以人血、人血浆或动物脏器、组织为原料生产的制品必须使用专用设备，并与其他生物制品的生产严格分开。

5.14 使用密闭系统生物发酵罐生产的制品可以在同一区域同时生产，如单克隆抗体和重组 DNA 产品。

5.15 各种灭活疫苗（包括重组 DNA 产品）、类毒素及细胞提取物，在其灭活或消毒后可以与其他无菌制品交替使用同一灌装间和灌装、冻干设施。但在一种制品分装后，必须进行有效的清洁和消毒，清洁消毒效果应定期验证。

5.16 操作有致病作用的微生物应在专门的区域内进行，并保持相对负压。

5.17 有菌（毒）操作区与无菌（毒）操作区应有各自独立的空气净化系统。来自病原体操作区的空气不得再循环，来自危险度为二类以上病原体的空气应通过除菌过滤器排放，滤器的性能应定期检查。

5.18 使用二类以上病原体强污染性材料进行制品生产时，对其排出污物应有有效的消毒设施。

5.19 用于加工处理活生物体的生产操作区和设备应便于清洁和去除污染，能耐受熏蒸消毒。

5.20 用于生物制品生产的动物室、质量检定动物室必须与制品生产区各自分开。动物饲养管理要求，应符合试验动物管理规定。

5.21 生产用注射用水应在制备后6小时内使用；制备后4小时内灭菌72小时内使用，或者在80℃以上保温、65℃以上保温循环或4℃以下存放。

5.22 管道系统、阀门和通气过滤器应便于清洁和灭菌，封闭性容器（如发酵罐）应用蒸汽灭菌。

5.23 生产过程中污染病原体的物品和设备均要与未用过的灭菌物品和设备分开，并有明显标志。

5.24 生物制品生产用的主要原辅料（包括血液制品的原料血浆）必须符合质量标准，并由质量保证部门检验合格签证发放。

5.25 生物制品生产用物料须向合法和有质量保证的供方采购，应对供应商进行评估并与之签订较固定供需合同，以确保其物料的质量和稳定性。

5.26 动物源性的原材料使用时要详细记录，内容至少包括动物来源、动物繁殖和饲养条件、动物的健康情况。用于疫苗生产的动物应是清洁级以上的动物。

5.27 需建立生产用菌毒种的原始种子批、主代种子批和工作种子批系统。种子批系统应有菌毒种原始来源、菌毒种特征鉴定、传代谱系、菌毒种是否为单一纯微生物、生产和培育特征、最适保存条件等完整资料。

5.28 生产用细胞需建立原始细胞库、主代细胞库和工作细胞库系统，细胞库系统应包括：细胞原始来源（核型分析，致瘤性）、群体倍增数、传代谱系、细胞是否为单一纯化细胞系、制备方法、最适保存条件等。

5.29 生产、维修、检验和动物饲养的操作人员、管理人员，应接种相应疫苗并定期进行体检。

5.30 患有传染病、皮肤病、皮肤有伤口者和对制品质量产生潜在的不利影响的人员，均不得进入生产区进行操作或进行质量检验。

5.31 生产生物制品的洁净区和需要消毒的区域，应选择使用一种以上的消毒方式，定期轮换使用，并进行检测，以防止产生耐药菌株。

5.32 在含有霍乱、鼠疫菌、HIV、乙肝病毒等高危病原体的生产操作结束后，对可疑的污染物品应在原位消毒，并单独灭菌后，方可移出工作区。

5.33 在生产日内，没有经过明确规定的去污染措施，生产人员不得由操作活微生物或动物的区域到操作其他制品或微生物的区域。与生产过程无关的人员不应进入生产控制区，必须进入时，要穿着无菌防护服。

5.34 从事生产操作的人员应与动物饲养人员分开。

5.35 生物制品应严格按照《中国生物制品规程》或国家药品监督管理部门

批准的工艺方法生产。

5.36 对生物制品原材料、原液、半成品及成品应严格按照《中国生物制品规程》或国家药品监督管理部门批准的质量标准进行检定。

5.37 生物制品生产应按照《中国生物制品规程》中的"生物制品的分批规程"分批和编写批号。

5.38 生物制品国家标准品应由国家药品检验机构统一制备、标化和分发。生产企业可根据国家标准品制备其工作品标准。

5.39 生物制品生产企业质量保证部门应独立于生产管理部门，直属企业负责人领导。必须能够承担物料、设备、质量检验、销售及不良反应的监督与管理。生产质量管理及质量检验结果均符合要求的制品方可出厂。

6 放射性药品

6.1 负责生产和质量管理的企业负责人、生产和质量管理的部门负责人应具有核医学、核药学专业知识及放射性药品生产和质量管理经验。

6.2 从事质量检验的人员应经放射性药品检验技术培训，并取得岗位操作证书。

6.3 从事生产操作的人员应经专业技术及辐射防护知识培训，并取得岗位操作证书。

6.4 生产企业应设辐射防护管理机构，其主要职责为：

6.4.1 组织辐射防护法规的实施，开展辐射防护知识的宣传、教育和法规培训；

6.4.2 负责对辐射防护工作的监督检查；

6.4.3 及时向有关部门报告放射性事故，并协助调查处理。

6.5 厂房应符合国家关于辐射防护的有关规定，并获得放射性同位素工作许可证。

6.6 放射性药品生产环境的空气洁净度级别要求同无菌药品、非无菌药品和原料药中的规定；放射免疫分析药盒各组分的制备应在300000级条件下进行。

6.7 操作放射核素工作场所的地面、工作台应使用便于去污的材料；操作放射性碘及其他挥发性放射性核素应在通风橱内进行，通风橱的技术指标应符合国家有关规定。

6.8 含不同核素的放射性药品生产区必须严格分开。放射性工作区应与非放射性工作区有效隔离。应在污染源周围划出防护监测区并定期监测。

6.9 生产区出入口应设置去污洗涤、更衣设施，出口处应设置放射性剂量检测设备。

6.10 储存放射性物质的场所应安全、可靠、便利，有明显的放射性标志，具有防火、防盗、防泄漏等安全防护设施，并符合辐射防护的要求。

6.11 重复使用的放射性物质包装容器应有专用的去污处理场所。

6.12　必须具备与放射性药品生产和质量控制相适应的其他设施。

6.13　放射性核素、标准放射源应专库或专柜存放，专人保管，专册登记。

6.14　标签应按放射性药品的特殊规定印制。

6.15　放射性药品的外包装材料应符合国家有关辐射防护的规定。

6.16　从事放射性药品生产人员的体表、衣物及工作场所的设备、墙壁、地面的表面污染程序，应符合国家有关规定。

6.17　从事放射性药品生产人员，应根据不同工种需要，配备工作服、工作帽、手套和口罩。甲、乙级工作场所还应配备工作鞋、袜、附加工作服等防护用品。生产人员在可能受到放射性气体、蒸汽污染的工作场所工作时，应供给高效能的口罩；在严重污染的条件下，应根据需要供给呼吸面罩、隔绝式呼吸器、气衣等装备。

6.18　从事放射性药品生产人员的工作服清洗前应进行放射性污染检测，已被污染的工作服应作特殊处理或按放射性废物处理。

6.19　被放射性污染的场所应在防护人员监督下进行专业清理，检测合格后方可继续使用。

6.20　放射性工作区应设置盛放放射性废物的容器，放射性废物应按国家有关规定处理。

6.21　放射性废液、废气排放前应采取相应净化处理措施，排放标准应符合国家有关规定。

6.22　应按总则规定进行验证工作，并增加辐射防护效果、通风橱技术指标、废气、废液排放等验证工作。

6.23　必须建立批记录，内容包括：批生产记录、批包装记录、批检验记录等。

6.24　必须建立放射性核素的储存、领取、使用、归还制度，并有记录。

6.25　必须建立严格的辐射防护监督检查制度，并有记录。

6.26　必须建立放射性废液、废气、固体废物处理制度，并有记录。

6.27　放射性药品分内、外包装。外包装应贴有标签和放射性药品标志，并附使用说明书；内包装必须贴有标签。

6.28　运输放射性药品或核素的空容器，必须按国家有关规定进行包装、剂量检测并有记录。

6.29　放射性药品的包装和运输应具有与放射剂量相适应的防护装置。

6.30　放射性药品出厂前必须进行辐射防护安全检查。

6.31　即时标记放射性药品应配备专用运输工具。

6.32　发现射线对患者超剂量的危害，应及时向当地药品监督管理部门报告。

　7　中药制剂

7.1 主管药品生产和质量管理的负责人必须具有中药专业知识。

7.2 中药材、中药饮片验收人员应经相关知识的培训，具备识别药材真伪、优劣的技能。

7.3 非创伤面外用药制剂及其他特殊中药制剂的生产厂房门窗应能密闭，必要时有良好的除湿、排风、除尘、降温等设施，人员、物料进出及生产操作应参照洁净（室）区管理。

用于直接入药的净药材和干膏的配料、粉碎、混合、过筛等的厂房应能密闭，有良好的通风、除尘等设施，人员、物料进出及生产操作应参照洁净（室）区管理。

其他中药制剂生产环境的空气洁净度级别要求同无菌药品、非无菌药品中相关要求。

7.4 中药材的库房应分别设置原料库与净料库，毒性药材、贵细药材应分别设置专库或专柜。

7.5 非洁净厂房地面、墙壁、天棚等内表面应平整，易于清洁，不易脱落，无霉迹，应对加工生产不造成污染。

7.6 净选药材的厂房内应设拣选工作台，工作台表面应平整、不易产生脱落物。

7.7 中药材炮制中的蒸、炒、炙、煅等厂房应与其生产规模相适应，并有良好的通风、除尘、除烟、降温等设施。

7.8 中药材、中药饮片的提取、浓缩等厂房应与其生产规模相适应，并有良好的排风及防止污染和交叉污染等设施。

7.9 中药材筛选、切制、粉碎等生产操作的厂房应安装捕吸尘等设施。

7.10 与药品直接接触的工具、容器应表面整洁，易清洗消毒，不易产生脱落物。

7.11 进口中药材、中药饮片应有口岸药检所的药品检验报告。

7.12 购入的中药材、中药饮片应有详细记录，每件包装上应附有明显标记，标明品名、规格、数量、产地、来源、采收（加工）日期。毒性药材、易燃易爆等药材外包装上应有明显的规定标志。

7.13 中药材使用前须按规定进行拣选、整理、剪切、炮制、洗涤等加工。需要浸润的要做到药透水尽。

7.14 中药材、中药饮片的储存应便于养护。

7.15 批的划分原则：

7.15.1 固体制剂在成型或分装前使用同一台混合设备一次混合量所生产的均质产品为一批。如采用分次混合，经验证，在规定限度内所生产一定数量的均质产品为一批。

7.15.2 液体制剂、膏滋、浸膏、流浸膏等以灌装（封）前经同一台混合设备最后一次混合的药液所生产的均质产品为一批。

7.16 生产中所需贵细、毒性药材、中药饮片，须按规定监控投料，并有记录。

7.17 中药制剂生产过程中应采取以下防止交叉污染和混淆的措施：

7.17.1 中药材不能直接接触地面。

7.17.2 含有毒性药材的药品生产操作，应有防止交叉污染的特殊措施。

7.17.3 拣选后药材的洗涤应使用流动水，用过的水不得用于洗涤其他药材。不同的药材不宜在一起洗涤。

7.17.4 洗涤及切制后的药材和炮制品不得露天干燥。

7.18 中药材、中间产品、成品的灭菌方法应以不改变质量为原则。

7.19 中药材、中药饮片清洗、浸润、提取工艺用水的质量标准应不低于饮用水标准。

二、企业洁净区厂房

常规要求，洁净区应处于最多风向的上风侧，污染源处于最多风向的下风侧。试验动物房布置于生产区、行政区、生活区的下风方向区。车间底层应高于室外地坪0.5~1.5米，生产车间的层高为3~3.5米。技术夹层净高不得低于0.8米，一般为1.2~2.2米。门口设有挡鼠板。厂房内有回形参观走廊，内部是封闭的生产区。洁净室一般不高于2.5米。

目的：建立一个规范的洁净厂房环境净化指标监测管理规程。

范围：本规程适用于洁净厂房净化指标监测的管理。

职责：QA员对本规程实施负责。

1 洁净厂房环境验证。

1.1 竣工验收

1.1.1 厂房施工结束后，施工单位应对洁净厂房的空调系统进行测试，并出具合格报告，测试项目：悬浮粒子数、沉降菌、风速和风量、压差及温湿度。

1.1.2 测试中的取样点、取样次数、采样量、合格标准应符合《药品生产管理规范》（2010年修订）及附录的规定。

1.2 自检

1.2.1 QA监控人员在取得施工单位测试报告后，应与工程设备部合作对洁净环境进行自检测试。

1.2.2 测试项目：悬浮粒子、沉降菌、风速和风量、压差、照度及温湿度，各项目的采样点、采样次数、采样量、合格标准同1.1.2的规定，方法依据为GB/T 16292~16294—2010。

1.2.3 如果在测试中发现问题，应及时处理，分析原因，采取检漏、清洁消毒等措施，然后再次进行检测。

1.3 洁净环境的复验证

1.3.1 QA监控人员与工程设备部合作，每年应对洁净厂房环境的各项指标进行系统全面的测试，项目及标准同1.2.2的规定。

1.3.2 下列情况下，应对洁净厂房环境进行复验证。

1.3.2.1 车间大修结束后。

1.3.2.2 空调系统整体或局部更新改造之后。

1.3.2.3 厂房布局发生变化之后。

1.4 日常监测

1.4.1 在生产中应对环境进行监测。主要监测项目为风速及风量、温湿度、压差、悬浮粒子、沉降菌等。

1.4.2 悬浮粒子数、沉降菌的监测由QA、QC人员检查［D级（参照"无菌药品"附录）洁净区和化验室微生物限度检查室悬浮粒子每季监测一次；沉降菌数每月监测一次，化验室微生物限度检查室超净工作台每天监测沉降菌］。

1.4.3 风速及风量监测由工程设备人员及相关QA监控员进行监测，每次更换空气过滤器、厂房改造后监测一次，正常情况每一年一次。

1.4.4 洁净厂房停用1个月后，使用前应在洁净区清洁消毒后，对洁净区悬浮粒子、沉降菌进行监测。

1.4.5 洁净区生产操作人员应每天记录温湿度及压差，并纳入批生产记录。

1.4.6 QA监控人员应对主要岗位压差及温湿度情况进行抽查并记录。

1.4.7 各项目监测均应有记录，如监测项目不合格，应及时向质保部部长汇报，采取纠偏措施。

1.4.8 上述1.4.2、1.4.3、项可依生产安排情况适当调整采样点及采样次数。

2 净化指标监测由QA监控员组织实施，检查人员应按进入洁净区要求进行人员洗手消毒，穿着洁净服。

3 确认洁净区送风量和压差达到要求后，其温度和相对湿度与其生产工艺要求相适应，方可进行悬浮粒子及微生物的监测。

4 采样管必须干净，严禁渗漏，严格按仪器说明书正确使用悬浮粒子计数器，并定期对仪器做检定。

5 可根据需要采取静态测试或动态测试。静态测试室内测试人员不得多于2人，测试报告中应标明所采用的测试状态。

6 测试人员应穿戴好与其洁净要求相适应的工作服，采样时应在采样口的下风侧。

7 测试应在净化空调系统正常运行30分钟后开始。

8 洁净区悬浮粒子和沉降菌监测，由QA监控员进行具体安排。

9 监测报告，一式两份，一份送车间，一份由QA监控员保存归档（表4-

2）。

表 4 – 2   洁净区监测表

内容		洁净级别	D 级区	B 级区	A 级区
风量和风速		监测方法	风速计		
		标准	风口实测风量与设计风量之差在设计风量的 ±15% 之内	风口实测风量与设计风量之差在设计风量的 ±15% 之内	实测平均风速应大于设计风速，但不应超过 20%
		监测位置	室内进风口		
		监测频次	1 次/半年		
悬浮粒子		监测方法	计数浓度法（悬浮粒子计数器）		
		标准	个/m³	个/m³	个/m³
		（≥5μm） （≥0.5μm）	≤2 万（6 万） ≤35 万（105 万）	≤0.2 万 ≤35 万	0 ≤3500
		监测位置	关键操作点	通道、更衣室及关键操作点	
		监测频次	1 次/季	1 次/月	1 次/周
沉降菌	标准	监测方法	平板计数法		
		静态 动态	平均≤10（15）个/皿 平均≤10 个/皿	平均≤3 个/皿 平均≤5 个/皿	≤1 个/皿 平均≤1 个/皿
		监测位置	关键操作点		
		监测频次	1 次/半月	1 次/周	1 次/周
浮游菌	标准	监测方法	计数浓度法		
		静态 动态	≤500 个/m³	≤100 个/m³	≤5 个/m³
		监测位置	关键操作点		
		监测频次	1 次/季	1 次/月	1 次/月
温湿度		监测方法	温度计、湿度计		
		标准	温度 18 ~ 26℃ 相对湿度 45% ~ 65%	温度 20 ~ 24℃ 相对湿度 45% ~ 60%	
		监测位置	室内		
		监测频次	1 次/班		

续表

内容 \ 洁净级别		D 级区	B 级区	A 级区
压差	监测方法	微压差计		
	标准	>5Pa 不同洁净等级的洁净室及洁净室与非洁净室之间空气静压差大于 5Pa		
		>10Pa 洁净室与室外大气的静压差应大于 10Pa		
	监测位置	室内及主要岗位	室内及室外	
	监测频率	1 次/班		

10 洁净区人员数量管理

目的：建立一个规范的进入洁净区人员数量限额管理规程。

范围：本规程适用于进入洁净区的人员管理。

职责：车间主任及进入洁净区的人员对本规程实施负责。

洁净区操作间必须保障洁净度，防止人数过多进入。外来人员进入洁净区人数必须经主管副总批准，未经批准不得进入。如特殊需要（检查、维修等）超过限制人数，则必须将洁净区人员抽掉出来，然后才能进入。车间卫生员要及调整车间洁净区人员数量显示牌，保证洁净区人员数量及显示牌的数字相符。具体限额人数见表 4 - 3。

表 4 - 3　　　　　　　　固体制剂 1 车间人数定员

房间名称	净化级别	面积/m²	人数
暂存	D 级	10	2 人
配料	D 级	10	2 人
称量	D 级	7	2 人
粉碎过筛	D 级	18	1 人
调浆	D 级	10	1 人
混合制粒、干燥	D 级	40	3 人
整粒总混	D 级	20	2 人
半成品中转	D 级	16	2 人
颗粒分装	D 级	14	2 人
胶囊填充	D 级	18	2 人
铝包	D 级	16	3 人
压片	D 级	12	2 人

续表

房间名称	净化级别	面积/m²	人数
包衣	D 级	16	2 人
烘干	D 级	16	2 人
晾片	D 级	14	2 人
调浆（包衣）	D 级	13	1 人
铝塑	D 级	23	3 人
瓶装	D 级	14	4 人

三、生产区及辅助区管理规程

目的：建立生产区及辅助区管理规程，降低污染和交叉污染的风险。

范围：适用于生产区及辅助区的管理。

责任：生产车间、生产部、工程部、质保部。

1　为降低污染和交叉污染的风险，厂房、生产设施和设备根据所生产药品的特性、工艺流程及相应洁净度级别要求合理设计、布局和使用，并符合下列要求：

1.1　综合考虑药品的特性、工艺和预定用途等因素，确定厂房、生产设施和设备多产品共用的可行性，并有相应评估报告。

1.2　药品生产厂房不得用于生产对药品质量有不利影响的非药用产品。

2　生产区和储存区应有足够的空间，确保有序地存放设备、物料、中间产品、待包装产品和成品，避免不同产品或物料的混淆、交叉污染，避免生产或质量控制操作发生遗漏或差错。

3　根据药品品种、生产操作要求及外部环境状况等配置空调净化系统，使生产区有效通风，并有温度、湿度控制和空气净化过滤，保证药品的生产环境符合要求。

4　洁净区与非洁净区之间、不同级别洁净区之间的压差应当不低于10Pa。必要时，相同洁净度级别的不同功能区域（操作间）之间也应当保持适当的压差梯度。

5　洁净区的内表面（墙壁、地面、天棚）平整光滑、无裂缝、接口严密、无颗粒物脱落，避免积尘，便于有效清洁，必要时应当进行消毒。

6　各种管道、照明设施、风口和其他公用设施的设计和安装避免出现不易清洁的部位，应当尽可能在生产区外部对其进行维护。

7　排水设施大小适宜，并安装防止倒灌的装置。应当尽可能避免明沟排水；不可避免时，明沟宜浅，以方便清洁和消毒。

8　制剂的原辅料称量在专门设计的称量室内进行。

9　产尘操作间（如干燥物料或产品的取样、称量、混合、包装等操作间）应当保持相对负压或采取专门的措施，防止粉尘扩散、避免交叉污染并便于清洁。

10　用于药品包装的厂房或区域应当合理设计和布局，以避免混淆或交叉污染。如同一区域内有数条包装线，有隔离措施。

11　生产区应当有适度的照明，目视操作区域的照明应当满足操作要求。

12　生产区内可设中间控制区域，但中间控制操作不得给药品带来质量风险。

13　休息室的设置不应当对生产区、仓储区和质量控制区造成不良影响。

14　更衣室和盥洗室应当方便人员进出，并与使用人数相适应。盥洗室不得与生产区和仓储区直接相通。

15　维修间应当尽可能远离生产区。存放在洁净区内的维修用备件和工具，应当放置在专门的房间或工具柜中。

16　生产区生产现场物品要做到定置摆放，有序管理。

16.1　定置原则：因地制宜，力求现场人、物、场结合不断优化，便于管理保证安全。生产现场定置必须符合 GMP 要求，符合工艺要求，按工艺规程、岗位操作规程。

16.2　定置管理对象

16.2.1　生产用品：原辅料、中间体、成品、包材及其生产用品。

16.2.2　操作用品：计量器具、工具箱、运输工具。

16.2.3　卫生用品：扫帚、拖把、废弃物储存器、抹布。

16.2.4　其他消防设施、办公用品。

16.3　定置要求

16.3.1　各类物品、用具分类定置，定置区标志清楚，摆放整齐有序。

16.3.2　定置区严禁摆放非本区的定置物品。

16.3.3　保持环境卫生和定置物品卫生，符合本洁净区的要求。

16.3.4　工具及用具使用后及时归位，定期清点、清洁。

四、防昆虫和鼠害设施管理规程

目的：建立一个规范的生产车间和库区防昆虫和鼠害设施管理规程。

范围：本规程适用于企业生产车间、库区防昆虫和鼠害设施的管理。

职责：工程部、生产部、物料部、质保部对本规程实施负责。

根据 GMP 规范要求，企业固体制剂车间、提取车间，库区人流和主要物流进出口处，设备防昆虫和鼠害设施。

1　生产车间人流和物流入口处设电子驱虫器，门口安装挡鼠板。

2　库区物料入口处设电子驱虫器，门口安装挡鼠板，必要时安放鼠笼捕鼠。

3　防昆虫和鼠害设施的使用管理由生产部和物料部指定专人负责设施的使用和维护管理，非使用管理负责人，不允许起动设施运行。

4　防昆虫和鼠害设施的运行监督管理，由企业质保部指定 QA 员进行监督。

5　防昆虫和鼠害设施的日常清洁工作，由使用管理人负责，每周对设施外部做一次清洁，每月对内部做一次清洁；设备工程部维修人员每月进行一次检查维修。

6　本规程由工程部、生产车间、质保部 QA 员负责实施。

7　设施检修应做记录。

任务三　仓储区厂房

仓储是企业的质量管理的一个重要环节，它涉及原辅料的购进的物质存储，还对医药成品的存储和养护。科学的保管保养是现代物质在流动过程一个系统工程。随着智能设备的发展和普及，一个更快、更准确、更合理的存储，代表一个企业的现代化的管理水平。

一、GMP 对仓储区厂房的要求

2016 年 6 月 30 日《药品经营质量管理规范》的要求：

第八十三条　企业应当根据药品的质量特性对药品进行合理储存，并符合以下要求。

（一）按包装标示的温度要求储存药品，包装上没有标示具体温度的，按照《中华人民共和国药典》规定的储藏要求进行储存；

（二）储存药品相对湿度为 35%～75%；

（三）在人工作业的库房储存药品，按质量状态实行色标管理，合格药品为绿色，不合格药品为红色，待确定药品为黄色；

（四）储存药品应当按照要求采取避光、遮光、通风、防潮、防虫、防鼠等措施；

（五）搬运和堆码药品应当严格按照外包装标示要求规范操作，堆码高度符合包装图示要求，避免损坏药品包装；

（六）药品按批号堆码，不同批号的药品不得混垛，垛间距不小于 5 厘米，与库房内墙、顶、温度调控设备及管道等设施间距不小于 30 厘米，与地面间距不小于 10 厘米；

（七）药品与非药品、外用药与其他药品分开存放，中药材和中药饮片分库存放；

（八）特殊管理的药品应当按照国家有关规定储存；

（九）拆除外包装的零货药品应当集中存放；

（十）储存药品的货架、托盘等设施设备应当保持清洁，无破损和杂物堆放；

（十一）未经批准的人员不得进入储存作业区，储存作业区内的人员不得有影响药品质量和安全的行为；

（十二）药品储存作业区内不得存放与储存管理无关的物品。

第八十四条　养护人员应当根据库房条件、外部环境、药品质量特性等对药品进行养护，主要内容是：

（一）指导和督促储存人员对药品进行合理储存与作业。

（二）检查并改善储存条件、防护措施、卫生环境。

（三）对库房温湿度进行有效监测、调控。

（四）按照养护计划对库存药品的外观、包装等质量状况进行检查，并建立养护记录；对储存条件有特殊要求的或者有效期较短的品种应当进行重点养护。

（五）发现有问题的药品应当及时在计算机系统中锁定和记录，并通知质量管理部门处理。

（六）对中药材和中药饮片应当按其特性采取有效方法进行养护并记录，所采取的养护方法不得对药品造成污染。

（七）定期汇总、分析养护信息。

第八十五条　企业应当采用计算机系统对库存药品的有效期进行自动跟踪和控制，采取近效期预警及超过有效期自动锁定等措施，防止过期药品销售。

第八十六条　药品因破损而导致液体、气体、粉末泄漏时，应当迅速采取安全处理措施，防止对储存环境和其他药品造成污染。

第八十七条　对质量可疑的药品应当立即采取停售措施，并在计算机系统中锁定，同时报告质量管理部门确认。对存在质量问题的药品应当采取以下措施：

（一）存放于标志明显的专用场所，并有效隔离，不得销售；

（二）怀疑为假药的，及时报告食品药品监督管理部门；

（三）属于特殊管理的药品，按照国家有关规定处理；

（四）不合格药品的处理过程应当有完整的手续和记录；

（五）对不合格药品应当查明并分析原因，及时采取预防措施。

第八十八条　企业应当对库存药品定期盘点，做到帐、货相符。

二、企业对仓储的规范

目的：建立一个规范的仓库管理操作规程。

范围：本公司所有的库房。

责任：仓库保管员、库工对本规程的实施负责。

1　仓库设施

1.1　在仓库门内侧放置挡鼠板，配置捕鼠器并勤换鼠饵，库房内安装杀虫灯，夏季出入库时开启杀虫灯，并安装纱窗以防昆虫及鸟类进入。

1.2　仓库配备必要的通风设施，保证通风良好，注意防潮、防霉。

1.3　根据物料和产品的性质和储藏条件，配置空调、除湿机，保持库内湿度、湿度符合储存条件。

1.4　仓库内配置清洁柜，存放拖布、笤帚等清洁用具。

2　仓库管理要求

2.1　仓库禁止吸烟和饮食，禁止存放食品、饮料、香烟和个人用药品、非生产物品。

2.2　仓库禁止无关人员进入，外来人员须经公司批准后进入，并由保管员引导。

2.3　液体辅料、固体辅料外包装应无破损、挤压、渗漏、倾斜现象。

2.4　易挥发的物料，包装上要严格执行国家有关规定。应注意检查其外包装有无破损，密封应完整。

2.5　物料与产品存储码放应整齐，有利于先进先出的原则，货架分区应符合要求。

2.6　检查包装有无破损，外观性状有无变化，有无进水发霉现象。

2.7　状态标识应明显，有无挂错、漏挂情况，杜绝混淆。

3　危险品的管理

3.1　凡易燃、易爆及危险品一律不得外借。

3.2　危险品库门应为防火门并且双人双锁，库外应有明显的防火、防爆标记，如："严禁烟火"及"无关人员严禁入内"。

3.3　保管员每天上下班对危险品库进行检查，部门有关人员对危险品库进行检查，并填危险品库检查登记表，及时消除事故隐患，确保安全。

3.4　按照国家有关的消防管理规范，设施配备消防器材和设施，做到安全有效。消防器材设备严禁圈占、埋、压、挪用。

3.5　严禁火种入库和库内动用明火，电气设备、开关、灯具、线路必符合防爆要求。

3.6　危险品出入库，需由保管员监督指导其码放和搬运。

3.7　搬运危险品时应轻拿轻放，轻卸，不得滚动、撞击、摩擦、重压和倾斜。严禁用产生火花的工具敲打和起封。

3.8　严禁穿带有铁钉的鞋和化纤衣服，以及携带手机、打火机等物品入库。非工作人不得入库。

4　标签库的管理

4.1　与药品直接接触的包装材料和印刷包装材料专库内按品种、规格、批号，由专人在专库中分区存放。

4.2　保管员经常核对标签数量，应达到帐、物、卡相符，如不符及时查证原因并上报部门。

4.3 未经批准人员严禁进入标签库。

5 中药饮片、中药材库的管理

5.1 中药饮片根据品种按储存标准按类分区存放，码放整齐，状态标识明显。

5.2 库房应保持阴凉及干燥，避免日光的直接照射，室温应控制在25℃以下，相对湿度保持在75%以下为宜。

5.3 贵细（毒麻）药材的管理

5.3.1 贵细（毒麻）药材应按照《物料验收管理规程》、《物料储存管理规程》进行初验、入库、储存。

5.3.2 贵细（毒麻）药材应实行专库保管，有明显标记，双人双锁管理。

6 仓库定置管理

6.1 对物料、产品储存实行定置摆放，分区管理，并设有货位平面图。平面图应包括库房的使用面积、储存类别、货位摆放等。

6.2 物料、产品按储存条件按类分区，分批定置摆放，库存物料或产品有明显的状态标识，待验、合格分别用黄色、绿色标识，待验用黄绳围栏，合格用绿绳围栏。

7 仓库标识使用管理

7.1 仓库状态标识分类

7.1.1 待验状态标识。

7.1.2 合格品标识。

7.1.3 不合格品标识。

7.1.4 退回品种状态标识。

7.1.5 区域状态标识。

7.2 状态标识使用要求

7.2.1 根据不同的检验状态必须按规定随时在物料或产品上挂规定的状态标识。

7.2.2 状态标识由仓库保管员负责加挂和保管。

7.3 各种状态标识的使用

7.3.1 物料或产品处于待验状态，应放黄色待验状态标识标明黑色"待验"字样（图4-1）。

待验

图4-1 物料（产品）待验牌

7.3.2 物料或产品依据检验结果，合格后摘下待验牌，换上绿色的物料或产品合格标识，标明黑色"合格"字样（图4-2）。

合格

图 4-2 物料（产品）合格牌

7.3.3 物料或产品依据检验结果，不合格的移入不合格品库换上红色不合格状态标识，标明黑色"不合格"字样（图 4-3）。

不合格

图 4-3 物料（产品）不合格牌

7.3.4 退回企业的产品移入产品库后挂白色退回待验标识，标明黑色"退回待验"字样（图 4-4）。

退回待验

图 4-4 退回待验牌

8 仓库计量器具管理

8.1 仓库日常工作所用的计量器，有电子秤、磅秤等。

8.2 保管员负责所用的计量器具的使用、保管、清洁、维护、保养。

8.3 计量器具的使用

8.3.1 计量器具在使用前应检查应有检验合格证，无检验合格证的器具不得使用。

8.3.2 根据实际需要选用计量器具，计量器具应在称量范围内使用。

8.3.3 计量器具使用前保管员要检查应归零，用后应将其归零。

8.3.4 在称量时，同一时间只能处理用于同一产品、同一批号的物料。

8.3.5 计量器具的养护

8.3.5.1 仓库所用的计量器具由当地计量技术监督局每年校验两次，并贴校验合格证。

8.3.5.2 计量器具使用后，应做好清洁工作。

9 仓库卫生管理

9.1 保管员每天上班后对仓库的环境卫生进行清理。

9.2 对货区、货架、货物有积尘的要及时清理，保持地面干净无浮土、无积水。

9.3 库区环境每周清洁一次，包括灭火器材、暖气片、窗台、挡鼠板、清洁柜、门、灭蝇灯等设施。

9.4 清扫时先清扫杂物再用托布擦拭地面，应尽可能避免产生尘土，造成污染。

9.5 在物料或产品发放完毕或转移货位后，应对货位、墙壁、地面清扫或擦拭。

9.6 物料入库前在收货区对外包装有灰尘、油污、泥土等进行清洁。

9.7 清洁用工具在每次使用后进行清洁，定置存放在清洁工具存放区。

10 仓库安全管理

10.1 防火措施

10.1.1 保管员负责仓库的安全防火工作，建立健全防火安全责任制，做到消防安全组织健全，人员落实责任明确。

10.1.2 划分防火安全责任区，并设有醒目的防火安全设施、标识。

10.1.3 新员工上岗前，进行安全知识培训，定期开展消防演练，能正确使用各种消防器材、设施。

10.1.4 按照国家有关的消防技术规范，设置配备消防器材和设施，做到安全、有效。消防器材、设备严禁圈占，挪用。

10.1.5 库房内不得动用明火，库房内动火、接临时电源等操作必须严格履行审批手续。

10.1.6 库房内不得使用电炉、电烙铁、电熨斗、供电器等电器。

10.1.7 库区、库房消防通道须随时保持通畅。

10.1.8 库房内敷设的配电线路需穿金属套，管线用难燃硬塑料保护并设暗线。

10.1.9 库房内安装电开关箱，离岗时须拉闸断电。

10.1.10 禁止使用违反规定的不合格的保险装置。

10.1.11 对仓库进行详细检查，查看门、窗是否关严、锁好。

10.2 防水措施

10.2.1 冬季时，仓库供暖时要特别防范暖气漏水，如发现有漏水时，要及时找水暖班维修人员抢修。

10.2.2 在夏天雨季时，仓库保管员要经常检查仓库内是否有漏雨的地方，漏雨处的物料应及时移走，并上报部门。

11 仓库养护操作

11.1 本公司设成品库、成品阴凉库、中药材库、中药材阴凉库、辅料库、危险品库、不合格品库，贵细、毒性药专库、模具专柜。

11.2 仓库按储存条件要求分为：

11.2.1 常温库：温度随外界改变而改变，一般温度 0～30℃，相对湿度 45%～75%。

11.2.2　阴凉库：温度≤20℃，相对湿度45%～75%。

11.2.3　中药材库：温度≤25℃，相对湿度45%～75%。

11.3　养护内容

11.3.1　在库房空气流通的位置设置温湿度计，每日9：00～10：00、14：00～15：00各查一次，并填写仓库温湿度记录。当温、湿度超过规定范围时，应立即采取降温、保温、增湿等措施，使其恢复到规定的范围内。

11.3.2　阴凉库配置空调设施，阴凉库温度超过控制范围，应立即开启制冷设备。并填写设备运行记录。

11.3.3　温度超过控制范围，应立即开启轴流风机，并填写设备运行记录。

11.3.4　湿度低于控制范围，及时采取拖地或淋水等办法增湿处理。

11.3.5　每周对库存产品进行循环质量检查，发出异常情况及时上报处理，并填写仓库养护记录。

12　仓库搬运管理

12.1　库工应严格遵守仓库的各项管理制度，确保搬运过程的安全。

12.2　库工应听从保管员的指挥，将所搬运的物资放在指定的位置上，并按规定码放。

12.3　库工在搬运过程中应文明操作，做到轻拿轻放，严禁野蛮操作。

12.4　在搬运有毒物料、易燃易爆物料时，应正确穿戴劳保用品。在搬运过程中要格外小心，避免发生意外。

12.5　库工在搬运过程中由于不听保管员指挥，或因野蛮操作和违章操作而造成经济损失的，应按其造成的实际经济损失照价赔偿。

12.6　搬运结束后，库工应协助保管员做好卫生清洁工作及安全防范工作。

12.7　协助保管员定置定位标志牌挂、换工作。

13　进入仓库的人员管理

13.1　仓库是工厂产品制造所需要的原辅料、包装材料和成品储存的场所，与仓库日常工作、仓库的管理和领发料操作无关的人员不得入内。

13.2　对仓库进行参观的人员，必须经过主管副总经理的同意，并需要由工厂相关人员陪同，方可进入仓库，仓库管理人员可给予必要的介绍和引导。

13.3　物资的搬运和码放工作必须由仓库的库工承担，不得委派不懂仓库管理的人员进行。

13.4　厂里的维修人员可进入相应的维修区域进行维修操作，维修工作过程中仓库保管员应在现场给予必要的配合，并确保维修操作不影响仓库所存放物料的保管状态，维修操作结束，操作需要的物品和工具应由维修人员带走或清理。

13.5　生产车间的物料管理员持领料单到仓库领料，必须在仓库的领料区等候，仓库保管员将车间所需的物料准备好后，由库工将物料推到车间外储间，双方进行核对和清点后交接，领料人员不得进入物料储存区。

13.6 在仓库实施质量监督的质保部 QA 员和 QC 员可进入仓库的任何区域进行指导和检查。

13.7 无关人员不准进入仓库。

三、库房监控管理规程

目的：建立一个规范的库房监控管理规程。

范围：本规程适用于库房监控的管理。

职责：QA 员负责本规程的实施。

1 QA 员对库房进行监控，是为了确保物料在储存时不会发生混淆、污染、变质。是保证产品质量的重要一环，实行抽检时，可事前通知或不通知。

2 一般监控可在 QA 员每次取样时监控，不取样时每周不得少于一次。

3 一般监控的内容

3.1 库房是否清洁卫生。

3.2 库房的温湿度是否合格，库房人员是否按规定检查并填写记录。

3.3 检查库房内通风、消防、安全设备及防鼠防蝇设施等是否完好，运行是否正常。

3.4 库房的计量器具是否有检验合格证，并在有效期内。

3.5 物料是否是由指定供应商提供，是否分类，分区摆放，码放是否合格，是否按规定挂色标及货位卡，货位卡是否准确无误。

3.6 不合格品、待验物料是否有效隔离。

3.7 库房是否执行库房的各项管理规程和操作规程。

4 盘库监控：当库房例行盘库时，应通知 QA 员，进行监控。

4.1 检查原辅料、包装材料、成品是否批批请验。

4.2 非待验区物料及成品是否有检验报告书，是否按检验报告书正确分区码放。

4.3 是否按规定填写出入库帐，是否做到帐、卡、物相符。

4.4 物料是否按其他储存条件储存，是否过有效期。

4.5 标签、使用说明书是否按规定专库管理记数发放。

4.6 不合格品是否及时做退货或销毁处理，销毁时是否有记录。

4.7 退货产品是否及时通报。

习题

1. 生产厂房的技术夹层要求是什么？

2. 常温库的一般温度是多少？

3. 阴凉库相对湿度是多少?
4. 制剂车间一般位于厂区的什么位置?
5. 红、黄、绿的色标的含义?

项目五　设备管理

学习目的

药品的生产质量与设备息息相关，设备又是 GMP 管理的硬件要求，工人通过操作设备，按指令生产出合格的药品。熟悉设备的习性和操作是每一个员工的基本技能。通过本项目的学习，掌握药品生产过程中设备的使用与保养及维护。

任务一　GMP 对设备的要求

设备是药品企业生产过程中实现原料药做成药品成品的载体，是 GMP 硬件的要求之一。药品的生产好坏与设备关系非常大，所以，设备要从选型、采购、安装、验证、使用维护、清洁和保养的全过程实现 GMP 的要求。

2010 年版 GMP 对设备的要求：

第七十一条　设备的设计、选型、安装、改造和维护必须符合预定用途，应当尽可能降低产生污染、交叉污染、混淆和差错的风险，便于操作、清洁、维护，以及必要时进行的消毒或灭菌。

第七十二条　应当建立设备使用、清洁、维护和维修的操作规程，并保存相应的操作记录。

第七十三条　应当建立并保存设备采购、安装、确认的文件和记录。

第七十四条　生产设备不得对药品质量产生任何不利影响。与药品直接接触的生产设备表面应当平整、光洁、易清洗或消毒、耐腐蚀，不得与药品发生化学反应、吸附药品或向药品中释放物质。

第七十五条　应当配备有适当量程和精度的衡器、量具、仪器和仪表。

第七十六条　应当选择适当的清洗、清洁设备，并防止这类设备成为污染源。

第七十七条　设备所用的润滑剂、冷却剂等不得对药品或容器造成污染，应当尽可能使用食用级或级别相当的润滑剂。

第七十八条　生产用模具的采购、验收、保管、维护、发放及报废应当制订相应操作规程，设专人专柜保管，并有相应记录。

第七十九条　设备的维护和维修不得影响产品质量。

第八十条　应当制订设备的预防性维护计划和操作规程，设备的维护和维修应当有相应的记录。

第八十一条　经改造或重大维修的设备应当进行再确认，符合要求后方可用于生产。

第八十二条　主要生产和检验设备都应当有明确的操作规程。

第八十三条　生产设备应当在确认的参数范围内使用。

第八十四条　应当按照详细规定的操作规程清洁生产设备。

生产设备清洁的操作规程应当规定具体而完整的清洁方法、清洁用设备或工具、清洁剂的名称和配制方法、去除前一批次标识的方法、保护已清洁设备在使用前免受污染的方法、已清洁设备最长的保存时限、使用前检查设备清洁状况的方法，使操作者能以可重现的、有效的方式对各类设备进行清洁。

如需拆装设备，还应当规定设备拆装的顺序和方法；如需对设备消毒或灭菌，还应当规定消毒或灭菌的具体方法、消毒剂的名称和配制方法。必要时，还应当规定设备生产结束至清洁前所允许的最长间隔时限。

第八十五条　已清洁的生产设备应当在清洁、干燥的条件下存放。

第八十六条　用于药品生产或检验的设备和仪器，应当有使用日志，记录内容包括使用、清洁、维护和维修情况以及日期、时间、所生产及检验的药品名称、规格和批号等。

第八十七条　生产设备应当有明显的状态标识，标明设备编号和内容物（如名称、规格、批号）；没有内容物的应当标明清洁状态。

第八十八条　不合格的设备如有可能应当搬出生产和质量控制区，未搬出前，应当有醒目的状态标识。

第八十九条　主要固定管道应当标明内容物名称和流向。

第九十条　应当按照操作规程和校准计划定期对生产和检验用衡器、量具、仪表、记录和控制设备以及仪器进行校准和检查，并保存相关记录。校准的量程范围应当涵盖实际生产和检验的使用范围。

第九十一条　应当确保生产和检验使用的关键衡器、量具、仪表、记录和控制设备以及仪器经过校准，所得出的数据准确、可靠。

第九十二条　应当使用计量标准器具进行校准，且所用计量标准器具应当符合国家有关规定。校准记录应当标明所用计量标准器具的名称、编号、校准有效期和计量合格证明编号，确保记录的可追溯性。

第九十三条　衡器、量具、仪表、用于记录和控制的设备以及仪器应当有明显的标识，标明其校准有效期。

第九十四条　不得使用未经校准、超过校准有效期、失准的衡器、量具、仪表以及用于记录和控制的设备、仪器。

第九十五条　在生产、包装、仓储过程中使用自动或电子设备的，应当按照操作规程定期进行校准和检查，确保其操作功能正常。校准和检查应当有相应的记录。

第九十六条　制药用水应当适合其用途，并符合《中华人民共和国药典》

的质量标准及相关要求。制药用水至少应当采用饮用水。

第九十七条　水处理设备及其输送系统的设计、安装、运行和维护应当确保制药用水达到设定的质量标准。水处理设备的运行不得超出其设计能力。

第九十八条　纯化水、注射用水储罐和输送管道所用材料应当无毒、耐腐蚀；储罐的通气口应当安装不脱落纤维的疏水性除菌滤器；管道的设计和安装应当避免死角、盲管。

第九十九条　纯化水、注射用水的制备、储存和分配应当能够防止微生物的滋生。纯化水可采用循环，注射用水可采用 70℃ 以上保温循环。

第一百条　应当对制药用水及原水的水质进行定期监测，并有相应的记录。

第一百零一条　应当按照操作规程对纯化水、注射用水管道进行清洗消毒，并有相关记录。发现制药用水微生物污染达到警戒限度、纠偏限度时应当按照操作规程处理。

任务二　企业对设备的管理

设备是药品生产的主要要素，药品的原料药和辅料通过设备的生产过程，变成合格的药品成品。无论企业的大小，在生产中都离不开设备，因此，设备的良好状态决定产品的质量。

一、SOP 文件编制管理

目的：建立标准操作规程（SOP）的编制规范，使标准操作规程的编制标准化、规范化。

范围：所有通用操作（单元操作），所有仪器、设备的操作，以及各种非产品特有的工作，都要制订标准操作规程（SOP）作为行动的依据和准则。

职责：编制人、审核人、批准人对本规程实施负责。

1　标准操作规程（SOP）的定义：是一种批准的书面程序，对如何进行操作做出指示性说明。它并非针对某一产品或材料，而更为通用的性质（如设备操作、清洁与维护，厂房的清洁和环境控制，采样或检查等）。一些标准操作规程可以用做补充产品专属性生产的依据及批生产文件。

2　编制的基本原则

2.1　编制要合理、可行，各项操作步骤的前后衔接要紧凑，条理性好。最佳办法是将操作步骤列出提纲，然后进行整理、归纳。关键是要明确操作目的、条件（或范围）、操作地点、操作步骤、操作结果标准以及对操作结果的评价。

2.2　语言要精练、明确、通俗、易懂。应使用员工熟悉的、简短有力的词语来表达，尽量口语化。

2.3　可采用流程、图解来强调标准规程中的关键步骤和信息。

2.4　标准操作规程中必须包括每一项必要的步骤、信息与参数。

3　SOP 的主要项目及说明

3.1　操作名称。

3.2　编制依据。

3.3　适用范围及条件（时间、地点、对象、目的）。

3.4　操作步骤或程序（准备过程、操作过程、结束过程）。

3.5　操作标准。

3.6　操作结果的评价。

3.7　操作过程的控制、复核。

3.8　操作过程的安全事项及注意事项。

3.9　操作中使用的设备、器具（必要时注明编号）。

4　编制程序

4.1　制订：SOP 由相关部门负责人、现成够资格的管理人员或操作人员制订。

4.2　审核：SOP 由相关部门主管负责人审核。

4.3　批准：SOP 由相关部门主管副总经理批准生效。

4.4　备案：经批准的 SOP 报企业质保部备案登记。

二、仪器与设备标准操作 SOP 编制管理规程

目的：建立检验仪器与设备使用、保养、清洁标准操作规程编制办法，使编制文件规范化、标准化。

范围：适用于所有检验仪器与设备使用、保养、清洁标准操作规程编制管理。

责任：编制人、审核人、批准人对本规程实施负责。

1　编制基本原则

1.1　编制要合理、可行，各项操作步骤的前后衔接要紧凑，条理性好。最佳办法是将操作步骤列出提纲，然后进行整理、归纳。

1.2　语言要精练、明确、通俗、易懂。应使用员工熟悉的、简短有用的词语来表达，尽量口语化。

1.3　可采用流程、图解来强调标准操作程序中的关键步骤和信息。

1.4　标准操作程序中必须包括每一项操作必要的步骤、信息和参数，没有多余的项目和信息。

2　编制的基本内容

2.1　编制依据：设备使用说明书。

2.2　设备操作步骤

2.2.1　准备过程。

2.2.2 操作过程。

2.2.3 结束过程。

2.3 设备维护保养

2.3.1 设备保养方法与步骤。

2.3.2 设备保养注意事项。

2.4 设备清洁

2.4.1 设备清洁方法与步骤。

2.4.2 设备清洁周期。

三、设备管理规程

目的：建立一个规范的设备管理规程，使设备管理全过程规范化而达到设备寿命周期费用最经济，设备综合效能最高。

范围：本规程适用于设备管理的全过程。

职责：工程部对本规程实施负责。

1 设备管理的内容：认真贯彻执行国家和上级机关的有关设备管理的方针、政策、法规规定，严格设备管理，确保设备符合生产工艺的要求，达到国家规范标准。

1.1 设备的日常管理：从设备的选型购置、开箱验收、安装、调试、移装、调拨、封存、启用、报废、处理、事故的处理、检查评比、润滑、锅炉压力容器、备品配件、设备档案资料等方面的管理。

1.1.1 仪器、设备的设计、选型、安装应符合生产和检验要求，应易于清洁。生产设备应根据工艺流程来设置，做到按工艺流程顺序布置，便于操作和维修，并防止原材料、中间产品的交叉污染，与设备连接的主要固定管道应标明内流物名称和流向；空调风管应标明送风回，风管、压缩空气管和纯化水管均应有明确标识。

1.1.2 与药品直接接触的设备表面应光滑、平整、易清洗或消毒、耐腐蚀，不与药品发化学变化或吸附药品。洁净室（区）内的设备保温层表面应平整、光滑、不得有颗粒性物质脱落。

1.1.3 所有公用工程设施的运载能力应与生产规模相适应，净化通风、空调设备、制水设备、供电、供汽系统均应满足生产需求。

1.2 使用与维护保养：贯彻执行操作规程，加强操作培训，认真做好交接班、保养及运行记录，抓好日常维护保养，周、月末进行检查评比，使在用设备达到完好标准并逐步提高设备利用率。

1.2.1 纯化水的储罐及输送管道的材质应符合工艺要求，确保质量可靠、无毒、耐腐蚀，其管道不应有不循环的静止死角，并规定灭菌、清洗周期。储罐的通气口应安装不脱落纤维的疏水性除菌滤器。

1.2.2　对易产生噪声、震动、粉尘的设备，生产中应防止尘埃产生和扩散，应采取有效防护措施。

1.2.3　电气设备和易燃易爆的设备、管线应按规定安装，并有适当的防爆装置。

1.2.4　各种计量、检测和控制的仪器仪表的适用范围和精度应符合生产和质量检验的要求，有明显的状态标志，并经过校验。

1.3　设备的检查与检修，加强巡回检查，搞好一、二级保养，定期精度检查与调整，进行小修、项修及大修计划编制及实施。

1.4　设备的更新与改造，制订年度设备更新计划，结合大修进行设备改造，编制技术改造措施并贯彻执行。

1.5　能源管理：水、电、汽等能源的节约使用，奖惩及综合利用措施等的计划贯彻和实施。

2　设备管理程序

2.1　工程部负责人主管全厂的设备管理的各项工作。

2.2　在车间主任配合下，负责车间设备管理工作，保证设备的安全运转、不断提高设备完好率，保证生产正常进行。制订并执行设备的使用和维护管理规程。包括设备安全操作、润滑、巡回检查、设备维修保养管理规程。

2.2.1　负责办理车间的设备调拨、更新、报废、改制、技改完工手续，经常保持帐、卡、物三相符。

2.2.2　负责编制年度的备品配件计划，设备单机大修、更新计划，计划批准后，要组织落实图纸资料，并做出材料，备件等预算报工程部，完工后进行决算验收。

2.2.3　做好车间的设备管线保温、防腐、防雷等项工作，定期组织维修人员检查受压容器，安全阀及安全仪表等，发现问题及时解决，确保安全生产。定期组织对设备管理人员、维修人员、操作人员的业务培训、岗位培训，提高业务水平。

2.2.4　积累有关资料，建全设备档案，负责设备事故的档案，负责设备事故的调查、分析并提出处理意见，填报事故报表。

2.2.5　经常深入班组与班组操作工密切联系，了解设备的维护保养情况，运行情况和计划检修执行情况，发现故障或隐患及时组织排除，为消灭跑、冒、滴、漏、脏、乱、松、锈、缺做出不懈的努力。

2.2.6　组织有关部门完成大修，工艺改革，技改方案的制订，图纸设备，组织措施等项工作。

2.2.7　负责管理车间的计量工具、经常检查和督促使用部门保持计量工具的良好状态，遇有不准确的要及时送检校验。所有的仪器、设备必须建立维修保养、清洁、校验等管理规程。由设备工程部统一管理，全公司仪器、设备由设备工程部按固定资产的统一规定，进行分类建档、定位、标号，全公司仪器设备的维修由工程部负责。设备维修、保养的目的在于保证设备在使用中自始至终保持良好的技术状态，使生产建立在最佳的物质基础上。

2.2.8　有权制止违章操作，对隐瞒设备事故有权越级上报。

2.3　各生产班组组长管理本组机械设备。

2.3.1　在工段长领导下发动员工认真执行设备规程，做好维护、清洁、润滑和一级保养工作，定期检查、做好记录。

2.3.2　关心班组员工合理使用机械设备，遵守操作规程，预防事故的发生。

2.3.3　了解设备运转情况，发现问题及时与设备员联系，及时排除，提高设备利用率。

2.3.4　积极组织本组人员开展合理化建议活动，为用好、管好、修好设备出谋划策。

2.3.5　对本组设备维护保养不良和违反操作规程人员有权批评与制止，对设备维护保养优良的人员、提出表扬奖励的意见。

2.4　每台设备必须由培训合格，持"上岗证"的操作工进行操作。

2.4.1　对所用设备精心维护、正确使用，合理润滑，对安全运转负全部责任。

2.4.2　熟悉设备性能结构，严格执行安全操作规程，认真执行维护保养，做到"三好"（用好、管好、修好）"四会"（使用、保养、检查、排除故障）。

2.4.3　做好运行、保养、清洁工作。认真如实填写各项表单。

2.4.4　发生事故立即切断电源，保持现场及时报告车间设备员。

2.4.5　参加大修后的验收工作，管理随机工具。

3　设备管理规程与记录

3.1　设备各项管理由管理部门责成有资格的人员制订各项相应的管理标准和操作标准。

3.2　各项管理规程一经生效即为本企业设备管理的法制性文件，任何人必须严格执行，不得擅自修改偏离。

3.3　各项实施结果必须准确，及时地记录，确保规程的有效正确实施。

3.4　生产设备、检验设备、仪器、衡器、建立台账、建立档案，档案要包括生产厂家、型号、规格、技术参数、说明书、设备图纸、备件清单、安装位置图等。

四、设备选型管理规程

目的：建立一个规范的设备选型管理规程。

范围：本规程适用于设备选型管理。

职责：工程部对本规程实施负责。

1 设备的选型

1.1 凡需购置设备的必须填写设备选型报告，经本部门负责人同意后，报请企业主管副总，经企业领导同意后，需购设备的部门会同工程部进行设备选型。

1.2 选型时必须坚持三个选型原则：

1.2.1 技术上先进。

1.2.2 生产（或工作）上适用。

1.2.3 经济上合理。

杜绝拉关系而放弃选型三原则或降低标准的不良作风。

1.3 在保证三原则的前提下还必须注意：

1.3.1 满足生产工艺要求，易于操作。

1.3.2 设计标准通用，易于维修。

1.3.3 设备结构合理，安全可靠。

1.3.4 动力设备要符合环保要求，无污染。

1.3.5 节能性好，各指标需综合考虑。

1.4 设备的选型应满足以下几点要求：

1.4.1 设备与加工物料接触的表面应光滑平整，易清洗、消毒，化学抗蚀性高，不与加工物料产生改变其成分、含量、有效性等的反应，不吸附加工物料。

1.4.2 与加工物料直接接触的容器、器具不得用木质、竹质、藤质的材料制造。

1.4.3 筛网、冲具的材质应不易脱落，并依其材料性能和磨损情况适时更换，有防止脱落物掉入加工物料内的防护装置，如在物料进出口安装磁铁进行吸附等。

1.4.4 工艺水管路储罐采用优质不锈钢，避免死角、盲管，并规定清洁周期、灭菌周期。

1.4.5 纯化水系统储存分配系统能够防止微生物的滋生和污染。

1.4.6 储罐的进气口要安装不脱落纤维的疏水性过滤器。

1.4.7 直接与药品接触的干燥用空气、压缩空气和惰性气体需经过净化处理。

1.4.8 非灭菌药品的干燥设备进风口要过滤装置，出风口要有防倒流装置。

1.4.9 灭菌设备的选型，应按工艺要求尽量选择国家已定型的标准设备，其安装、使用应与药品生产的要求相适应，干燥灭菌设备运行情况应定期验证。

1.5 为保证购置的设备质优价廉，应尽量多找几个厂家商谈、考察，即"货比三家"的购置方法。

1.6 对厂家进行严格审计，确认厂家为生产合法，质量保证，履行合同，售后服务好的高信誉单位。

1.7 经共同商定厂家、型号后写选型报告报企业主管副总审批，经总经理批准后由设备工程部负责订货事宜。

2 设备购置规程。

3 设备到货后要严格进履行验收制度，工程部组织对设备进行安装调试和验收，合格后办理调拨手续，交由使用部门使用，同时由工程部组织对操作工的培训。

五、设备安装与调试管理规程

目的：建立一个规范的设备安装与调试管理规程。

范围：本规程适用于设备安装与调试管理。

职责：工程部对本规程实施负责。

1 设备的安装原则

1.1 设备安装应按工艺流程合理布局，使加工物料按同一方向顺序流动，避免重复往返，且不遗漏任何工序，以避免发生差错和交叉污染。

1.2 设备间距要恰当，便于生产操作、拆装、清洁与维护保养。

1.3 设备应有足够的地面放置，定位恰当，使平均占用面积优化合理，不拥挤，便于加速物料流动，便于按规定用途操作，并使操作者体能消耗小。一些设备可按移动方式或半固定方式安装，以便于清洗和维修，在同一室内安装多台设备时，要考虑操作的方便和整体布局美观。

1.4 跨越不同洁净区的设备，要采取有效措施，使洁净级别高的区域不被污染。如传送带要分段安装，双扉灭菌锅穿墙部位要采取可靠的密封隔断措施等。

1.5 管道安装牢固，阀门排列整齐，易于开启、更换等，管道的涂色应符合《医药工业设备及管道涂色的规定》，要有指明其内容物及流向的醒目标志。

1.6 洁净室内的配电设备的管线应暗装，进入室内的管线口应严格密封，电源插座宜采用嵌入式。

1.7 易燃易爆岗位的主要设备和管线，应按规定接有防静电装置。

1.8 对易产生噪音、震动、粉尘的设备，应采取有效防护措施。

1.9 各种计量、检测和控制的仪器仪表的适用范围和精度应符合生产和质量检验的要求，有明显的状态标志。

1.10 所有公用设施的生产能力应与生产规模相适应，净化通风、空调设备、制水设备、供电、供气系统均应满足生产需求。

2 设备安装前的准备工作

2.1 查看安装现场、对安装设备的承重地面、墙壁等进行实地测量，看是否符合要求。

2.2 检查设备所要求的水、电、气、线及管道等的位置、方向等是否达到设备安装的要求。

2.3 检查设备要经过的出入口,是否足够让设备通过,否则要进行拆除或采取其他措施,以使设备顺利到达安装位置。

2.4 准备好设备安装时所需的工具和机械设施。

2.5 拟定一个设备安装的进行程序,使安装有步骤、按顺序进行。

3 设备的安装

3.1 安装应按拟定的程序进行。

3.2 安装要在准备工作就绪后一次进行,避免拆箱后各部件不及时到位而造成丢失。

3.3 设备安装应在有关技术人员现场指导下进行。

3.4 安装完毕后及时清理现场,并进行调试验收。

4 设备的调试

4.1 设备在安装后进行调试,调试时按技术指标逐项试验,先做空载运转,再做负荷试车,记录各项指标是否达到要求。

4.1.1 认真阅读设备使用说明书,按操作规程认真操作。

4.1.2 首先检查电源是否符合设备的电压要求。

4.1.3 接通电源,观察设备有无异常声响和冒烟等出现,如发现异常应立即关机,查明原因,排除故障后方可再开机。

4.1.4 一般设备都应预热3~5分钟方可进行测试。

4.1.5 按操作步骤,一项一项检查其能否达到给定的技术指标,并做好记录。如调试还达不到技术指标,应要求厂家更换或退货。

4.1.6 调试压力容器时一定要小心谨慎,加压不可过快、过猛、过高,以防安全装置失灵,发生意外事故。

4.2 调试好后,认真填写设备安装与调试验收单,并随同设备资料交给设备工程部归档保存。

六、设备档案管理规程

目的:建立一个规范的设备档案管理规程。

范围:本规程适用于设备档案的管理。

职责:工程部对本规程实施负责。

1 为了及时地了解制药设备的发展情况,工程部负责设备资料的收集、整理、归档工作。

2 设备资料为一切有价值的有关制药生产设备、信息、杂志、书籍、如新设备样本、设备生产厂家状况、制药设备发展趋势,国内外设备发展概况等。

3 设备资料要进行分类、整理、编号、登记、完整成套归档。

4 设备资料的来源为定期订阅杂志、书籍、有关会议资料、大会信息等。

5 每人每次可借阅资料两份，借期 2 天。

6 通用性强，孤份的重要资料不外借。

7 阅读人要确保资料的完整、清洁、无污、涂、勾、划、撕等现象，如需复制，需办理有关手续。

8 设备资料对于设备的管理、使用、维修等起到积极作用。

9 设备原始资料由设备工程部收集整理，编号建档后交企业资料室保管。

10 资料实行借阅登记制度，借阅人要爱护资料，用后要及时归还，严防丢失毁坏。

11 及时将维修记录、换件记录、校验记录等该归档的材料应收集归档。

12 设备档案要定期进行整理，烂了要进行修补。为防档案臃肿应将已经处理的设备的档案清出，另外存放。

七、设备编码管理规程

目的：建立一个规范的设备编码管理规程。

范围：本规程适用于设备编码的管理。

职责：工程部对本规程实施负责。

设备编码管理采用层次编码，分为三个层次。

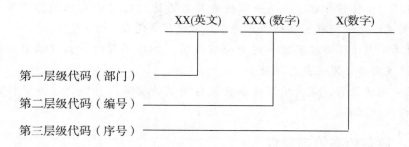

1 第一层级代码 表示各仪器设备所在部门的代码，用英文字母表示。

TQ——提取车间　　　　　　HY——化验室

WL——物料部　　　　　　　QT——其他

GT——固体制剂车间（固体制剂Ⅰ车间；固体制剂Ⅱ车间）

2 第二层级代码 表示同一部门不同设备的顺序号，用三位数表示。

3 第三层级代码 同一设备或同一系列的不同附属设备的代码，用数字表示。

八、设备状态标识管理规程

目的：建立一个规范的设备状态标识管理规程。

范围：本规程适用于生产设备状态标识的管理。

职责：设备员对本规程实施负责。

1　所有使用设备都应有统一设备编号，并标记在设备主体上，每一台设备都要设专人管理，责任到人。

2　每台设备都应挂有状态标志牌，除用文字表述外，同时用不同颜色加以区分，通常以下几种情况：

2.1　完好：白底，印有绿色"完好"字样。

2.2　运行：白底，印有绿色"运行"字样。

2.3　待运行：白底，印有黄色"待运行"字。

2.4　闲置：白底，印有黄色"闲置"字样。

2.5　待修：白底，印有红色"待修"字样。

2.6　检修：白底，印有红色"维修"字样。

3　设备状态标志的使用

3.1　"完好"表示该设备可以使用；正常状态中，设备始终挂"完好"标志牌。

3.2　"运行"表示该设备正在做与此时生产有关的运转工作；操作者检查设备无异常情况后，进行操作，悬挂"运行"标志牌。

3.3　"待修"表示该设备已有故障或损坏，经修理后才能使用。

3.4　"检修"即表示该设备正由维修人员检查或修理，也不能使用；当设备发生故障时，由检修人员在检修前悬挂"检修"标志牌，直至故障排除。

3.5　"待运行"表示生产中未运行的完好设备；在设备运行的间歇阶段，操作者取下"运行"标牌，悬挂"待运行"标志牌。

3.6　"闲置"当设备处于以下状态时，由设备员挂"闲置"标志牌。

3.6.1　因工艺改变或生产能力改变暂不用的设备。

3.6.2　连续停运一年以上的设备。

3.6.3　其他情况。

4　洁净区内的生产设备还应挂卫生状态标志，按《卫生状态标志管理规程》执行。

5　标牌为长方形，长85mm，宽55mm，塑封成标牌状。可挂于设备和容器上，也可插于设备标牌中（图5－1）。

6　设备状态改变，状态标志也必须随之改变。设备状态没变，任何人不得改变状态标记牌。

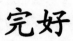

图 5 – 1　标牌式样

7　所有标牌应挂在不易脱落的部位。

九、设备及管路标识涂色管理规程

目的：建立一个规范的设备及管路标识涂色管理规程，加强设备及管路标识涂色管理。

范围：企业内的设备及管路。

职责：工程部实施负责。

1　设备的涂色管理

1.1　定型设备的涂色按制造厂家的出厂原色，或涂淡绿色。

1.2　非标设备涂绿色或淡灰色。

1.3　不锈钢、有色金属、非金属设备不涂色，钢结构的操作台、支架、梯子涂防腐漆色。

2　变压器、高压和低压开关柜、配电箱的涂色按制造厂家出厂原色，电线管涂白色。

3　管路的涂色管理

3.1　管路涂色采取基本识别色和识别符号同时使用的方法。

3.1.1　基本识别色用于识别管路内流体的种类。

3.1.2　识别符号用于识别管路内流体的名称和流向。

3.2　室内、外地沟内的管路不涂基本别色和识别符号。

3.3　不锈钢、有色金属、非金属材质的管路，以及保温管外有铝皮或不锈钢保护罩时不涂基本识别色，但应有识别色环。

3.4　管路基本识别色及含义

绿色——水（饮用水、循环水等）

深绿色——纯化水

黄色——物料

红色——水蒸气

浅蓝色——压缩空气

白色——真空

紫色——乙醇

黑色——废水

3.5 管路基本识别色的涂刷。

3.5.1 管路基本识别色应涂刷在管路全长上。

3.6 流体名称

3.6.1 企业管路上流体名称的标识采用汉字表示。

3.6.2 流体名称应该用对比明显的白色或黑色在基本识别色上或基本识别色色环附近的醒目位置上涂刷。

3.6.3 对于管径较小的管路采用带不干胶的印刷体粘在管路上。

如图 5-2 所示。

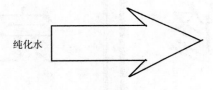
纯化水

图 5-2 流体标识

3.6.4 涂刷或粘贴识别符号时相同管径的字体大小应一致。

3.7 流体流向

3.7.1 液体流向用对比明显的白色或黑色在基本识别色上涂刷或在基本识别色色环附近的管路上用基本识别色粘贴指向箭头。如饮用水→。

3.7.2 管路识别符号应涂刷在所有管路交叉点、阀门和穿孔两侧等的管路以及其他需要识别的部位。

4 管路、设备中阀门的管理

4.1 阀门上写上或用标牌贴上（挂上）阀门的名称、状态。

4.2 其名称一般按使用用途来命名：如进水阀、排污阀、排空阀等。

4.3 原阀门开关状态不明确的用"关"和"开"标识清楚。

5 容器和管道的内容物没发生变化，任何人也不得改变内容物标牌，以防造成混乱（图 5-3）。

十、设备使用管理规程

目的：建立一个规范的设备使用管理规程。

范围：适用于本企业所有设备的使用管理。

职责：工程部、生产部，负责本规程的实施。

1 设备必须严格按程序进行操作。使用时必须明确设备的负荷能力，严防

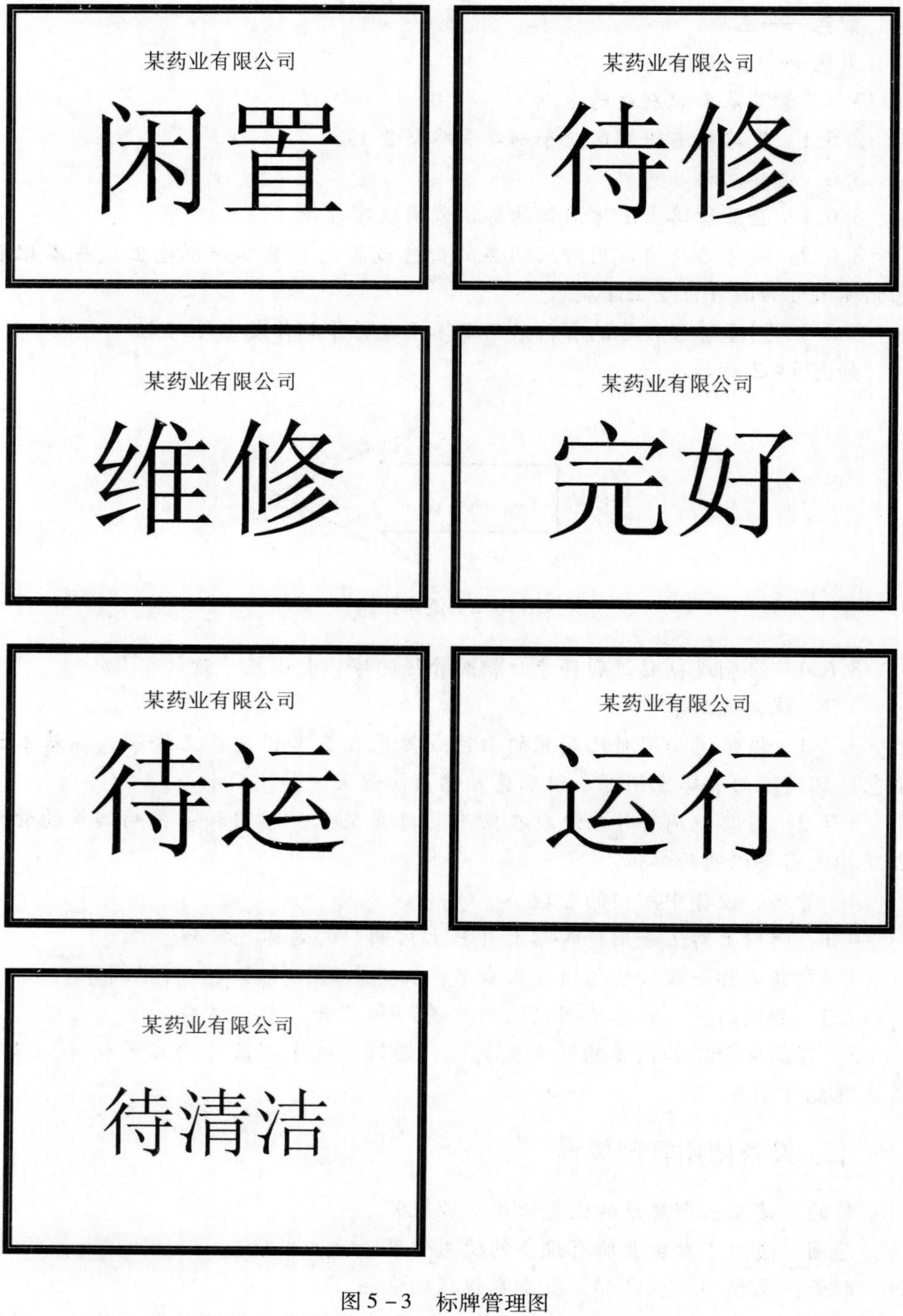

某药业有限公司

闲置

某药业有限公司

待修

某药业有限公司

维修

某药业有限公司

完好

某药业有限公司

待运

某药业有限公司

运行

某药业有限公司

待清洁

图 5 – 3　标牌管理图

超负荷运转。

2　使用时要注意设备状况，出现异常响声和烟雾、气味时要立即关机，查明原因。

3　对到期的重要零部件应更换后，设备方可继续使用。

4　预防为主，检修为辅。加强日常的维护检查，及时清除设备的缺陷和隐患，防止发生人身安全事故及设备事故。

5　先检修、养护后运行，检修、养护是为了更好的生产。

6　以专业检修为主，实行操作者维护与专业检修相结合，既保证设备正常运转，同时使操作者更熟悉设备的结构性能。

7　精心维护，做到勤打扫，勤擦拭，执行"听、摸、查、看、嗅"五字操作法。达到不滴、不漏、不跑、不冒、不锈、不残，使设备经常处于完好状态。

8　对润滑部位要经常加注润滑油。对油箱里的润滑油要定期进行过滤，去除杂质，并适时更换油污较重的润滑油，使其真正起到润滑作用。

9　设备有故障，及时修理，严禁带故障运行。

十一、设备巡回检查规程

目的：建立一个规范的设备巡回检查规程。

范围：本规程适用于设备巡回检查的管理。

职责：工程部对本规程实施负责。

维修人员不能等设备出了故障才去维修，而应经常主动巡查，听、摸、查、看、嗅，及时发现故障，并采取必要措施，以防故障扩大，造成大的损失。

1　生产中每周三到车间普通房间对设备巡查一遍。

2　每周一利用车间打扫卫生时间，进入洁净间对每台设备巡查一遍，并询问操作者设备运行情况。

3　在巡检中如发现问题，及时解决。该加润滑油的地方在不影响生产及产品质量情况下，及时加注润滑油，发现操作不规范的人也应及时给予纠正。

4　每次巡检必须做好记录。

十二、设备运行管理规程

目的：建立一个规范的设备运行管理规程，有效延长使用寿命。

范围：适用于本企业内生产设备及设施。职责：由设备维修和设备操作人员负责本规程实施。

1　开机前操作者对设备进行日常检查，内容包括外观、传动、控制系统，安全防护系统的噪音、压力、温度、气味等，发现问题及时找公司维修人员检查维修，待故障排除后按设备SOP起动运行。

2　操作者承担设备的一级保养工作。对设备表面及滑动面进行擦拭，清理油污，紧固松动部位，防止有害气液体腐蚀设备，盖好各部防护罩，检查保险安全及定位装置，使其达到清洁、紧固、防腐、安全、可靠。并做好检修保养的记录。

3　操作者应熟悉设备的结构性能，按要求对设备进行班前、班中的定点、定质、定量、定时注油润滑，以延长设备的使用寿命。

4　设备运行过程中，若发生故障时，应立即停车并切断电源，查找原因，如故障轻微、原因简单，操作者应自行调整排除。若无法排除或无法判断故障原因，操作者应立即通知企业维修人员并配合其进行检修。

5　若电气系统出现故障，应立即停车，切断电源，通知企业电修人员处理，其工作程序：查找原因，进行修理，试机测试性能，满足工艺要求，当短时间无法完成时，应通知生产部门。

6　当设备由于非正常的原因而引起运行事故时，设备管理人员、技术人员、维修人员应对事故现场进行调研、分析，查出事故原因，并采取相应的修理工艺措施，拆解发生事故及相关部位，修复（更换）磨损（破损）件，使其恢复设备的技术性能和使用功能。并做好事故报告单的填写归档工作。

7　当设备状态不能满足生产工艺要求时，技术人员、维修人员要对设备出力情况进行验证，并报请主管设备领导批准，采用大修理的方式解决，首先应由技术人员、维修人员对设备进行预检，提出备件计划，由设备工程部负责采购，停机进行全部拆解，消除各部超差间隙，更换易损件、报废件，重新装配调整各部机构，使其恢复出厂时的性能和状态。

十三、设备润滑管理规程

目的：建立一个规范的设备润滑管理规程。

范围：本规程适用于本企业机电设备润滑系统。职责：设备操作、维修人员负责实施。

1　设备润滑所使用的润滑油，必须符合相应设备的标号，品质优良并具有检验合格证。

2　设备润滑油的代用掺配需经主管设备技术负责人批准，严禁私自混用。

3　润滑油应分牌号保管，装油容器及量具应有标志，并保持清洁，过期润滑油不得使用。

4　设备的润滑系统定期清洗换油，由设备操作和维修人员共同完成。

4.1　放出旧油，彻底清洗油箱中的杂质，检查油的品质，决定是否更换新油。

4.2　润滑系统清洗时，无论使用何种清洗介质，严禁接通电气开关和点动开车，以防发生火灾。清洗完毕，要将介质擦干净，裸露挥发部位要消毒，防止污染环境。

4.3 设备运行时，不得加油或添润滑剂，清洗加油前必须切断设备总电源。

5 日常润滑工作主要由操作工承担，实行"五定"的原则：

5.1 定点：确定设备的润滑部位、润滑点，明确加油方法。

5.2 定质：明确使用符合加油部位应用的油品，并使装置、油路清洁完好。

5.3 定量：确定润滑部位加油数量，做到合理节约用油。

5.4 定期：按说明书规定的周期注油，同时也根据实际运行情况及油质情况调整加换油周期。

5.5 定人：确定机台润滑工作的责任者，做好润滑记录。

6 维修人员要加强对润滑管理的监督、巡检工作，发现跑、冒、滴、漏及缺油时要及时处理。

7 严格执行润滑油过滤的规定，设备加注的润滑油必须过滤干净方可注入。

8 设备员分别按机台所需油品情况，提出供油计划，并据使用情况留有适量储备。

9 设备定期清洗润滑系统，更换润滑油应填写记录。

十四、设备保养管理规程

目的：建立一个规范的设备保养管理规程，规范设备保养工作。

范围：适用于本企业所有在使用生产设备。

职责：本规程由所有操作工及维护设备的员工实施负责。

1 本企业生产设备实行三级保养制。即：日常保养、一级保养、二级保养。

1.1 日常保养由操作者负责，工作日下班前30分钟、周末下班前2小时擦拭设备，加油润滑，彻底清扫，由生产部部长组织车间主任、设备员进行检查。

1.2 一级保养，操作者为主，维修人员配合。内容是对设备进行局部解体检查、清洗、疏通油路，清洗或更换油毡、油线，调整配合间隙，紧固松动移位部位，本项工作的周期一般设备运行500小时，特殊设备为250小时。

1.3 二级保养，以维修工人为主，操作者配合。内容是对设备进行部分解体检修，除一级保养内容外，应修复或更换磨损件，检查调修各部机构的功能、润滑系统、电气系统、气动液压系统。本项工作的周期一般设备为3000小时，特殊设备1500小时。

2 工程部设备员编制年度保养计划，由工程部部长审核，主管副总批准后下达车间执行。设备员负责检查监督。

3 设备操作者应熟悉设备的结构性能，按要求对设备进行班前点检和润滑保养，精心正确无误操作，杜绝故障隐患。

4 积极开展对设备系列故障的统计、分析、研究，掌握判断故障原因，采取相应措施，如预防维修、预防性更换以及定期故障检查和检测的方式将故障消灭在萌芽状态。

5 对设备进行二保以及故障检修的工作终结后，必须填写保养检修单，并请有关人员签字确认方为有效，装入设备档案，以备查考。

十五、设备检修规程

目的：建立一个规范的设备检修规程。

范围：适用于企业所有用于生产的机械设备。

职责：工程部、生产部负责实施本规程。

1 设备的检查是对设备的运行情况、工作性能和磨损程度进行检查和校验。它分为日常点检和定期检查。

2 日常点检由设备操作者开机前进行，并与日常保养结合起来。点检的方法是利用人的感官、简单工具或装在设备上的仪表和信号标志，如压力、温度、电流、电压和油标，安全装置，此外还应对设备运行状况进行随机检查，发现异常及时处理，并作为排出故障的依据。

3 定期检查是以维修人员为主，操作者参加，定期对设备进行检查，常配合一级保养进行。内容是发现和记录设备异常、损坏及磨损情况据以安排计划修理。方法是除人的感官外，还借助一些工具和仪器，更准确掌握设备技术参数及运行状态。

4 设备的修理是修复由于正常或不正常原因引起的损坏，使设备恢复原有的效能。修理按规模分为大修、项修和小修。

5 设备大修是在设备基本丧失应有效能，而对设备全部解体，修复或更换全部磨损件，同时修理电器部分，从而全部消除修前缺陷，恢复设备原有效能。设备的主修由维修人员承担，操作者配合，设备技术员现场技术指导。

6 设备检修是对设备某些功能达不到工艺要求的某些项目按需要进行针对性修理方式，即进行部分解体，修复更换磨损件，以恢复设备精度、效能。此项工作由维修人员和操作者共同完成。

7 设备的大修、项修应由设备技术员在验证设备技术状态的基础上提出修理计划，由企业工程部下达年度计划，并考核实施。

8 设备小修是针对日常检查发现的问题，拆卸部分零部件进行检查、修整，更换或修复少量磨损件，同时检查、调整、紧固机件，恢复设备使用性能。

9 设备检修过程中检修现场的管理：

9.1 检修完毕或下班前，维修使用的工器具要及时收回。

9.2 维修所使用的材料做到日清，不留任何维修材料。

9.3 如特殊情况，生产中须预留的备用件，维修人员要保管好，不得遗失。

9.4 检修完毕时，维修现场要清理干净，所有剩余的材料及旧材料要及时返库。

10 设备修理完毕，要组织生产部门、工艺人员、操作者进行试车测试性能指标，以达到设备原有效能为合格依据，方可办理移交手续，并填写"设备检修记录"，请有关人员签字确认存入设备档案以备查考。

十六、设备事故管理规程

目的：建立一个规范的设备事故管理规程。

范围：本规程适用于设备事故管理制度。

职责：工程部对本规程实施负责。

1　设备到货后要认真检查，严格执行验收制度。

2　按照设备要求进行安装。

3　严格按照操作规程进行操作。

4　当事故发生时应果断的采取措施，该断电的立即断电，该断水的立即断水，该断汽（气）的立即断汽（气），严防事故扩大。

5　在采取果断措施的同时，应向领导如实报告，由领导进一步采取必要措施。

6　事故发生后首先请专家分析事故发生的原因，然后分清事故性质以及事故责任者，统计出事故造成损失数额，研究出处理意见。

7　严格实行奖惩制度，对事故责任人应根据造成损失大小及影响程度给予必要的处理。

8　详细填写设备事故记录，交工程部存档。

9　根据发生事故的原因，进一步制订出防范措施。

10　工程部要组织人力或请厂家对损坏的设备尽快修复。不能修复的设备要办理报废手续。

十七、设备备件管理规程

目的：建立一个规范的设备备件管理规格程，保证设备正常运行。

范围：适用于企业，设备、备品、备件的管理。

职责：工程部维修人员、仓库保管员对本规程实施负责。

1　工程部负责编制、审核备品备件采购计划，组织备品备件加工。

1.1　各部门根据设备运行状况及生产需要，确定设备备品备件采购计划，提前通知工程部，经主管副总审批后执行。

1.2　设备发生故障需立即购买备品备件时，由工程部审核，主管副总批准后执行。

1.3　设备大修所需备品备件，提前一个月上报主管副总审批。

2　备品备件的采购

2.1　物料部根据备品备件的采购计划，负责采购或加工定做。

2.2　备品备件必须严格按采购计划提供的型号、规格、尺寸等进行采购和加工。

3 备品备件的仓储管理

3.1 备品备件由五金库集中管理，采购回的备品备件及新购设备的备品备件均须进行验收，再办理入库手续。

3.2 备品备件应建立明细台账，进、出备件都必须登记，做到帐、物相符。工程部有关人员定期与库管员盘点库存数量，便于工程部制订申购计划。

3.3 备件要按种类或用途进行分类保管，并有专人保管。

3.4 根据备件的理化性质，对环境要采取必要的防酸、防碱、防湿措施。

3.5 保管人员应经常检查备件保管情况，以防长期无人过问霉变，锈蚀，使备件受损甚至不能使用。

3.6 各部门领用备品备件凭工程部审批的领料单发放。

3.7 大修及改造后剩余备品备件统一退库处理。

十八、工具领用管理规程

目的：建立一个规范的工具领用管理规程，降低成本，确保正常生产。

范围：所有工具。

职责：各部门负责人、仓库保管员对本规程实施负责。

1 常用工具的第一次领用须经各部门负责人审批，并由工程部复审方可领用。

2 常用工具再次领用，必须经企业主管领导审批后，以旧换新。

3 非常用工具由仓库保管，其他部门需使用时，必须到仓库办理借用手续。

4 贵重工具（800 元以上）、专用工具的购买及领用，须经企业主管副总审批，再按程序领用。

5 任何维修工器具不得遗失；成套工器具其组件不得遗失，要保持完整。工具的不正常消耗，如遗失、人为损坏等，按使用时间的长短，进行必要的经济赔偿和教育后，再按程序 1 到仓库领用。

6 领用人在领用工具时必须登记、签名，若领用人更换岗位或因故离开企业，由行政部通知仓库，给予办理移交手续或工具收回手续。因管理不善造成的损失，由部门负责人负责。

7 所有维修工器具必须记录在案，并报相关部门备案。

8 在检修过程中，清理好现场，工器具及时收回。

9 任何工器具未经批准不得外借，特殊情况经批准需外借的工器具要做好记录。使用完毕后及时收回。

10 正确使用维修工器具，及时进行维护保养，以延长使用寿命。

11 电动工具及电焊机等维修工器具要注意安全使用，发现问题及时处理，保证人身安全及维修工作的顺利进行。

12　在维修中因特殊情况损坏的工器具如不能修复，及时上报，以确定处理方案。

任务三　设备的清洁

清洁是保证药品生产的关键环节，只有良好清洁的设备，才能生产出合格的药品。因此，设备的清洁是 GMP 管理的一个方面，要求每一个操作员工，自觉地维护设备的卫生条件，在每一次操作完成后，完成设备的清洁卫生工作。

一、清洁规程的编制规范

目的：建立清洁规程的编制规范及编订、批准程序。保证清洁措施规范化、程序化。

范围：厂房、设备、容器具等清洁规程的编制。

职责：编制人、审核人、批准人对本规程实施负责。

1　清洁规程是生产卫生实施部门为了保证每次清洁的结果都能够达到生产卫生管理规程的要求而制订的清洁标准操作规程。

2　编订的要求

2.1　语言精练、明确、详尽。

2.2　切合生产环境、设备、设施及工艺的实际要求。

2.3　清洁规程在必要的时候要进行验证，以确认清洗（消毒）程序的有效性。

3　清洁规程的主要内容

3.1　清洁的范围或对象。

3.2　清洁实施的条件及频次。

3.3　进行清洁的地点。

3.4　清洁用的设备及设施。

3.5　清洁所用的清洁剂、消毒剂及其配制方法。

3.6　清洁方法。

3.7　清洁设备及器具的清洗。

3.8　清洁设备及器具的干燥与存放。

3.9　清洁效果的评价。

3.10　其他。

4　编制程序

4.1　制订：清洁规程由相关部门负责人、现成够资格的管理人员或操作人员制订。

4.2　审核：清洁规程由相关部门主管负责人审核。

4.3　批准：清洁规程由质量管理部门负责人或质量副总经理批准生效。

4.4　备案：经批准的清洁规程报企业质保部备案登记。

二、清场检查规程

目的：建立清场检查规程，确保清场的有效性。

范围：岗位清场检查（包括相关辅助房间的清洁检查）。

职责：QA 员、班组长对本规程实施负责。

1　岗位清场工作结束后，首先由班组长对清场工作进行自查，自查内容包括所有的清场工作是否已完成，完成质量是否达到相应清洁规程中规定的合格指标要求。自查达到要求后即可通知 QA 员检查。

2　QA 员接到清场检查通知后应及时到班组检查。

3　QA 员清场检查内容包括：

3.1　清场规程中规定的清场工作是否全部完成，对清场规程中规定的所有清洁项目都必须进行检查。

3.2　清场结果检查。

4　检查方法依据各清洁规程中有关规定。

5　判断清场是否合格的依据是按相应清洁规程中的合格指标与清场规程中的有关规定。

6　质保部 QA 员清场检查合格后，发放"清场合格证""已清洁，准许使用"，其中生产操作区发放"清场合格证"（正、副本），辅助区及容器具发放"已清洁，准许使用"。

7　"清场合格证""已清洁，准许使用"应注明时间及有效期，有效期在一般情况下为 72 小时，特殊情况由 QA 员根据实际情况确定。有效的"清场合格证""清洁合格证"必须具备 QA 员签名。"清场合格证"正、副本各一份，车间各班组操作人员将清场合格证正本粘贴在本批工序生产记录的背面，QA 员将副本贴在本操作间的门上，由工序操作员贴在下批生产记录上。

8　清场检查不合格，QA 员发给工序"清场不合格证"，并有权利及义务向岗位指出，限期整改，整改合格后方可发给"清场合格证"。对屡教不改者，QA 员有权利依据警告制度，视情节轻重对其采取相应的警告直到清场合格。

9　清场合格与否的最终裁决权属于 QA 员。

10　只有获得了"清场合格证""已清洁，准许使用"，岗位的清场工作才可结束。

11　QA 员清场检查必须填写相应的清洁及清场检查记录。

三、卫生监控管理规程

目的：建立卫生监控的管理规程，保证产品的工艺卫生，防止发生污染与交叉污染。

范围：本规程适用于生产过程中的清洁检查与卫生监控管理。

职责：QA员对本规程的实施负责。

1　工作间及其附属设施

1.1　定期做洁净度监测：质量保证部按照"洁净厂房管理规程"规定的监测周期，对洁净区进行空气中悬浮粒子数及菌落数的监测，监测的结果应符合相应的洁净级别，洁净度的要求。若出现偏差，应调查原因，必要时应按"洁净区清洁规程"和"空调过滤器清洗更换规程"进行彻底的清洁、消毒，或更换空气过滤器。

1.2　每批次产品开始生产前，QA员应检查操作间的清洁情况，操作间各种表面应洁净，无与本批产品无关的物料，经QA员签发的"清场合格证"在有效期内。

1.3　每批产品生产结束或更换品种时，操作人员应按清场规程进行清场，清场后通知QA员进行检查，认为合格签发清场合格证。

1.4　生产过程中，操作人员应严格按照相关的操作规程及清洁卫生规程进行操作，所有的物料、容器具、成品、半成品应分类存放，标示明显，保持操作环境的整洁，QA员进行巡回检查，发现不符合要求的行为立即指出，予以纠正，严重者予以警告或处罚，生产过程有特殊清洁要求的操作或发生异常情况时应按相应的清洁管理规程进行处理。

2　设备、容器、用具

2.1　设备、容器、用具使用后按照相应的清洁规程进行清洁，清洁后通知QA员进行检查，检查合格，贴挂"已清洁，准许使用"状态标志。

2.2　设备、容器、用具使用前，QA员应检查复核清洁状况，确认清洁、无异物，"已清洁，准许使用"在有效期内，才能开始使用。

2.3　生产过程中，应严格按照相关的标准操作规程进行操作，所加工的物料、设备、容器，应有状态标志，注明内容物的品名、规格、批号、数量等，物料容器应密闭，以防止发生污染及交叉污染。

3　对操作人员的要求

3.1　操作人员每年进行一次健康检查，检查合格才能上岗，患有传染病、皮肤病、精神病者不得上岗。

3.2　生产过程中操作人员的行为应执行相关的标准规程，QA员进行巡回检查，发现不符合要求的行为及时纠正或处罚。

4　对物料的要求

4.1　进入洁净区前的净化：物料进入洁净区前，应按相关的清洁、消毒规程进行净化后，才能传入洁净区。

4.2　生产中的废弃物：生产过程中所生产的生产废弃物，应按生产废弃物处理规程进行处理。

任务四　设备的校准

药品生产的安全性取决于设备上的计量仪器，只有标准合格的计量仪器，才能保证生产出来的药品，符合药品注册的要求。在药品的使用过程中，保障使用者的安全、有效，达到治病救人的目的。

一、计量管理规程

目的：建立一个规范的计量管理规程。

范围：全企业的计量管理。

职责：计量器具采购、使用、保管部门对本规程负责实施。

1　认真贯彻执行《中华人民共和国计量法》《计量法实施细则》及其有关计量管理的规定，建立本企业的计量管理制度。

2　质保部负责全企业的计量管理工作，指定专人负责管理。

3　对于计量器具的检定工作

3.1　质保部根据计量部门规定的各类计量器具检定周期编制本公司计量器具检定计划。

3.2　检定周期的选择原则。

3.2.1　对全企业的计量器具制订检定周期，能使计量检测超差的风险尽可能减小。

3.2.1　检定周期在保证计量器具检测准确度的前提下，维持最少的确认费用。

3.3　检定周期的选择依据

3.3.1　属依法强制检定的计量器具，必须按计量部门规定的检定周期进行。

3.3.2　非强制检定的计量器具根据检测设备的使用稳定性、使用的频繁程度和环境条件等制订检定周期。

3.3.3　企业所有计量仪器必须按计量器具检定周期及时送检。

3.3.4　计量器具检定周期表。

3.4　质保部按计量器具的周检计划如期送检，并做好检定记录，不得无故漏检和脱检。

3.5　采购回的计量器具应先送检，合格后方可办理入库及发放手续。

3.6　使用部门发现计量器具失准或其他故障应通知质保部及时送计量部门检修后再进行重检，合格后方可再投入使用。

3.7　在周期检定或修理重检后，检定合格的计量器具应贴上校验合格证，及时更换台账，并且归档，方可投入使用。

3.8 计量器具台账，由工程部设备员记录和保管。

4 企业内计量器具的购置、领发和报废手续统一规范管理，所有关于计量器具的原始数据及计量检定证书、记录均应归入仪器设备档案。

4.1 凡生产、科研、技改等需购置计量仪器时，必须由所在部门填写计量器具申购单，说明申购理由、名称、型号、规格、数量等，报质保部审核。

4.2 申购的计量器具到货后，申购人员应按计量器具申购单逐项核验。

4.3 购入的计量器具应由质保部通知计量管理部门校验。校验不合格的，应予退换；否则不能投入使用。

4.4 无计量器具申购单不得随意购置计量器具。

4.5 新购计量器具的产品合格证、检定证书等由质保部归入计量器具档案。

5 计量器具的入库、发放

5.1 采购人员必须按计量器具申购单要求购买，购买有计量器具生产许可证的合格产品。

5.2 计量器具入库前必须经过检定，合格方可入库。否则由采购人员负责退换。

5.3 计量器具领用时，由领用部门填写领料单，部门领导签字、领取具有检定合格证的计量器具。

5.4 仓库保管员定期与质保部设备员核对计量器具台账，做好原始记录，使计量器具纳入周检管理。

6 计量器具转移管理

6.1 计量器具由于某种原因需调拨，应由质保部负责办理转移手续。

6.2 因移动可能影响其测量精度的，如分析天平，应向计量部门咨询，确定转移方案。

必要时由计量部门专业人员帮助拆装、调试转移的计量器具。

7 计量器具更新

7.1 贵重计量器具的更新，按固定资产管理要求办理报废手续。

7.2 计量器具更新置购手续，与计量器具申购手续相同。

8 计量器具使用部门应对计量器具建立分帐清单，对计量器具的新增、破损等详细记录。

8.1 检定合格的计量仪器，由工程部根据实际情况、按使用说明书中各项要求实施安装与调试，以确保正常运行。

8.2 计量器具的存放和使用环境应与其要求的技术条件相适合。

8.3 计量器具使用人员应接受培训，熟悉仪器的性能，严格遵守计量器具使用的标准操作程序，保持计量器具的整洁完好。

8.4 对于较精密的计量器具应由专人管理、定人操作、定点存放并建立仪器档案。精密分析仪器供电需稳压电源装置供给，使用前按规定时间预热，避免频繁开闭电源。

9 各部门做好对所使用的计量器具的维护保养工作，制订计量器具的操作规程及注意事项，非专业人员不得自行拆装维修计量器具。

9.1 计量器具出现故障时，应及时通知质保部，由质保部安排人员维修，必要时联系、委托计量部门专业人员维修。

9.2 计量器具修理后及时送检，并做好记录。

10 在线计量器具应执行定期现场抽检，每月 1 次，由质保部负责执行。

10.1 现场抽检项目包括以下内容：

10.1.1 是否在校验周期内，标志是否完好。

10.1.2 是否定期清洗润滑。

10.1.3 是否有专人保管。

10.1.4 仪器指针反应是否灵敏，是否可回零。

10.1.5 使用现场卫生情况是否良好。

10.2 在线抽检中如发现计量器存在问题，应按规定及时进行修复，并经过计量部门重新校验后，方可使用。

10.3 在线计量器具抽检中，应做记录，记录应包括抽检日期、品名、编号、所在部门、运行情况、处理情况、备注、抽检人签字。

11 定期对计量工作岗位的员工进行专业培训，企业内所有计量行为都应严格遵守法定计量单位。

二、仪器年度维护计划规程

目的：建立化验室检验仪器年度维护计划规程，保证检验仪器使用的规范性。

范围：适用于检验仪器管理。

1 化验室常用检验仪器

1.1 普通检验仪器：快速水分测定仪、智能崩解仪、融变时限仪、脆碎度仪、pH 计、电位滴定仪、离心机、水浴锅、超声波清洗器、真空泵、溶出仪、卡尔费休水分测定仪。

1.2 高温设备：干燥箱、茂福炉、灭菌锅。

1.3 恒温设备：培养箱、冰箱、冷藏箱。

1.4 精密仪器：高效液相色谱仪、气相色谱仪、红外分光光度计、紫外分光光度计、旋光仪、卡尔费休水分测定仪。

1.5 称量设备：电子分析天平。

2 维护计划

2.1 普通仪器 应每月进行一次运转情况、完好程度、清洁程度检查；带温度传感器的仪器，应用标准温度计校正工作温度是否合格波动范围内。

2.2　高温设备、恒温设备：应每月进行一次运转情况、完好程度、清洁程度检查。

2.3　精密仪器

2.2.1　高效液相色谱仪：应每月对紫外灯的开启情况、压力情况、密封圈密封情况、滤芯污染程度，滤头污染程度及完好程度、清洁程度进行一次检查。

2.2.2　气相色谱仪：应每月对仪器的压力表、管路密封情况、温控部分的温度波动情况 FID 的点火情况、DCE 的氮气保护及完好程度、清洁程度进行一次检查。

2.2.3　红外分光光度计：每星期对仪器的干燥剂及完好程度、清洁程度进行一次检查，每星期至少开机 2 小时以上。

2.2.4　紫外分光光度计：每月对仪器的初始化连接检查一次；查看氘灯、碘钨灯的开启情况。

2.2.5　旋光仪：每月一次钠光灯运转情况、完好程度、清洁程度检查。

3　化验室所有仪器临时维修维护应有记录。

4　化验室故障设备应有明显标识。

习题

1. 简述制备纯化水的方法。
2. 计量仪器设备检测校准的要求是什么？
3. 生产设备的清洁要求有哪些？
4. GMP 对制药设备的要求有哪些？
5. 纯化水储罐上的呼吸器滤芯几个月更换一次？
6. "清场合格证"有效期在一般情况下为几个小时？

项目六　物料及产品管理

学习目的

药品的生产时从物料在各种工序中实现物理的变化，从而生产出合格的药品。所以，要了解物料的质量要求，物料的运输过程和中间品要求。熟悉对物料的存储、养护与发放等操作的具体要求，保证药品的质量必须从生产药品的物质基础——物料抓起。

任务一　GMP 对物料的要求

药品的生产涉及很多的物料，我国主要是在原料药和接触药品的包材试行药字号的控制。我国的药品标准有国家的法定标准《中华人民共和国药典》，国家食品药品管理总局的局颁布标准和药品注册标准。另一个就是企业标准，用于药品生产的质量控制。

GMP 对物料的要求是：

第一百零二条　药品生产所用的原辅料、与药品直接接触的包装材料应当符合相应的质量标准。药品上直接印字所用油墨应当符合食用标准要求。

进口原辅料应当符合国家相关的进口管理规定。

第一百零三条　应当建立物料和产品的操作规程，确保物料和产品的正确接收、储存、发放、使用和发运，防止污染、交叉污染、混淆和差错。

物料和产品的处理应当按照操作规程或工艺规程执行，并有记录。

第一百零四条　物料供应商的确定及变更应当进行质量评估，并经质量管理部门批准后方可采购。

第一百零五条　物料和产品的运输应当能够满足其保证质量的要求，对运输有特殊要求的，其运输条件应当予以确认。

第一百零六条　原辅料、与药品直接接触的包装材料和印刷包装材料的接收应当有操作规程，所有到货物料均应当检查，以确保与订单一致，并确认供应商已经质量管理部门批准。

物料的外包装应当有标签，并注明规定的信息。必要时，还应当进行清洁，发现外包装损坏或其他可能影响物料质量的问题，应当向质量管理部门报告并进行调查和记录。

每次接收均应当有记录，内容包括：

（一）交货单和包装容器上所注物料的名称；

（二）企业内部所用物料名称和（或）代码；

（三）接收日期；

（四）供应商和生产商（如不同）的名称；

（五）供应商和生产商（如不同）标识的批号；

（六）接收总量和包装容器数量；

（七）接收后企业指定的批号或流水号；

（八）有关说明（如包装状况）。

第一百零七条　物料接收和成品生产后应当及时按照待验管理，直至放行。

第一百零八条　物料和产品应当根据其性质有序分批储存和周转，发放及发运应当符合先进先出和近效期先出的原则。

第一百零九条　使用计算机化仓储管理的，应当有相应的操作规程，防止因系统故障、停机等特殊情况而造成物料和产品的混淆和差错。

使用完全计算机化仓储管理系统进行识别的，物料、产品等相关信息可不必以书面可读的方式标出。

第一百一十条　应当制订相应的操作规程，采取核对或检验等适当措施，确认每一包装内的原辅料正确无误。

第一百一十一条　一次接收数个批次的物料，应当按批取样、检验、放行。

第一百一十二条　仓储区内的原辅料应当有适当的标识，并至少标明下述内容：

（一）指定的物料名称和企业内部的物料代码；

（二）企业接收时设定的批号；

（三）物料质量状态（如待验、合格、不合格、已取样）；

（四）有效期或复验期。

第一百一十三条　只有经质量管理部门批准放行并在有效期或复验期内的原辅料方可使用。

第一百一十四条　原辅料应当按照有效期或复验期储存。储存期内，如发现对质量有不良影响的特殊情况，应当进行复验。

第一百一十五条　应当由指定人员按照操作规程进行配料，核对物料后，精确称量或计量，并做好标识。

第一百一十六条　配制的每一物料及其重量或体积应当由他人独立进行复核，并有复核记录。

第一百一十七条　用于同一批药品生产的所有配料应当集中存放，并做好标识。

第一百一十八条　中间产品和待包装产品应当在适当的条件下储存。

第一百一十九条　中间产品和待包装产品应当有明确的标识，并至少标明下述内容：

（一）产品名称和企业内部的产品代码；

（二）产品批号；

（三）数量或重量（如毛重、净重等）；

（四）生产工序（必要时）；

（五）产品质量状态（必要时，如待验、合格、不合格、已取样）。

第一百二十条　与药品直接接触的包装材料和印刷包装材料的管理和控制要求与原辅料相同。

第一百二十一条　包装材料应当由专人按照操作规程发放，并采取措施避免混淆和差错，确保用于药品生产的包装材料正确无误。

第一百二十二条　应当建立印刷包装材料设计、审核、批准的操作规程，确保印刷包装材料印制的内容与药品监督管理部门核准的一致，并建立专门的文档，保存经签名批准的印刷包装材料原版实样。

第一百二十三条　印刷包装材料的版本变更时，应当采取措施，确保产品所用印刷包装材料的版本正确无误。宜收回作废的旧版印刷模版并予以销毁。

第一百二十四条　印刷包装材料应当设置专门区域妥善存放，未经批准人员不得进入。切割式标签或其他散装印刷包装材料应当分别置于密闭容器内储运，以防混淆。

第一百二十五条　印刷包装材料应当由专人保管，并按照操作规程和需求量发放。

第一百二十六条　每批或每次发放的与药品直接接触的包装材料或印刷包装材料，均应当有识别标志，标明所用产品的名称和批号。

第一百二十七条　过期或废弃的印刷包装材料应当予以销毁并记录。

第一百二十八条　成品放行前应当待验储存。

第一百二十九条　成品的储存条件应当符合药品注册批准的要求。

第一百三十条　麻醉药品、精神药品、医疗用毒性药品（包括药材）、放射性药品、药品类易制毒化学品及易燃、易爆和其他危险品的验收、储存、管理应当执行国家有关的规定。

第一百三十一条　不合格的物料、中间产品、待包装产品和成品的每个包装容器上均应当有清晰醒目的标志，并在隔离区内妥善保存。

第一百三十二条　不合格的物料、中间产品、待包装产品和成品的处理应当经质量管理负责人批准，并有记录。

第一百三十三条　产品回收需经预先批准，并对相关的质量风险进行充分评估，根据评估结论决定是否回收。回收应当按照预定的操作规程进行，并有相应记录。回收处理后的产品应当按照回收处理中最早批次产品的生产日期确定有效期。

第一百三十四条　制剂产品不得进行重新加工。不合格的制剂中间产品、待包装产品和成品一般不得进行返工。只有不影响产品质量、符合相应质量标准，且根据预定、经批准的操作规程以及对相关风险充分评估后，才允许返工处理。返工应当有相应记录。

第一百三十五条 对返工或重新加工或回收合并后生产的成品，质量管理部门应当考虑需要进行额外相关项目的检验和稳定性考察。

第一百三十六条 企业应当建立药品退货的操作规程，并有相应的记录，内容至少应当包括：产品名称、批号、规格、数量、退货单位及地址、退货原因及日期、最终处理意见。同一产品同一批号不同渠道的退货应当分别记录、存放和处理。

第一百三十七条 只有经检查、检验和调查，有证据证明退货质量未受影响，且经质量管理部门根据操作规程评价后，方可考虑将退货重新包装、重新发运销售。评价考虑的因素至少应当包括药品的性质、所需的储存条件、药品的现状、历史，以及发运与退货之间的间隔时间等因素。不符合储存和运输要求的退货，应当在质量管理部门监督下予以销毁。对退货质量存有怀疑时，不得重新发运。

对退货进行回收处理的，回收后的产品应当符合预定的质量标准和第一百三十三条的要求。

退货处理的过程和结果应当有相应记录。

任务二 企业对物料的管理

物料的质量是保证药品生产的基础，遵从药品的 GMP 对物料的管理要求。根据企业自身的特点和实际情况，制订出与 GMP 要求相适应的物料管理。保证药品的生产全程中，物料一直在良好的控制状态中。

一、物料采购管理规程

目的：建立一个规范的物料采购管理规程，采购符合质量标准的物料，为药品生产提供良好物质基础。

范围：药材、原料、辅料、包装材料。

职责：采购员、QA 员、物料部部长、质保部部长，生产部部长。

1 物料部应根据生产计划制订出相应的采购计划，在质保部审核认可的供应商处采购。

2 根据市场供需情况，做好合理储备，使其存量适当，不造成积压。

3 采购员要掌握供应商的供货能力，质量保证情况，争取主动，保证供应，写好供应商的调查材料，按供应商审计程序，建立定点供货商，执行定点采购。遇有特殊情况，须经企业质保部按规程审核、批准，否则不得采购非定点供应商物料。

4 采购员执行定点采购时，要同供货商签订采购合同，相关规定见《采购合同管理规程》。

5 采购员须严格按企业制订的物料质量标准进行采购。在签订合同时，须写明物料质量标准。采购的物料应符合企业质量标准，其包装不得对物料产生污染或不良影响。

5.1 辅料应采购药用标准，不能擅自采用化工或食品等其他标准。

5.2 中药材的产地应保持相对稳定，有含量测定的细料药，必须有出厂检验报告书。中药材、中药饮片每件包装上应清晰标记，品名、规格、数量、产地、来源、采收（加工）日期。

5.3 原辅料、直接接触药品的包装材料要索取相应的检验报告书。

6 毒麻药品采购

6.1 依据年度生产品种计划和库存情况，由物料部负责人做出购买计划单，由质保部、生产部负责人核准后，上报批准。

6.2 经主管领导批准后，由企业物料部负责采购。

6.3 物料部指定专人持"毒麻药品购买证明"到指定单位购买，运送途中需实行有效的防范措施。"毒麻药品购买证明"严禁转借他人。

7 印刷标签、使用说明书或与标签内容相同的包装材料时，须经质保部校对无误后方可印刷，开机印刷前印刷厂将样本返回企业，质保部部长签字，以此作为标签卡验收货物。

8 采购运输当中要保证物料在运抵企业仓库时，符合其质量标准、文字标记系统清楚，易辨认，具有可追踪性。

二、采购合同的管理办法

目的：建立一个规范的采购合同的管理办法。

范围：本规程适用于采购部签订的采购合同。

职责：采购员、物料部部长对本规程的实施负责。

1 签订采购合同的依据

1.1 《合同法》及其他相关的国家法定标准、法律、法规。

1.2 本企业物料质量标准。

2 采购合同的签订

2.1 采购人员签订的采购合同应符合《合同法》及其他相关规定。

2.2 与签订采购合同的供应商应是经质量保证部审核批准的供应商。

2.3 合同的内容应包括物料料的名称、品种、规程、数量、计量单位、单价、合同有效期、质量和技术标准、包装形式、交货方式、运输方式、交货地点、交货日期、验收办法，结算方法及时间、地址与联系方式、结款资料等。

2.4　采购合同由采购部负责签订，由物资、采购副总经理审核，总经理批准。

3　对于企业有特殊要求的物料，在签订合同时要列入合同的条款中。

3.1　标签、说明书及其他印刷包装材料等供货单位的供货数量要求准确。

3.2　标签、说明书及其他印刷包装材料供货单位在生产过程中出现的废品要及时销毁，否则产生不良后果由供货单位承担。

3.3　用于印刷本企业包装材料的模版执行《印刷模版管理规程》。

4　采购合同的管理

4.1　采购合同应由采购部经理指定专人保管。

4.2　采购合同应一式四份双方各执两份，一份交本企业财务部做货款结算，一份留采购部备查存档。

4.3　采购合同应按所采购物料名称或日期进行收集分类存档。

三、物料编码管理规程

目的：建立一个规范的物料编码管理规程。

范围：本规程适用于物料编码管理。

职责：仓库保管员对本规程实施负责。

1　由仓库保管员担任编码工作。

2　该保管员须经过编码培训，了解编码原则、含义、掌握编码方法，能对物料进行正确编码。

3　所有进入公司仓库的原料、辅料、包装材料均应给出一个物料编码，此编码必须是独一无二，一经确立不得重现。

4　编码原则

4.1　进公司的编码必须表示出物料进公司的时间、序号。

4.2　根据进公司的编码控制物料的先进先出。

4.3　每种物料有一个特定的编码，此码一经确定不再改变。

5　编码方法

5.1　凡符合要求的原辅料、包装材料进厂，应由仓库保管员统一分类编码。分类编码应按下列的编码方式统一编制。

5.2　物料编码的编制

5.2.1　物料编码组成为：类别＋物料（产品）数字编号＋物料进公司时间及序号。

5.2.2　表示编码的数字全部采用小写阿拉伯数字表示。

5.2.3　物料（产品）数字编号：用三位小写阿拉伯数字表示，依次由001到099、100、101……，每类物料（如原料、成品等）不同品种（如原料中的不同品种淀粉、糊精等）有不同的数字编号，物料及产品数字编号另见各品种物料数字编码。

5.2.4 物料进公司时间序号：为 8 位数字，年 + 月 + 当月进厂同一物料的流水序号。年用四位数字表示，月、流水序号分别为两位数字表示。

5.2.5 同一天进厂的同品种不同批次的物料，在上述编码后与批号对应分别加上（1）、（2）、（3）……序号。

5.2.6 类别分类（表 6 – 1）。

表 6 – 1 类别分类

类别	代码	类别	代码	类别	代码
中药原料	YC	辅料	FL	半成品	BC
西药原料	YL	内包装材料	NB	中药浸膏	JG
生化原料	SY	外包装材料	WB	工艺用水	GS
片剂	PJ	胶囊剂	JN	颗粒剂	KL
茶剂	CJ	挥发油	HY	软膏剂	RJ

5.2.7 外包材的具体分类

5.2.7.1 公用外包材：如防潮袋、打包带等，总编号为"WB0"，依次为，WB001、WB002……。

5.2.7.2 说明书、小盒、中盒、大箱：总编号分别为 WB1、WB2、WB3、WB4，对于不同品种，不同规格的包材，在产品代码后，加说明书、小盒、大箱的代码；如：

阿奇霉素小盒（12 片 * 400 盒）编号：P01WB201 ；（24 片 * 300 盒）编号：P01WB202。

氨加黄敏小盒（20 粒 * 400 盒）编号：P04WB201 ；（40 粒 * 300 盒）编号：P04WB202。

5.2.7 物料（产品）数字编号：见物料编码表。

5.2.8 举例说明

例一：2017 年 05 月 03 日进厂的淀粉，其编码为：FL002 – 20170503。

例二：2017 年 06 月 11 日进厂的淀粉，其编码为：FL002 – 20170611。

例三：2017 年 07 月 11 日入库的 20170708 批氨加黄敏胶囊编码为：P01 – 20170708。

例四：2017 年 08 月 14 日进厂的三批人工牛黄，其编码为：YL001 – 20170814 –（1）、YL001 – 20170814 –（2）、YL001 – 20170814 –（3）。

四、物料验收管理规程

目的：建立一个规范的物料验收管理规程。

范围：本规程适用于物料验收的管理。

职责：仓库保管员、QA 员对本规程实施负责。

1　仓库保管员，负责对原辅料、包材进行接收和初验工作；中药材库保管员必须具备一定中药相关知识，具有识别药材真伪、优劣的技能，并有由省食品药品监督管理局培训合格后发放的中药材验收资格证书。

2　仓库保管员，对验收物料相关单据及实物的验收。

2.1　货物凭证与购货合同是否相符，是否是经批准的供货单位。

2.2　送货凭单的品名、规格、批号、数量（袋、箱）和实物是否相符。

2.3　原辅料、中药饮片、直接接触药品的包装材料，要有生产厂家的"检验报告单""产品合格证"。

3　仓库保管员，对物料的外包装进行验收。

3.1　外包装标记与货物是否相符，印字是否清楚。是否注明品名、规格、数量、批号、生产厂家；中药材外包装标识还要注明产地、采收加工日期。

3.2　物料外包装，是否牢固完好，无破损、无受潮、无霉变虫蛀、无鼠咬、无污染、无混杂。不经前处理，直接用于生产的原料，内包装材料和固体辅料是否用双层洁净袋包装，封口是否严密。

4　仓库保管员，对物料数量的验收。

4.1　原辅料、中药材、中药饮片，包装材料依重量计数，按外包装标识，复核毛重。

4.2　单次购入重量不超过 500kg 的物料，逐件称重复核；超出 500kg 的物料，按 10% 抽样称重复核，若抽验数量与标识数量不符，则再抽验 20%，进行称重复核。

4.3　标签类包材（小盒、说明书），按来料总量，3% 抽验计数，同包装标识的数量核对。若抽验数量与标识数量不符，则再抽验 6% 计数验收。

4.4　物料数量验收，实际称重与标识重量偏差范围表（表 6-2）。

表 6-2　　　　　　　　　　　偏差范围

物料类别	来料数量范围/kg	数量偏差范围	
		标准规格包装	非标准包装
原辅料、中药饮片	≤100	±0.2%	±0.5%
	100～500	±0.5%	±0.8%
	≥500	±0.8%	—
中药材	≤100	±1.0%	±1.5%
	100～500	±2.0%	±2.8%
	≥500	±3.5%	±4.0%

续表

物料类别	来料数量范围/kg	数量偏差范围	
		标准规格包装	非标准包装
小盒	—	±0.2%	±0.2%
说明书	—	±0.1%	±0.1%
大箱	—	±0.1%	±0.1%

5 验收合格的物料，填"货位卡""请验单"，货物用黄颜色的绳围好，待取样、检验。

6 物料质量的验收：物料主要指外包材及中药材的外观判定。

6.1 标签，仓库保管员，依据标签卡，对标签的文字、图案、尺寸进行检查，同时做好包材检验记录，QA 员复核。

6.2 中药材、中药饮片，仓库保管员通过看、触、闻、尝等感官判定，初步对中药材、中药饮片进行验收，QA 员复核。

7 验收不合格

7.1 验收不合格，拒收，退货的条件。

7.1.1 物料未从审核合格的指定供货商处购进。

7.1.2 外包装标识无法辨认。

7.1.3 外包装破损严重，物料受到严重污染。

7.1.4 物料数量，经增加抽验后，应同标识数量相差超出偏差限度。

7.2 验收不合格，经处理，可以办理入库的条件。

7.2.1 外包装破损，但物料未受到污染。

7.2.2 外包装标识，受污染，但重要标识（名称、数量、批号、生产单位、注册编号）可以辨认。

7.2.3 标签类包材，可以降格使用的情况。

五、物料储存管理规程

目的：建立一个规范的物料储存的管理规程。

范围：库存中药材、原料、辅料、包装材料。

职责：仓库负责人、保管员、QA 员对本规程的实施负责。

1 物料储存管理的基本要求

1.1 根据定置管理的原则，合理安排货位；库房内有库房货位平面示意图，示意图包括库房、使用面积、储存类别、货位排号等。

1.2 物料应按其属性、品种、规格、批号分类分库码放。整批物料应上垛，货垛要堆牢固、整齐、无明显倾斜。零星物料应单独摆放整齐，物料不得倒置。物料要有托板托放，禁止直接接触地面，托板应保持清洁，底部要能通风防潮。

1.3　各种在库储存物料应有明显的状态标记，合格——绿色，不合格——红色，待检——黄色；待验、不合格、退货物料应分别储存于各自区域，不得与合格物料混淆存放。

待验物料挂黄色待验标志，用黄色绳链围栏；待验物料检验合格后，储存在合格区挂绿色合格标志，用绿色绳链围栏；不合格的物料储存在不合格区，挂红色不合格标志，用红色绳链围栏，由质保部 QA 员逐件贴上不合格证；退货产品存放于退货区，挂黄色待验标志，用黄色绳链围栏。

1.4　物料存放

1.4.1　原辅料、包装材料应分库储存；固体原料和液体原料应分开储存。

1.4.2　经过前处理加工的中药材与未加工的药材应分库存放，经过前处理加工的中药材应采用内层洁净袋外用其他容器包装，袋口应封严，标识清楚。

1.4.3　危险品应专库存放，易燃易爆品应在危险品库专柜存放；细料药、毒剧药应专库或专柜存放。

1.4.4　对温度、湿度或其他条件有特殊要求的物料、中间体和成品应按规定条件储存。

1.4.5　挥发性物料专库储存，应有排风设施，其储存条件应避免污染其他物料。

1.5　库房内货垛码放应符合规定距离：

1.5.1　垛与垛间距不少于 30 厘米。

1.5.2　垛与梁间距不少于 30 厘米。

1.5.3　垛与墙间距不少于 50 厘米。

1.5.4　垛与柱间距不少于 30 厘米。

1.5.5　垛与地面间距不少于 10 厘米。

1.6　库房设备、设施与货垛应保持一定距离：

1.6.1　供热管道与货垛的距离不少于 30 厘米。

1.6.2　电器设施、设备周围、架空线路及照明灯具下方不准堆放物料，照明灯具垂直下方与储存物料的水平距离不少于 100 厘米。

1.6.3　仓库内主要通道宽度不少于 150 厘米。

1.7　仓库内货物的码放、搬运应文明作业，严禁野蛮操作。

1.8　各种在库设备、设施、器具、清洁工具等均应实行定置管理，使用后各就各位，摆放整齐，标志明显。

1.9　库内所有物料的帐卡、记录表格、单据、状态标记应专人妥善保存，及时准确填写记录，核对帐卡、实物，发现问题及时上报主管负责人，不得擅自改动。各种记录、凭证须保存至物料使用完后一年。

2　养护设施的管理

2.1　根据物料性质，库内应设置温湿度表、排风扇、空调机等养护设施，对库内温湿度定期、定时做好记录。

2.2 库房应设防鼠、防昆虫设施。

2.3 仓库保管员应正确使用各种养护仪器、设备。

2.4 必须随时了解库内湿、温度变化情况，掌握物料储存季节性温、湿度变化规律，以便及时采取措施。每日定时记录两次温湿度。

2.5 阴凉库区温度控制在 20℃ 以下，相对湿度控制在 65% 以下；常温库区温度控制在 30℃ 以下，相对湿度控制在 75% 以下；胶囊库区温度控制在 15 ~ 25℃，相对湿度控制在 45% ~65%。

3 在库物料的保管、养护管理

3.1 根据物料性质、特点和仓储条件，对在库物料应进行日常及定期的检查、保管、养护，并随时调整养护方法和保管措施。应切实保证储存物料无潮湿、无霉变、无虫蛀无鼠咬、无污染、无渗漏、无挥发、无冻裂、无破损、无燃爆。

3.2 对易虫蛀的物料，应经常检查货垛四周有无虫粉，尤其是雨季和高温季节，若发现虫蛀或蛀粉，应立即通知质保部门取样检验，根据检验结果及时采取处理措施。高温多雨季节应增加检查频次，对易发霉的原辅料应重点检查外包装是否受潮，着重检查下层及接近墙壁易受潮的部位。

3.3 对于易挥发的物料，包装上要尽可能密封。

3.4 按照规定经常对库房进行清洁，库房内要设置足够消防器材，并保证其好用，要定期检查、定期更换。

3.5 库存物料的复验

3.5.1 严格按照物料期限储存，未规定储存期的依稳定性考察确定储存期限。

3.5.2 在储存期限到达前一个月填写请验单，通知质保部取样，交化验室检验。

3.5.3 储存期内如有特殊情况应及时复验，复验合格的物料方可供生产使用，使用期不得超过三个月，超过三个月应重新复验。

3.6 物料平均保管损失率（年），应小于2‰。

3.7 毒剧药材和细料药应专库或专柜存放，实行双人双锁管理，并设有报警装置，严禁无关人员进入毒麻药、细料药存放室内。

4 包装材料的储存：在做好上述要求同时，还应做到以下几点。

4.1 内包材与外包材分区存放，不得混放在同一区域内。

4.2 按不同品种、规格、垛与垛、垛与墙、垛与地面的规定距离分别码放。

4.3 附有印刷文字的包装材料如标签，使用说明书和已印刷好的卷筒铝箔等，要实行专库或专柜加锁存放，专人管理，计数发放。

4.4 不需要清洁处理直接使用的包装材料，必须保持其储存区域内的清洁卫生，防止交叉感染。

4.5　储存标签、说明书的货架、货柜要定期清扫消毒。

4.6　包装材料的储存要避开阳光直接照射，应背阴储存。

5　中药材储存：为确保中药材的质量，必须切实保证药材在储存期无受潮、无霉变、无虫蛀、无鼠咬、无污染等。

5.1　防受潮

5.1.1　检查：对怕潮的药材要检查其最下层，同时要特别注意对货垛四周或接近墙壁易受潮部位的检查；对易发霉、泛油的药材应重点检查药材包装在储存期是否反潮；高温多雨季节应增加检查次数。

5.1.2　措施：药材不得贴地堆放，货垛下必须有垫仓板；已受潮的药材应晒干或烘干。

5.2　防虫蛀

5.2.1　检查：应经常检查储存药材货垛四周有无虫丝、蛀粉现象；雨季和高温季节应增加检查频次。

5.2.2　措施

5.2.2.1　严把药材入库的质量关，杜绝虫蛀药材的入库。在高温多雨的季节保持库房的干燥、通风和清洁卫生要尽可能缩小库存量，加快货物的流通。

5.2.2.2　必须定期和经常杀灭害虫；一旦发现有虫丝、蛀粉现象，及时采取药物熏蒸措施，防止情况继续发展。

杀灭害虫的方法：一般情况下每立方米药材用 9～18g 磷化铝熏蒸，熏蒸温度宜在20℃以上，熏蒸时间不少于96小时，排毒时间3～5天，排毒后，应将药末残留物移至库外掘坑深埋。

熏蒸药材时，应将库房缝隙封严密，防止对人，对其他库房药材的污染。同时因磷化氢气体，遇火星易燃烧，甚至会自燃或爆炸，因此使用时要做好严格的防范工作。熏蒸过的药材要注意库房通风。

5.3　对含有挥发油的芳香性中药材，应储存在阴凉库内，包装尽可能密闭，还要经常检查货垛内部是否发热或被闷蒸。

5.4　一般的情况下，药材库房的温度应控制在30℃以下，相对湿度保持在75%以下，并保持库房的清洁卫生。

六、特殊药品管理规程

目的：建立一个规范的特殊药品管理规程，对特殊药品的采购、仓储、使用进行规定。

范围：本规程适用于特殊药品的管理。

职责：物料部负责本规程的制订，物料部、生产部、质保部负责对本规程的实施、监督。

1 依据国家规定，制订本公司特殊物料的管理规程。

特殊药品包括：精神药品、毒性药品、放射性药品、麻醉药品、易制毒化学试剂、易制爆炸危险品的化学试剂、贵细药品及上述各类的原料。

2 特殊药品的采购

2.1 物料部根据特殊药品的使用情况，提出特殊药品申请采购计划并交由质保部，办理相关特殊药品采购证明。

2.2 质保部办理完成特殊药品采购证明后，将"特殊药品采购证明"返交物料部，物料部持"特殊药品采购证明"，在由质保部审核合格的特殊药品定点供应商进行采购。

2.3 运送途中需实行有效的防范措施。"特殊药品采购证明"严禁转借他人。

2.4 物料部采购人员，对特殊药品的采购，不得以现金方式进行结算。

2.5 物料部采购完成后，"特殊药品采购证明"单，返回质保部。

3 特殊药品的仓储，除具备仓库的保管条件外，必须安装防盗门、报警器、监控器，铁栅栏等防盗安全设施。

4 特殊药品的入库验收：除按《物料验收管理规程》执行外，增加的款项如下：

4.1 应逐件检查外包装的是否完好，无启封痕迹；包装是否完好无泄漏；每件包装上是否贴有特殊药品的明显标志；易燃易爆品包装是否用低温、小剂量、阻燃容器包装。

4.2 易燃易爆品装卸时必须轻拿轻放，防止撞击、拖拉和倾倒。

4.3 在质保部 QA 员的现场监督下，将特殊药品进行复称，须与送货凭单及订货合同相符。

4.4 按品种及批次对特殊药品进行检验，经检验合格的特殊药品入库，要双人双锁管理，并建帐登记。

5 特殊药品的仓库管理，除按《物料储存管理规程》执行外，增加的款项如下：

5.1 特殊药品专库存放，双人双锁管理，设有监控、报警装置，严禁无关人员进入。

5.2 明确特殊药品仓库管理负责人，各项制度上墙。

5.3 保管员对加强管理，定期检查，帐、物、卡必须相符，每月向公司及上级政府的监督管理部门上报特殊药品的使用情况，发现问题及时上报。

5.4 保管员的钥匙不得随意转交他人，如有丢失，要立即上报，并进行更换新锁。

6 特殊药品的领用管理，除按《物料发放管理规程》执行外，增加的款项如下：

6.1　特殊药品的领用需先填写特殊药品"使用证明单"，经质保部审核后，凭特殊药品"使用证明单"及"需料领料单"出库领料，此过程必须有经办人、复核人、使用部门负责人、仓库保管员员、仓库负责人、QA员现场签字确认，记录一式三份，存档5年以上。

6.2　特殊药品"使用证明单"的使用有效期为24小时。

6.3　特殊药品从库房领出到用于生产、检验、科研的浓度或含量稀释时间不得超过30分钟。如果特殊药品从库房领出到使用部门的使用超出30分钟，使用部门必须具备同仓库要求一致的保存条件及管理保存制度。

6.4　特殊药品的投料使用过程，必须有投料使用监控记录，由使用人（投料人）、复核人、工艺员（管理员）、QA员现场签字，记录备案。

7　特殊药品的销毁

7.1　根据特殊药品的化学性质，采取的销毁方式有焚烧、掩埋、稀释、化学反应等，进行安全、环保的销毁。

7.2　销毁过程要有销毁人、监控人、安全负责人、QA员进行现场签字确认，销毁记录保存5年以上备查。

7.3　销毁的范围：包括特殊药品废弃的半成品、尾料、不合格品、检验品。

七、物料管理规程

目的：建立一个规范的原辅料、包装材料发放的操作管理规程。

范围：本规程适用于原辅料、包装材料发放管理。

职责：物料部部长、仓库保管员、生产部物料管理员、QA员对本规程实施负责。

1　仓库保管员所发放的物料必须有质保部签发的"检验报告单""合格证"，否则不准发料，"合格证"为每件物料一张，发放物料时由保管员粘贴在每件物料的外包装上。

2　仓库保管员应凭领料员的"需料领料单"发放物料。库房应配备磅秤、天平等计量设备，并定期校验、定期检定，用后清理干净，保证其准确好用。

3　原辅料的发放应执行"先进先出"的原则，发放先进厂、最接近有效期的物料。

4　发料时保管员必须核对品名、规格、批号、数量后方可发料。用磅秤称量的物料，在称量过程中应有领、发双方同时在场，并预先校对计量器具。

5　凡进货为桶装、袋装的物料，如以kg计量的物料应精确到0.02kg。

6　如遇有需要拆包装发放的物料时，应根据物料的性质，在指定洁净区域分装。称量分装好的物料装入洁净容器，将袋口封好，粘上物料标签；发放剩下的物料再用一个新塑料袋从袋口方向套上封好口，并做好标记，粘上物料标签，放在原货位上码放整齐，下次发料时，先发出去。

7 物料发放时，领发双方均应到场，核对无误后，领发双方签字，方可办理出库手续。

8 发料后保管员应将剩余的物料及时送到原货位上码放整齐。

9 物料发放要坚持日清月结，物料发出时要及时记录，做到帐、卡、物相符。

10 标签的发放的特殊要求

10.1 仓库保管员按照"需料领料单"数量，严格限额发放合格的包装材料。

10.2 标签、使用说明书发放时，如机用的采用减量法，如手工包装的采用计数法。发放时领、发双方均应在场，核对无误后办理出库手续，领发人均在发放记录上签字。

11 细料药、毒剧药发放的特殊要求

11.1 仓库保管员按照"需料领料单"数量严格限额发放合格的细料药、毒剧药。同时确保车间有两位领料员领料。

11.2 贵细药、毒剧药的发放应在指定的发放地点进行，采用固定的衡器。

11.3 细料药、毒剧药的称量应采用天平，并净重精确称量至0.1g。

11.4 必须有两位保管员在领料单上签字，密封盛装物料容器，在封口处贴好封条，填写物料标签。

12 危险品的发放：危险品是指易燃、易爆、毒性大或具有强腐蚀性，对人体构成伤害的物品。

12.1 易燃、易爆品的发放。

12.2 严格遵守操作规程，不得穿有钉鞋或敲击铁器等。

12.3 无关人员不得接近操作现场，现场严禁烟火，安装的电器、照明要有防爆措施，并设置有灭火剂和消防器材。

13 强腐蚀物料的发放

13.1 发放强腐蚀性物料，须穿戴好防护用品如风镜、口罩、橡胶围裙、橡胶手套、水靴等。

13.2 领用时须小心操作，轻拿轻放，勿使物料溅出伤人。

13.3 在发放现场，均应配有冲洗设施，以便及时冲走身上的强腐蚀物。

八、仓库盘点管理规程

目的：建立一个规范的仓库盘点管理规程。

范围：所有库存物资。

职责：仓库保管员、会计人员。

1 要求

1.1 当月开出的领料单，当月必须领出；跨月领料单、保管员不能发料必须先办理退库，后办理领料。

1.2　每月盘点表必须在当月 28 日前交财务部、物料部长。

1.3　为了更好做好帐物相符工作，要求保管员每月 24 日前办入库，入库单有未交采购员报帐的物资数量，分品种列出，随同盘点表 27 日交财务部。

1.4　领料单必须交财务部。

2　盘点时间

2.1　每月 27 日前为仓库保管员盘点、核对帐目。

2.2　每年 6 月份最后三天为仓库保管员的半年盘点、对帐日，除了把当月的仓库盘点工作做好，还要统计半年来仓库的盘点数据。

2.3　每年 12 月末最后四天为仓库保管员的年终盘点，对帐日，除了把当月的仓库盘点工作做好，还要统计全年的仓库盘点数字。

3　盘点程序

3.1　由保管员自己整理，自查帐、物、卡。

3.2　由财务部派出分管的会计或开票人员到仓库对口进行盘点。

3.3　凡是参加仓库盘点的人员，要认真负责、工作顺序是：

3.3.1　监盘人员与保管共同清点实物，如实写在盘点表上。

3.3.2　在盘实物的同时，看货位卡上的数是否与实物相符合，如实做好记录。

3.3.3　对照仓库保管员的帐册，看帐、物、卡是否相符合，要求保管员的帐、物、卡与财务的总帐都相符合，如不符合就要及时查明原因，写出报告。

4　盘点结果

4.1　盘点时根据 GMP 要求及原料和药品的效期规定，查明超过保管期限，长期积压的物资或产品的数量和发生的原因，以改进管理。

4.2　盘点结束后，应及时做出盘点表，交盘点表的时间在每月 28 日前，盘点表应交财务部一份、仓储部一份，保管员自己留底一份。

4.3　盘点后应把超过保管期限，长期积压的物资或产品列出来分别报有关部门审批。原辅包装材料、化学试剂、危险品报质保部审批；机械设备、配件报工程部审批，审后确认报废的话，仓储部拟出报废核销报告呈主管经理审批同意后，交财务部按审批程序申请报废核销。

4.4　盘点后发现短少或溢出、事故差错的，要保管员写出原因，同时向主管经理报告。

4.5　仓库的各类帐册、报表、提货单、货位卡、检验报告单或合格证、应分月份、年份、装订成册妥善保存。

九、包装破损的物料管理规程

目的：建立一个规范的包装破损的物料管理规程保证物料原有特性，防止污染和混杂。

范围：企业入库的原辅料、包装材料。

职责：仓库保管员、质保部 QA 员对本规程实施负责。

1 破损包装物料的来源

1.1 库管员在接收过程中发现的破损件。

1.2 库管员在巡检过程中发现的破损件。

1.3 QA 员在检查过程中发现的破损件。

1.4 转运过程中及其他原因产生的破损包装物料。

2 破损分类

2.1 轻微破损：外包装轻度磨损、外包装破损但内包装尚未破损、物料质量未受影响。

2.2 一般破损：外包装破损严重，但内包装无破损，虽然无法确认该物料的相关信息，但经 QA 员确认未影响物料质量。

2.3 严重破损：直接影响物料的质量（或所造成经济损失较严重）。

3 破损包装物料处理：发现包装破损，应将其取出单独放置，做好物料包装破损记录，及时上报质保部，执行以下的工作程序。

3.1 轻微破损处理：在 QA 员监督下，采取适当的补救措施，如捆扎、外套塑料袋或用不干胶带粘贴等，但不能影响外包装标记的识别以及物料的正常储存。需更换包装的，保管员在 QA 员的监督下，去掉破损的包装，换上新包装袋，封严，换好标签，注明与原标签相同的内容，QA 员检查核对无误后签字，仓库保管员填写物料更换包装记录。

3.2 一般破损处理：由 QA 员抽取样品送 QC 员检验，检验内容与本批物料标准相同，物料部与物料供应商联系，确认该物料相关信息，同时将信息报送质保部，依据检验结果，如确为本批物料，仓库保管员填写物料更换包装记录，标注该批次物料的相关信息，合格的物料 QA 员为其贴好合格证，保管员将其码放在货位的前面，最先发放。如非本批物料，物料部与供应商联系退货。

3.3 严重破损处理

3.3.1 直接影响药品质量的破损物料，经检验室检验后发出"检验报告单"和"不合格证"，物料移至不合格品区，挂上红色不合格标志，由 QA 员逐件贴上"不合格证"，按不合格品处理，保管员填写不合格物料台账。

3.3.2 经济价值大的破损物料，依据检验结果，由质保部审核决定破损物料的使用方法。需换包装的物料按 3.2 条执行。

4 物料在入厂前运输中破损，保持物料原状，报主管负责人，联系退换货。

十、剩余物料退库管理规程

目的：建立一个规范的剩余物料退库管理规程。

范围：本规程适用于生产用剩余物料退库的管理。

职责：仓库负责人、保管员、物料管理员、QA 员。

1　需要退库的物料必须是领用后未使用完，且近期不使用的物料。

2　退库的剩余物料，并在规定的储存期限内，属于合格品的可以办理手续。

3　退库的物料应做好记录，本记录不单独设立，应用红色笔记录于进厂物料分类帐中，并在备注中标明退库原因。

4　退库的剩余物料，如果物料的外包装已经打开，部分物料已经使用，需要退库时，车间要做好物料的称量及封口工作，做到至少为双层洁净包装，在外包装上贴上物料签，交给仓库保管员。

5　仓库保管员凭退料申请单对退库物料逐一核对名称、规格、批号、数量及退料日期，检查是否需要申请复验，确认无误后，将退回的物料放置在原货位上或单独的货位上，码放整齐，挂上绿色合格标记，填写台账、货位卡（注明品名、规格、批号、数量、退库部门、退库时间、复验日期）。

6　在下一次付货时应先付退库的剩余物料。

7　包装材料的退库

7.1　生产车间的下述包装材料允许退库：

7.1.1　生产过程中发现存在严重质量缺陷，经 QA 员确认无法使用的包装材料。

7.1.2　产品生产结束，而短期内不再生产的该品种包装材料。

7.2　包装材料的退库程序

7.2.1　须退库的包装材料由生产车间物料管理员整理整齐，已拆包的包装材料应包扎好，并在包扎件外写上品名、数量、编号并由生产车间物料管理员签名。

7.2.2　车间领料员将退料单一式三份填写好，交质保部 QA 共同核对未使用过的和未打印过批号的标签，使用说明书及包装材料的数量，确与退库单内容相符后，签署意见并签名。

7.2.3　仓库保管员在接收标签使用说明书及其他包装材料退库时，要按退料单之内容认真核对，核对后签字并自留一份，如发现问题立即通知质保部负责人。

7.2.4　仓库保管员、生产车间物料管理员根据退料单及时在有关帐、卡上做相应登记，确保帐、物、卡相符。

7.2.5　仓库保管员将退回的合格标示材料存放在专柜的前排，以便下次发放时先行发出。

十一、物料及产成品复验管理规程

目的：建立一个规范的物料及产成品复验管理规程，保证使用的原辅料（包括中药材及浸膏)、内包装材料、产成品符合质量标准的要求。

范围：本规程适用于规定了储存期的库存原辅料（包括中药材及浸膏）、包装材料及产成品。

职责：仓库保管员、QA 员、QC 员对本规程的实施负责。

1　所有物料均要制订储存期、复验期并遵照执行。

2　物料储存期的确定

2.1　国家规定有效期、保质期的原料、辅料、包装材料及产成品，按国家规定的有效期、保质期执行。

2.2　包装材料的储存期一般为 3 年；质量标准中规定储存期的按标准执行。

2.3　国家未规定有效期、使用期限及保质期的原辅料（如中药材），视其性质确定储存期，一般不超过 3 年；质量标准中规定储存期的按标准执行。

2.4　中药材提出物，或经处理后的中间产品，应通过稳定性试验确定有效期，再制订复验期。

3　有下列情况者，库房应提出复验申请。

3.1　未规定有效期的中药材，一般储存期限为 3 年，储存期满后应申请复验。

3.2　物料未超过规定的储存期，但有下列情况之一者，应提出复验：

3.2.1　易变质、易受微生物污染的原辅料在使用前。

3.2.2　与已经发现的不合格产品相邻批号的产品。

3.2.3　成品库在需要对产品质量进行确认时。

3.2.4　储存期内发生特殊情况（包括虫蛀、鼠咬、水淹等）。

3.2.5　其他外观有变化的物料和成品。

3.3　物料在储存期限前一个月要申请复验。

4　物料的储存期以生产日期为起始日期。

5　超过储存期的物料应停止发放，按过期药品处理。

6　若复验不合格，仓库保管员应立即将不合格品移至不合格区，按《不合格品管理规程》进行处理。

7　若复验合格，应在合格证上注明下次复验日期（一般为三个月，特殊情况由质保部根据实际另行处理），进厂合格证仍需保留。

任务三　中间产品放行审核的管理

药品生产过程中，由于时间和生产操作的要求，一般都是阶段性的生产为主。所以，药品生产过程中，一个工序与下个工序的衔接有一个时间和空间的隔离，为了保证药品生产的质量控制，必须加强药品的中间产品的质量控制。

目的：建立一个规范的中间产品放行审核的管理规程，保证中间产品的质量，保证不合格产品不得流入下一道工序。

范围：本规程适用于中间产品的审核放行。

责任：质量监督员、质量保证部副部长、质量保证部部长，生产部负责对本规程的实施。

1　中间产品指完成部分加工步骤的产品，尚需进一步加工方可成为待包装产品。

2　中间产品的放行必须由经培训、经授权的质量监督员审核签字批准后给予放行。

3　质量监督员依各工序的监控标准操作规程对每一个工序进行严格审核、监控。

4　审核内容

4.1　依据各工序监控标准操作规程在生产前对各工序进行检查，应符合相应要求。包括清场情况、温度、湿度及压差等。

4.2　所用设备、仪器、仪表是否经过验证或校验，并在有效期内。

4.3　生产所用的原料、辅料、与药品直接接触的包装材料是否为经企业质量保证部门批准的有相应资格的供应商提供，并有合格检验报告单及放行单。

4.4　中间产品是否有明确的状态标识，帐、卡、物是否相符，严格防止差错、混淆、交叉污染的发生。

4.5　生产工艺是否与药品监督管理部门核查的核查工艺一致或与注册要求一致。

4.6　生产过程是否符合 GMP 要求，无差错、无混淆、无污染及交叉污染；生产操作是否按相应的标准操作规程要求执行。

4.7　中间产品取样、留样是否执行《中间产品取样标准操作规程》，中间产品取样记录应及时填写。

4.8　中间产品检验结果是否符合中间产品质量标准并有相应的检验报告单。检验记录应完整、检验项目应齐全，准确无误。

4.9　生产过程中，工艺卫生、环境卫生、人员卫生应符合要求。

4.10　生产过程中是否按照操作规程对洁净区进行相应的环境监测。

4.11　以上各项如有偏差，应按《偏差处理管理规程》执行。

4.12　以上各项如有变更，应按《变更控制管理规程》执行。

4.13　批生产记录、监控记录填写是否符合要求并与生产过程相符。

5　以上各项经现场质量监督员审核无误，由质量监督员在流转证字放行。合格的中间产品方可流转到下一工序，投入使用。

6　经检验不合格的中间产品，由质量监督员发放不合格检验报告单。不合格的中间产品不得流入下一道工序，并查明原因，按规定执行。

习题

1. 物料放置仓库时为什么不能直接放在地面上?
2. 垛与垛的距离是多少?
3. 原料药的药品出库要求是什么?
4. 入库记录保留多少年?
5. 未规定有效期的中药材,一般储存期限为几年?
6. 物料的储存期以什么日期开始?

项目七　生产管理

学习目的

药品是从有药品生产许可证和 GMP 证的工厂生产出来的。因此，药品生产过程中必须严抓生产前、生产中和生产结束后的管理，实行层层把关，质量控制点严格检验，时时监督检查，避免生产中出现污染和交叉污染，减少人为的错误。

任务一　GMP 生产管理的要求

企业药品的生产是保证药品质量形成的关键过程，药品的质量是设计和生产出来的。一个药品的生产，其质量与生产过程的任何一个工序相关，GMP 是保证生产出合格药品的重要条件。

2010 年 GMP 对生产管理的要求是：

第一百六十八条　每种药品的每个生产批量均应当有经企业批准的工艺规程，不同药品规格的每种包装形式均应当有各自的包装操作要求。工艺规程的制订应当以注册批准的工艺为依据。

第一百六十九条　工艺规程不得任意更改。如需更改，应当按照相关的操作规程修订、审核、批准。

第一百七十条　制剂的工艺规程的内容至少应当包括：

（一）生产处方：

1. 产品名称和产品代码；

2. 产品剂型、规格和批量；

3. 所用原辅料清单（包括生产过程中使用，但不在成品中出现的物料），阐明每一物料的指定名称、代码和用量；如原辅料的用量需要折算时，还应当说明计算方法。

（二）生产操作要求：

1. 对生产场所和所用设备的说明（如操作间的位置和编号、洁净度级别、必要的温湿度要求、设备型号和编号等）；

2. 关键设备的准备（如清洗、组装、校准、灭菌等）所采用的方法或相应操作规程编号；

3. 详细的生产步骤和工艺参数说明（如物料的核对、预处理、加入物料的顺序、混合时间、温度等）；

4. 所有中间控制方法及标准；

5. 预期的最终产量限度，必要时，还应当说明中间产品的产量限度，以及物料平衡的计算方法和限度；

6. 待包装产品的储存要求，包括容器、标签及特殊储存条件；

7. 需要说明的注意事项。

（三）包装操作要求：

1. 以最终包装容器中产品的数量、重量或体积表示的包装形式；

2. 所需全部包装材料的完整清单，包括包装材料的名称、数量、规格、类型以及与质量标准有关的每一包装材料的代码；

3. 印刷包装材料的实样或复制品，并标明产品批号、有效期打印位置；

4. 需要说明的注意事项，包括对生产区和设备进行的检查，在包装操作开始前，确认包装生产线的清场已经完成等；

5. 包装操作步骤的说明，包括重要的辅助性操作和所用设备的注意事项、包装材料使用前的核对；

6. 中间控制的详细操作，包括取样方法及标准；

7. 待包装产品、印刷包装材料的物料平衡计算方法和限度。

第一百七十一条　每批产品均应当有相应的批生产记录，可追溯该批产品的生产历史以及与质量有关的情况。

第一百七十二条　批生产记录应当依据现行批准的工艺规程的相关内容制订。记录的设计应当避免填写差错。批生产记录的每一页应当标注产品的名称、规格和批号。

第一百七十三条　原版空白的批生产记录应当经生产管理负责人和质量管理负责人审核和批准。批生产记录的复制和发放均应当按照操作规程进行控制并有记录，每批产品的生产只能发放一份原版空白批生产记录的复制件。

第一百七十四条　在生产过程中，进行每项操作时应当及时记录，操作结束后，应当由生产操作人员确认并签注姓名和日期。

第一百七十五条　批生产记录的内容应当包括：

（一）产品名称、规格、批号；

（二）生产以及中间工序开始、结束的日期和时间；

（三）每一生产工序的负责人签名；

（四）生产步骤操作人员的签名；必要时，还应当有操作（如称量）复核人员的签名；

（五）每一原辅料的批号以及实际称量的数量（包括投入的回收或返工处理产品的批号及数量）；

（六）相关生产操作或活动、工艺参数及控制范围，以及所用主要生产设备的编号；

（七）中间控制结果的记录以及操作人员的签名；

（八）不同生产工序所得产量及必要时的物料平衡计算；

（九）对特殊问题或异常事件的记录，包括对偏离工艺规程的偏差情况的详细说明或调查报告，并经签字批准。

第一百七十六条　每批产品或每批中部分产品的包装，都应当有批包装记录，以便追溯该批产品包装操作以及与质量有关的情况。

第一百七十七条　批包装记录应当依据工艺规程中与包装相关的内容制订。记录的设计应当注意避免填写差错。批包装记录的每一页均应当标注所包装产品的名称、规格、包装形式和批号。

第一百七十八条　批包装记录应当有待包装产品的批号、数量以及成品的批号和计划数量。原版空白的批包装记录的审核、批准、复制和发放的要求与原版空白的批生产记录相同。

第一百七十九条　在包装过程中，进行每项操作时应当及时记录，操作结束后，应当由包装操作人员确认并签注姓名和日期。

第一百八十条　批包装记录的内容包括：

（一）产品名称、规格、包装形式、批号、生产日期和有效期；

（二）包装操作日期和时间；

（三）包装操作负责人签名；

（四）包装工序的操作人员签名；

（五）每一包装材料的名称、批号和实际使用的数量；

（六）根据工艺规程所进行的检查记录，包括中间控制结果；

（七）包装操作的详细情况，包括所用设备及包装生产线的编号；

（八）所用印刷包装材料的实样，并印有批号、有效期及其他打印内容；不易随批包装记录归档的印刷包装材料可采用印有上述内容的复制品；

（九）对特殊问题或异常事件的记录，包括对偏离工艺规程的偏差情况的详细说明或调查报告，并经签字批准；

（十）所有印刷包装材料和待包装产品的名称、代码，以及发放、使用、销毁或退库的数量、实际产量以及物料平衡检查。

第一百八十一条　操作规程的内容应当包括：题目、编号、版本号、颁发部门、生效日期、分发部门以及制订人、审核人、批准人的签名并注明日期，标题、正文及变更历史。

第一百八十二条　厂房、设备、物料、文件和记录应当有编号（或代码），并制订编制编号（或代码）的操作规程，确保编号（或代码）的唯一性。

第一百八十三条　下述活动也应当有相应的操作规程，其过程和结果应当有记录：

（一）确认和验证；

（二）设备的装配和校准；

（三）厂房和设备的维护、清洁和消毒；

（四）培训、更衣及卫生等与人员相关的事宜；

（五）环境监测；

（六）虫害控制；

（七）变更控制；

（八）偏差处理；

（九）投诉；

（十）药品召回；

（十一）退货。

第一百八十四条　所有药品的生产和包装均应当按照批准的工艺规程和操作规程进行操作并有相关记录，以确保药品达到规定的质量标准，并符合药品生产许可和注册批准的要求。

第一百八十五条　应当建立划分产品生产批次的操作规程，生产批次的划分应当能够确保同一批次产品质量和特性的均一性。

第一百八十六条　应当建立编制药品批号和确定生产日期的操作规程。每批药品均应当编制唯一的批号。除另有法定要求外，生产日期不得迟于产品成型或灌装（封）前经最后混合的操作开始日期，不得以产品包装日期作为生产日期。

第一百八十七条　每批产品应当检查产量和物料平衡，确保物料平衡符合设定的限度。如有差异，必须查明原因，确认无潜在质量风险后，方可按照正常产品处理。

第一百八十八条　不得在同一生产操作间同时进行不同品种和规格药品的生产操作，除非没有发生混淆或交叉污染的可能。

第一百八十九条　在生产的每一阶段，应当保护产品和物料免受微生物和其他污染。

第一百九十条　在干燥物料或产品，尤其是高活性、高毒性或高致敏性物料或产品的生产过程中，应当采取特殊措施，防止粉尘的产生和扩散。

第一百九十一条　生产期间使用的所有物料、中间产品或待包装产品的容器及主要设备、必要的操作室应当贴签标识或以其他方式标明生产中的产品或物料名称、规格和批号，如有必要，还应当标明生产工序。

第一百九十二条　容器、设备或设施所用标识应当清晰明了，标识的格式应当经企业相关部门批准。除在标识上使用文字说明外，还可采用不同的颜色区分被标识物的状态（如待验、合格、不合格或已清洁等）。

第一百九十三条　应当检查产品从一个区域输送至另一个区域的管道和其他设备连接，确保连接正确无误。

第一百九十四条　每次生产结束后应当进行清场，确保设备和工作场所没有遗留与本次生产有关的物料、产品和文件。下次生产开始前，应当对前次清场情况进行确认。

第一百九十五条　应当尽可能避免出现任何偏离工艺规程或操作规程的偏差。一旦出现偏差，应当按照偏差处理操作规程执行。

第一百九十六条　生产厂房应当仅限于经批准的人员出入。

第一百九十七条　生产过程中应当尽可能采取措施，防止污染和交叉污染，如：

（一）在分隔的区域内生产不同品种的药品；

（二）采用阶段性生产方式；

（三）设置必要的气锁间和排风；空气洁净度级别不同的区域应当有压差控制；

（四）应当降低未经处理或未经充分处理的空气再次进入生产区导致污染的风险；

（五）在易产生交叉污染的生产区内，操作人员应当穿戴该区域专用的防护服；

（六）采用经过验证或已知有效的清洁和去污染操作规程进行设备清洁；必要时，应当对与物料直接接触的设备表面的残留物进行检测；

（七）采用密闭系统生产；

（八）干燥设备的进风应当有空气过滤器，排风应当有防止空气倒流装置；

（九）生产和清洁过程中应当避免使用易碎、易脱屑、易发霉器具；使用筛网时，应当有防止因筛网断裂而造成污染的措施；

（十）液体制剂的配制、过滤、灌封、灭菌等工序应当在规定时间内完成；

（十一）软膏剂、乳膏剂、凝胶剂等半固体制剂以及栓剂的中间产品应当规定储存期和储存条件。

第一百九十八条　应当定期检查防止污染和交叉污染的措施并评估其适用性和有效性。

第一百九十九条　生产开始前应当进行检查，确保设备和工作场所没有上批遗留的产品、文件或与本批产品生产无关的物料，设备处于已清洁及待用状态。检查结果应当有记录。

生产操作前，还应当核对物料或中间产品的名称、代码、批号和标识，确保生产所用物料或中间产品正确且符合要求。

第二百条　应当进行中间控制和必要的环境监测，并予以记录。

第二百零一条　每批药品的每一生产阶段完成后必须由生产操作人员清场，并填写清场记录。清场记录内容包括：操作间编号、产品名称、批号、生产工序、清场日期、检查项目及结果、清场负责人及复核人签名。清场记录应当纳入批生产记录。

第二百零二条　包装操作规程应当规定降低污染和交叉污染、混淆或差错风险的措施。

第二百零三条　包装开始前应当进行检查，确保工作场所、包装生产线、印刷机及其他设备已处于清洁或待用状态，无上批遗留的产品、文件或与本批产品包装无关的物料。检查结果应当有记录。

第二百零四条　包装操作前，还应当检查所领用的包装材料正确无误，核对待包装产品和所用包装材料的名称、规格、数量、质量状态，且与工艺规程相符。

第二百零五条　每一包装操作场所或包装生产线，应当有标识标明包装中的产品名称、规格、批号和批量的生产状态。

第二百零六条　有数条包装线同时进行包装时，应当采取隔离或其他有效防止污染、交叉污染或混淆的措施。

第二百零七条　待用分装容器在分装前应当保持清洁，避免容器中有玻璃碎屑、金属颗粒等污染物。

第二百零八条　产品分装、封口后应当及时贴签。未能及时贴签时，应当按照相关的操作规程操作，避免发生混淆或贴错标签等差错。

第二百零九条　单独打印或包装过程中在线打印的信息（如产品批号或有效期）均应当进行检查，确保其正确无误，并予以记录。如手工打印，应当增加检查频次。

第二百一十条　使用切割式标签或在包装线以外单独打印标签，应当采取专门措施，防止混淆。

第二百一十一条　应当对电子读码机、标签计数器或其他类似装置的功能进行检查，确保其准确运行。检查应当有记录。

第二百一十二条　包装材料上印刷或模压的内容应当清晰，不易褪色和擦除。

第二百一十三条　包装期间，产品的中间控制检查应当至少包括下述内容：

（一）包装外观；

（二）包装是否完整；

（三）产品和包装材料是否正确；

（四）打印信息是否正确；

（五）在线监控装置的功能是否正常。

样品从包装生产线取走后不应当再返还，以防止产品混淆或污染。

第二百一十四条　因包装过程产生异常情况而需要重新包装产品的，必须经专门检查、调查并由指定人员批准。重新包装应当有详细记录。

第二百一十五条　在物料平衡检查中，发现待包装产品、印刷包装材料以及成品数量有显著差异时，应当进行调查，未得出结论前，成品不得放行。

第二百一十六条　包装结束时，已打印批号的剩余包装材料应当由专人负责全部计数销毁，并有记录。如将未打印批号的印刷包装材料退库，应当按照操作规程执行。

任务二　企业的标准生产管理文件编制

企业生产出质量符合药品注册要求标准的药品是药品生产企业的基本工作职责。药品生产过程中的管理是执行 GMP 的重要的一个环节。生产过程中每一个工序的因素变化，都会引起药品质量的变化，所以，生产过程中每一个操作都要遵循 GMP 的要求，保证生产出合格的药品。

一、标准管理规程的编制规程

目的：建立标准管理规程（SMP）的编制规程，使标准管理规程的编制标准化，规范化。

范围：企业所有职能管理都应以标准管理规程作为行使管理职能的准则。

职责：编制人、审核人、批准人对本规程实施负责。

1　标准管理规程（SMP）的定义：是一种批准的书面规程，是行使职能管理的标准。

2　编制的基本原则

2.1　文件的标题要精练、明确，能够对文件的性质一目了然。

2.2　文件语言要严谨、规范、详尽，以确保正确地理解和使用。

2.3　内容要符合 GMP 的要求，不得偏离。

2.4　管理标准是依据 GMP 的规定制订的企业实施 GMP 的管理内控标准，因而原则上要求严于法定标准——GMP。尤其要特别强调每一项规程必须具有高度的可操作性，不可能实施的"空头规程"不能订在管理标准中。

2.5　管理标准应包括各项管理职能及跨职能的项目，不得遗漏，以免管理的空档对药品生产质量产生影响。

2.6　文件的格式要按规定要求标准化。

3　SMP 编制的基本内容（根据不同的管理规程，有些项目不必全部都有）

3.1　文件名称。

3.2　文件实施的条件及依据。

3.3　管理规程的项目。

3.4　管理达到的标准（目标）及结果。

3.5　管理规程实施的步骤、执行标准操作规程（SOP）的编号及完成的时限。

3.6　管理的权限、职责、责任人。

3.7 管理结果的评价。

4 编制程序

4.1 制订：SMP 由相关部门负责人、现成够资格的管理人员起草。表述跨部门的管理规程由授权协调人责成够资格的管理人员制订。

4.2 审核：SMP 由相关部门负责人或授权协调人负责审核。必要时各相关部门要集中会审。

4.3 批准：SMP 由相关部门主管副总经理批准生效。

4.4 备案：经批准的 SMP 报企业质保部备案登记。

二、药品生产工艺规程

目的：建立药品生产工艺规程的编制管理办法，明确工艺规程编制及管理的内容及要求，使产品药品生产工艺规程规范化、标准化。

范围：本规程适用于经过正式批准和验证，投入批量生产的产品的工艺规程。

职责：质保部部长、生产部部长、车间主任、工艺员、质检员对本规程的实施负责。

1 药品生产工艺规程的编制管理

药品的生产工艺，是在药品研发过程中建立起来的，根据药物本身的理化特性，正确选择剂型，设计合理的处方与工艺，以满足临床应用的需要。

1.1 药品生产工艺规程的定义：按 GMP 中的定义生产工艺规程是指，为生产特定数量的成品而制订的一个或一套文件，包括生产处方、生产操作要求和包装操作要求，规定原辅料和包装材料的数量、工艺参数和条件、加工说明（包括中间控制）、注意事项等内容。

1.2 药品生产工艺规程说明：

1.2.1 阐述生产一定量的某一药品所需原、辅料、包装材料、中间产品和成品的质量标准以及批生产处方、生产规程、作业方法、中间控制方法和注意事项的一个或一套文件。

1.2.2 药品生产工艺规程是药品生产和质量控制中最重要的文件，包括该产品的各项技术参数、工艺条件与质量标准。

1.2.3 药品生产工艺规程的制订必须通过工艺验证的结果来确认。

1.2.4 药品生产工艺规程是对产品的设计、生产、包装、质量标准及质量控制进行全面描述的基准性技术标准文件。

1.2.5 药品生产工艺规程是药品生产过程中必须遵循的技术准则，是制订其他生产文件的重要依据，是制订生产指令包括批生产监控记录、批生产记录等的主要依据。

1.2.6 药品生产工艺规程必须严格按规定要求，由车间工艺员或车间主任起草，按规定程序审核，并在生产过程中严格遵照执行。

2 药品生产工艺规程的编制

2.1 编制依据

2.1.1 《中华人民共和国药品管理法》。

2.1.2 《药品生产质量管理规范》。

2.1.3 《中华人民共和国药典》。

2.1.4 《中华人民共和国卫生部部颁标准》。

2.1.5 药品监督管理部门的产品批件。

2.1.6 研究开发过程的技术资料。

2.1.7 设备操作规程（手册）。

2.1.8 设备、工艺验证的结果。

2.2 编制的基本要求

2.2.1 工艺规程的制订要以注册批准的工艺为依据。

2.2.2 符合本公司文件系统管理的基本要求。

2.2.3 通过产品的工艺验证做技术支持。

2.2.4 由生产负责人授权相关技术人员起草，生产技术、质量人员充分讨论后定稿。

2.2.5 定稿后的药品生产工艺规程，车间负责人、企业负责人、质量负责人审核签字批准。

2.3 药品生产工艺规程的编制内容

2.3.1 产品概述（产品的基本信息）。

2.3.1.1 产品名称（含汉语拼音）。

2.3.1.2 剂型。

2.3.1.3 产品代码（企业编码）。

2.3.1.4 性状。

2.3.1.5 功能与主治。

2.3.1.6 用法与用量。

2.3.1.7 规格。

2.3.1.8 储藏条件。

2.3.1.9 有效期。

2.3.1.10 主要成分。

2.3.1.11 批准文号。

2.3.1.12 处方出处或含量要求。

2.3.2 所用原辅料清单（包括生产过程中可能消失、不在成品中的物料），阐明每一物料的制订名称、唯一代码和用量。如原辅料的用量需要折算时，还应说明计算方法。

2.3.3　处方和依据

2.3.3.1　处方依据。

2.3.3.2　法定处方。

2.3.3.3　制造处方（不同批量生产处方）。

2.3.3.4　制法概述。

2.3.4　生产工艺流程图（标明洁净区域的划分，洁净级别、必要的温湿度要求）。

2.3.5　操作过程及工艺条件

2.3.5.1　中药材前处理与炮制（如使用饮片则无本项）的方法和制作过程。

2.3.5.2　生产工艺的操作要求（包括生产操作过程叙述）：

重点操作的复核。

采用原辅料的清单（包括生产过程中使用，但不在成品中出现的物料），阐明每一物料的指定名称、代码和用量。如原辅料用量要折算时，还应说明计算方法。

生产场所环境情况（生产操作间位置及编号、洁净度级别、温湿度）。

设备型号及编号。

关键设备的准备所采用的办法或设备标准操作规程的名称、编号。

操作中盛装容器的名称、物料标签。

所有工艺控制技术参数（物料的核对、预处理、加入的顺序、混合时间、温度等）。

所有中间控制方法及标准。

详细的生产步骤说明。

预期的最终产品限度，必要时，还应当说明中间产品的产量限度，以及物料平衡的计算方法和限度。

需要说明的注意事项。

2.3.5.3　操作执行岗位标准操作规程。

2.3.5.4　清洁执行相应清洁标准操作规程。

2.3.5.5　清场执行岗位清场标准操作规程。

2.3.6　质量控制要点（中间控制方法及评判标准）。

2.3.7　原辅料质量标准及检查方法。

2.3.8　中间产品质量标准及检查方法。

2.3.9　成品的质量标准和检查方法（提取工艺规程中可以不体现本项）。

2.3.10　包装材料的质量标准和检查方法（提取工艺规程中可以不体现本项）。

2.3.11　物料、中间产品、待包装产品及成品储存注意事项（包括容器、标签及特殊储存条件）。

2.3.12　设备

2.3.12.1　对设备选型的要求。

2.3.12.2　设备一览表及主要设备生产能力（名称、型号、厂家、生产能力、数量）。

2.3.12.3　设备操作、维修、清洗、异常情况处理和报告。

2.3.13　包装操作要求

2.3.13.1　以最终包装容器中产品的数量、重量或体积所表示的为包装规格。

2.3.13.2　所需全部包装材料的完整清单，包括包材的名称、数量、规格、类型及与质量标准有关的每一包装材料的代码。

2.3.13.3　检查包装材料的实样或复制品，并标明批号及打印位置。

2.3.13.4　包装操作前的清场及检查。

2.3.13.5　包装操作步骤（包括包材使用前核对、设备注意事项、辅助操作条件等）。

2.3.13.6　中间控制的详细操作，取样方法及合格标准。

2.3.13.7　待包装产品、印刷性包材的物料平衡计算方法和限度。

2.3.14　消耗定额

2.3.14.1　原辅材料消耗定额。

2.3.14.2　包装材料消耗定额。

2.3.15　动力消耗定额。

2.3.16　技术安全与劳动保护。

2.3.17　卫生

2.3.17.1　环境卫生要求及采取措施。

2.3.17.2　工艺卫生要求及采取措施。

2.3.17.3　个人卫生要求及采取措施。

2.3.18　各个主要工序物料平衡及收率

2.3.18.1　中药提取收率。

2.3.18.2　制剂各主要工序收率。

2.3.18.3　关键岗位物料平衡计算。

2.3.19　劳动组织、岗位定员、工时定额、生产周期。

2.3.20　经济技术指标计算。

2.3.21　环境保护及综合利用。

2.3.22　附页

2.3.22.1　常用理化常数、换算表。

2.3.22.2　工艺规程修改历史记录。

2.3.22.3　其他（工艺流程图、物料清单）。

3 药品生产工艺规程的管理要求

3.1 药品生产工艺规程是生产质量技术管理的基础，是全公司各部门必须遵守的药品生产准则，是组织与指导药品生产的主要依据。

3.2 每种药品的每种批量，均应有企业正式批准的工艺规程。

3.3 药品生产工艺规程实施前，必须组织相关的操作人员、技术和质量管理人员学习，充分理解和掌握药品生产工艺规程后，方可进行操作。

3.4 各级操作人员和管理人员，必须认真遵守，严格执行，已批准的药品生产工艺规程，任何人不得擅自改动。

3.5 正式生产的每种产品必须制订其工艺规程和岗位操作标准规程，否则不准生产。

3.6 生产、质量等部门，在药品生产过程中，要有效地监控生产工艺的执行情况，保证按照既定的生产工艺所生产的药品达到预期的质量标准。

3.7 生产、质量等部门，要不断地跟踪随访、改进和完善药品生产工艺规程，使其更趋于合理性、稳定性、可操作性。

3.8 药品生产工艺规程属于企业内部资料，注意保管，不得遗失，严防失密。

4 药品生产工艺规程的变更和修订

4.1 药品生产工艺规程需要修订时，由车间提出书面申请报告，经生产、质保部门审议批准（应说明是否影响已验证的工艺过程，是否需要进行相关的验证）。

4.2 经验证（若需要）不影响产品质量后（可在生产时进行同步验证）可按生产规程的编制程序签字批准。

4.3 新版药品生产工艺规程生效后，应将上一版药品生产工艺规程原件盖上"作废"印，永久存档；回收全部复印件并有两人在场销毁。

4.4 新文件修订后，应注明修订日期、修订内容、理由，版本号。

三、记录编制填写规程

目的：建立记录编制填写规程，使记录的编制、填写规范化、标准化。

范围：本规程适用于企业所有记录的编制、填写。

职责：记录制订人、审核人、批准人对本规程的实施负责。

1. 记录的编制

1.1 记录定义：为所有完成的活动和达到的结果提供客观证据的文件，目的是确保产品的追溯性。

1.1.1 每一批次的产品从起始原料到最终产品的每一步都必须详细记录，确保做出产品是否放心销售的可靠判断。

1.1.2 记录应清楚、完整，随时可以取到，以保证迅速地追溯产品。

1.2 记录编制

1.2.1 编制的基本要求

1.2.1.1 记录标题要明确，能够明确表达记录的类型、性质。

1.2.1.2 记录内容要详尽、符合逻辑。符合GMP的要求，要包括所有必要的内容及项目、参数、产品生产的指令，无多余无用的项目、数据及参数。

1.2.1.3 记录中的操作指令、步骤、参数及引用的标准操作规程编号是对产品工艺技术特性及质量特性的阐述和指导，应达到如下要求：

术语规范、数据准确、无误。

符合法定标准及产品注册文件。

符合企业有关的技术标准及管理标准的要求。

1.2.1.4 语言要精练、明确，项目要清晰，保证可以正确的理解和填写、使用。

1.2.1.5 易于检查。

1.2.1.6 记录的格式要符合GMP及行业编定的"GMP实施细则"的要求，并结合企业生产管理和质量监控的实际操作来编制，要提供足够的空白页，便于填写。填写不同内容要留有适当间隔。

1.2.1.7 设计记录填写方法时，要尽量考虑到如何有效地防止填写错误或差错。

1.2.1.8 各种工艺、技术、质量参数和技术经济的度量衡单位均按国家《计量法》的规定执行，采用国际标准计量单位。

1.2.1.9 成品名称以国家法定标准的通用名称（非专利名）为准，可加注商品名。

1.2.1.10 原料名称、来源以最新版法定标准为准。

1.2.1.11 辅料一律采用化学名，中药辅料的品名来源一律以最新法定标准为准，采用标准名，适当加注商品名或别名。

1.2.2 记录的基本内容

1.2.2.1 独一无二的识别编码，位于记录的右上角。

1.2.2.2 记录名称。

1.2.2.3 产品标记：产品名称、编号、剂型、规格、批号等。

1.2.2.4 指令与记录：准确的再现工艺规程（或主配方及生产指令、包装指令）中的生产方法及作业顺序（工序检查），并提供必要的记录表格。表格内容有日期、时间、人员、设备、重量、体积、取样、检查、实际收率、中间检查、记录图等，以保证被严格执行。

1.2.2.5 备注：任何与指令的偏离均要记录，包括偏离原因。

1.2.2.6 记录的签字、负责：实际操作人、复核人、操作的检查人等要在记录上签字、负责。具体涉及人员由记录的要求决定。

1.3 具体记录的内容由具体记录自身的特点所决定，原则上做到既适用，又符合 GMP 的要求。

2 生产批记录的编制

2.1 批记录的定义：用于记述每批药品生产、质量检验和放行审核的所有文件和记录，可追溯的有与成品质量有关的历史信息。主要包含批生产记录及批检验记录。

2.2 批记录的内容

2.2.1 批检验记录的内容

2.2.1.1 中间产品、成品请验单。

2.2.1.2 中间产品、成品检验记录。

2.2.1.3 中间产品、成品检验报告单。

2.2.2 批生产记录的内容

2.2.2.1 批生产配料单。

2.2.2.2 领料单。

2.2.2.3 清场合格证（正、副本）。

2.2.2.4 批生产记录。

2.2.2.5 中间产品、成品请验单。

2.2.2.6 中间产品、成品取样证。

2.2.2.7 设备清洁记录。

2.2.2.8 容器具清洁记录。

2.2.2.9 各种状态标识。

2.2.2.10 成品放行审核单。

2.2.2.11 本批说明书、标签、小盒样张。

2.2.2.12 外包装生产记录。

2.2.2.13 产品合格证（装箱单）。

2.2.2.14 偏差通知单与偏差处理单。

2.2.2.15 成品检验报告单。

2.2.3 批记录内容：除批生产记录与批检验记录之外，还包括监控记录、工艺查证记录、

批检验记录审核单、批生产记录审核单、标签说明书样张、成品放行审核单、入库单。

2.3 批记录的复制、分发、使用、收集、归档、保存执行《文件系统管理规程》。

3 记录的填写

3.1 内容真实，记录及时，不得把记录当回忆录或备忘录，提前或延后填写。

3.2 不得撕毁和任意涂改，如确实需要更改时，在错误部分划杠，使原字迹清晰可辨，并在右上方改写正确记录，在右下方签名并标明更改日期。不得用刀片或橡皮擦拭，也不允许用涂改液。

3.3 字迹清晰，不得用铅笔填写。

3.4 按规定的表格内容逐项填写，不得留有空格，如无内容时，要用"—"表示，内容与前项相同时，应重复抄写，不得用"同上""同前"来表示。

3.5 品名应按标准规定名称填写，不得简写或使用代号、英文字头等代替。

3.6 各工段的记录或车间的其他相应记录，应做到具有一致性、连贯性。

3.7 操作者、复核者等均应写全名，不得只写名或姓或工号。

3.8 填写日期一律横写，注明年、月、日，不得简写。如 2017 年 2 月 5 日，不得写成 17 5/2 或 17 2/5。

3.9 有效数字

3.9.1 一般分析数据和计算结果，要求保留四位有效数据。

3.9.2 保留有效数据时，最多只能保留一个不定数。

3.9.3 采用四舍六入五留双规则弃去过多的数字，如尾数≤4时，则舍；尾数≥3.6 时，则入；尾数等于 5 时，若 5 前为偶数时则舍，为奇数时则入。当 5 后面还有不是零的任何数时，无论 5 前面是偶数还是奇数都入。如将下面左边的数改为四位有效数字：

$$2.3235 \rightarrow 2.324$$
$$2.3265 \rightarrow 2.326$$
$$2.3251 \rightarrow 2.325$$
$$2.32551 \rightarrow 2.326$$
$$2.3349 \rightarrow 2.335$$

3.9.4 有效数字的运算

加减法运算：在运算中保留有效数字的位数，取决于绝对误差最大的或以小数点后位数最少的数保留的位数为标准。先确定有效数字保留的位数，按"四舍六入五留双"规则，再计算。

例：$2.53 + 12.165 - 0.1946$ 修约后得：

$2.53 + 12.16 - 0.19 = 14.50$

乘除法运算：在运算中保留有效数字的位数取决于相对误差最大的数。

例：$\dfrac{0.0121 \times 25.65 \times 60.06}{139.8}$

经计算 0.0121、26.65、60.06、139.8 的相对误差分别为 $\pm 0.8\%$、$\pm 0.04\%$、$\pm 0.02\%$、$\pm 0.07\%$。其中 ± 0.0121 相对误差最大，是 $1 \times$ 三位有效数字。以此为准修约其他数值，计算结果也应取三位有效数字。即：

$$\frac{0.0121 \times 25.6 \times 60.1}{140} = 0.133$$

3.9.5　分析结果中小数点后的位数，应与分析方法精密度小数点的位数一致，如容量分析时，取样用加样器，准确到微升时，小数点后的有效数字只能保留3位。

任务三　生产过程的管理

药品的生产都是一个一个过程的衔接。生产过程的管理必须做到时时刻刻都按照 GMP 的要求管理。在"工匠精神"照耀下，操作员工的敬业显得非常重要。只有兢兢业业，才能生产出符合要求的药品成品。

一、生产管理规程通则

目的：建立本公司生产管理规程，按文件要求对生产全过程实施有效管理，使生产处于受控状态。实现公司质量方针，保证符合 GMP 要求。

范围：各车间生产全过程的管理。

职责：人事部、质保部、储运部、设备部、市场部、办公室、生产部、各车间主任、工艺员、操作者对本规程的实施负责。

1　生产管理：对企业生产系统的设置和运行的各项管理工作的总称，又称生产控制。其内容包括：生产组织工作，即选择厂址、布置工厂、组织生产线、实行劳动定额和劳动组织、设置生产管理系统等。生产计划工作，即编制生产计划、生产技术准备计划和生产作业计划等。生产控制工作，即控制生产进度、生产库存、生产质量和生产成本等。

2　药品生产质量管理的基本要求：药品生产管理是药品质量实现的基础，按照批准的工艺规程和操作规程，使用检验合格的原辅料及内包材，使用合格的设备，并具备维修保障、配备经培训合格的人员，在合格的环境下，按照规定的程序，进行生产。旨在最大限度降低药品生产过程中污染、交叉污染以及混淆和差错等风险，确保持续地生产出符合预定用途和注册要求的药品。

3　生产管理的主要内容：文件管理、生产计划、批及批号、物料与产品管理、物料平衡、人员管理、生产设备及设施、生产环境、卫生控制、制药用水及压缩空气、空调系统管理、污染及交叉污染控制、偏差处理、变更控制、纠正与预防措施、验证实施、生产操作和包装操作。

4　生产文件的管理要求

4.1　生产文件包括：生产工艺规程、标准操作规程、批生产记录、批包装记录、岗位记录、凭证、标识等。

4.2　工艺规程：为生产特定数量的成品而制订的一个或一套文件，包括生产处方、生产操作要求和包装操作要求，规定原辅料和包装材料的数量、工艺参数和条件、加工说明（包括中间控制）、注意事项等内容。

4.3 标准操作规程：指经批准用来指导设备操作、维护与清洁、验证、环境控制、取样和检验等药品生产活动的通用性文件。

4.4 记录：每批产品均有相应的批生产记录和批包装记录，可追溯该批产品的生产历史以及与质量有关的情况；岗位记录为记录操作过程的相关信息；凭证为使用、交接过程等信息的记录；标识为表示状态的信息标志。记录是反映实际生产活动实施结果的书面文件，药品生产的所有环节均要有记录。

4.5 生产所执行的生产工艺规程、标准操作规程必须经过验证合格，并能保持验证的状态，方可进行生产使用。

4.6 公司所有药品的生产和包装均要按照批准的生产工艺规程和标准操作规程进行操作并有相关记录，以确保药品达到规定的质量标准，并符合药品生产许可和注册批准的要求。

5 生产计划协调与执行

5.1 生产计划的目的是保证企业生产有条不紊地进行，保证与生产有关的各部门的默契配合，是生产组织的基本形式，分为年、月计划的制订及安排。生产计划由生产部下达。执行生产计划管理规程。

5.2 生产计划由生产调度会来协调。

5.3 生产批指令是生产计划的具体体现，是生产单位生产活动的主要依据，由生产部依据生产计划下达批生产指令，为每批生产起始文件，生产批指令的下达执行《批指令管理规程》。

6 批和批号管理

6.1 批：经一个或若干加工过程生产的、具有预期均一质量和特性的一定数量的原辅料、包装材料或成品。为完成某些生产操作步骤，可能有必要将一批产品分成若干亚批，最终合并成为一个均一的批。在连续生产情况下，批必须与生产中具有预期均一特性的确定数量的产品相对应，批量可以是固定数量或固定时间段内生产的产品量。

6.2 批号：用于识别一个特定批的具有唯一性的数字和（或）字母的组合。

6.3 依据公司实际生产情况和规范要求，执行划分产品生产批次的《产品批号管理规程》，生产批次的划分要能够确保同一批次产品质量和特性的均一性。

6.4 依据公司实际情况和规范要求，编制药品批号和确定生产日期，执行《产品批号管理规程》。

6.5 每批药品要编制唯一的批号。除另有法定要求外，生产日期不得迟于产品成型前经最后混合的操作开始日期，不得以产品包装日期作为生产日期。

7 物料与产品管理

7.1 生产中物料包括原料、辅料包装材料；产品包括中间产品、待包装产品和成品。

7.2 药品生产所用的原辅料、与药品直接接触的包装材料必须符合现行质量标准，未检验合格的物料不许放行使用。物料要减少物料的微生物污染程度。

7.3 生产期间使用的所有物料、中间产品或待包装产品的容器及主要设备、必要的操作室要贴挂标识或以其他方式标明生产中的产品或物料名称、物料代码、规格、批号、数量和产品质量状态，如有必要标明生产工序。物料、中间产品和待包装产品要有明确的标识显示其状态，防止污染和交叉污染，以及混淆和差错。

7.4 生产过程中物料始终保持清晰的质量状态和可追溯性，并避免物料对生产环境和产品质量造成不良影响。

7.5 要遵循生产工艺规程中有关中间产品、待包装产品储存条件和使用时限控制的规定，以保证中间产品、待包装产品和药品的质量。发生偏差时，要做记录并进行风险评估，执行《偏差处理管理规程》。生产中间产品、待包装产品储存条件和使用时限控制在必要时要有适当的数据支持。

7.6 包装材料由专人管理按照《车间领料标准操作规程》《外包装材料领取标准操作规程》和需求量发放，采取措施避免混淆和差错，确保用于药品生产的包装材料正确无误。

7.7 印刷包装材料存放在专门区域内，未经批准人员不得进入。切割式标签或其他散装印刷包装材料分别置于密闭容器内储运，以防混淆。印刷包装材料由专人保管，并按照《固体制剂车间外包装岗标准操作规程》和需求量计数发放。每批或每次发放的印刷包装材料或与药品直接接触的包装材料，要有识别标志，标明所用产品的名称和批号。

7.8 过期、破损、废弃或打印批号信息的印刷包装材料或与药品直接接触的包装材料，予以销毁并有相应记录。

7.9 制订对生产过程中物料的领取、传递、使用、暂存、退库等环节的活动管理规程，指导物料的使用。执行《车间物料管理规程》。

7.10 生产过程中产生的不合格物料、不合格的中间产品、待包装产品和成品的每个包装容器上有清晰醒目的标志，并在隔离区内妥善保存。生产过程中产生的不合格物料、不合格的中间产品、待包装产品和成品的销毁经质量保证部批准，并有记录。

7.11 咖啡因原料领取、传递、使用、退库和感特灵胶囊的生产、中间品储存和包装全过程实施一人操作一人复核，与批生产记录和批包装记录在质量保证部存档。

8 物料平衡

8.1 定义：产品或物料实际产量或实际用量及收集到的损耗之和与理论产量或理论用量之间的比较，并考虑可允许的偏差范围。

8.2 公司生产的每一种产品要在生产工艺规程中规定各步产品的物料平衡和收率的计算方法和限度。

8.3　每批产品要检查产量和物料平衡，确保物料平衡符合设定的限度。如有差异，必须查明原因并进行风险评估，确认无潜在质量风险后，方可按照正常产品处理，并要作偏差记录并进行风险评估。

8.4　生产过程中物料收率和物料平衡的管理，是物料和中间产品质量状态的转变和控制工艺管理、质量控制和产品放行控制的内容。

8.5　制订《物料平衡管理规程》指导物料平衡管理。

9　人员管理

9.1　配备足够数量并具有适当资质的人员完成各项操作，所有人员要明确理解自己的职责，熟悉与之相关的 GMP 原则。管理人员要关注每一位在岗人员其行为与标准操作规程的符合性，有行为偏离的必须及时纠正。

9.2　生产管理与操作人员必须经过必要的培训，能够熟练地掌握设备、设施的操作、生产工艺、标准操作规程、卫生学相关知识、更衣洗手程序等方可从事生产。新员工必须经过严格的培训和考核确认其具备相关知识和能力方可进行生产操作。

9.3　所有在生产工序操作的人员都要完全意识到偏离了经验证的标准操作规程可能对产品和病人带来的风险。

9.4　参与感特灵胶囊生产的操作人员每年至少培训一次特殊管制物料和药品的领取、生产、储存、包装和不合格药品销毁。

9.5　中药提取车间每年至少培训一次安全培训和防爆、防火培训。

9.6　洁净区内的人数要严加控制，检查和监督要尽可能在无菌生产的洁净区外进行。

9.7　凡在洁净区工作的人员（包括清洁工和设备维修工）要定期培训，确保符合非无菌药品与无菌药品的操作要求。培训内容包括卫生和微生物方面的基础知识。

9.8　生产厂房仅限于经批准的人员出入。参观人员和未经培训的人员不得进入生产区，特殊情况确需进入的需填写《非生产人员进入生产区审批表》由生产部负责人和质量保证部负责人批准后，对进入生产区人员进行个人卫生、更衣等事项进行指导；未受培训的外部人员（如外部门施工人员或维修人员）在生产期间需进入洁净区时，要对其进行特别详细的指导和监督。

9.9　洁净区内操作人员按照操作规程更衣和洗手，尽可能减少洁净区的污染或将污染物带入洁净区。在洁净区内操作人员避免裸手直接接触暴露的药品及与药品相接触的生产设备表面；进入洁净区内的操作人员患病（如咳嗽、感冒和其他类型感染）时，要向负责的管理人员及时报告，必要时不得从事与生产无关的活动。

9.10　更衣室当有足够的换气次数。更衣室后段的静态级别当与相应洁净区的级别相同。将进入和离开洁净区的更衣间分开设置。洗手设施安装在更衣的第一阶段。

9.11　由于所穿工作服的特性，环境的温湿度要保证操作人员的舒适性。工作服的式样和穿着方式能够满足保护产品和人员的要求。

9.12　D 级洁净区着装要求：将头发、胡须等相关部位遮盖，应当穿合适的工作服和鞋子或鞋套。应当采取适当措施，以避免带入洁净区外的污染物。

9.13　人员外衣不得带入洁净区的更衣室。洁净区所用工作服的清洗和处理方式应当能够保证其不携带有污染物，不会污染洁净区。按照相关操作进行工作服的清洗、灭菌，洗衣间单独设置。

10　生产设备及设施

10.1　生产用设备、设施必须符合 GMP 要求。关键设备必须经过验证并保持验证的持续状态方可使用。

10.2　设备与设施必须按照经过批准的清洁标准操作规程进行清洁后，并在规定的期限内使用。

10.3　设备操作按批准的设备标准操作规程操作，不得随意更改操作程序。使用结束后要及时填写使用记录。

10.4　对生产过程中的设备运行状态标识进行管理，明确各种状态的定义及标识。标识的格式要经公司相关部门批准，除在标识上使用文字说明外，用不同的颜色区分被标识物的状态（如待验、合格、不合格或已清洁等），执行《设备状态标志管理规程》《生产状态标识管理规程》。

10.5　生产用设备设施的仪器仪表按分级进行校验或校准，校验合格并在合格期内方可使用。

11　各品种生产环境要求

11.1　公司生产的品种依据其性质与要求必须在规定的洁净区内进行，净化区域级别与卫生需经过验证符合相关规定，方可进行生产操作。空调净化系统按标准操作规程操作、清洁、消毒，定期更换过滤器、定期监控悬浮粒子、微生物、压差等，符合规定方可进行生产。

11.2　口服制剂：非无菌口服制剂生产的暴露工序区域及其直接接触药品的包装材料最终处理的暴露工序区域操作环境为 D 级。

11.3　中药

11.3.1　中药提取、浓缩、收膏工序采用敞口方式生产的，操作环境为一般生产区。

11.3.2　浸膏的配料、粉碎、过筛、混合，其操作环境为 D 级。

12　卫生控制

12.1　按照验证的清洁标准操作规程指导操作人员对环境、设备、容器具等进行清洁，并保证清洁效果和清洁周期，防止污染。未经按照清洁标准操作规程清洁和超过清洁周期的设备容器具等不得使用。

12.2　尽可能缩短内包装材料、容器和设备的清洗、干燥和灭菌的间隔时间以及灭菌至使用的间隔时间。规定在清洁干燥的储存条件下间隔时间控制标准。

12.3　无菌生产所用的内包装材料、容器具、设备和任何其他物品都需灭菌，并通过双扉灭菌柜进入无菌生产区，或以其他方式进入无菌生产区，但避免引入污染。

12.4　物料按照相应标准操作规程对进入洁净区的物料进行清洁和消毒。

12.5　生产的每个阶段（包括灭菌前的各阶段）要采取措施降低污染。采取各种措施减少最终产品的微粒污染。最终清洗后的包装材料、容器和设备的处理要避免被再次污染。

12.6　洁净区内要避免使用易脱落纤维的器具。

12.7　监测消毒剂和清洁剂的微生物污染状况，配制后的消毒剂和清洁剂存放在事先清洁过的容器内（75%乙醇存放在密闭容器内），存放期不得超过规定时限。

13　制药用水及生产用气体

13.1　制药用水需要适合其用途，并符合《中国药典》2015年版的质量标准及相关要求。制药用水至少应当采用饮用水。

13.2　水处理设备及其输送系统的设计、安装、运行和维护能够确保制药用水达到设定的质量标准。水处理设备的运行不得超出其设计能力。

13.3　制药用水系原料药、辅料和各种制剂生产的重要物料和设备清洁的重要溶剂。

13.4　制药用水分为饮用水、纯化水。公司饮用水为市政供应，每年按饮用水标准进行一次全检，纯化水按药典标准定期全检和监控。

13.5　制药用水设备必须经过验证并保持验证的状态方可使用，设备使用严格按照标准操作规程操作，按要求监控制药用水的水质量。

13.6　严格按制药用水要求使用，不得随意变更，降级使用。饮用水、纯化水在使用前要先放水1分钟。

13.7　纯化水储罐和输送管道所用材料无毒、耐腐蚀；储罐的通气口安装不脱落纤维的疏水性除菌滤器；管道的设计和安装避免死角、盲管。疏水性除菌滤器定期检查除菌过滤器滤芯的完整性。

13.8　纯化水的制备、储存和分配能够防止微生物的滋生。

13.9　按照操作规程对纯化水、管道进行清洗消毒，并有相关记录。发现制药用水微生物污染达到警戒限度、纠偏限度按照《工艺用水监控规程》。

13.10　处理后的中药材不得直接接触地面，不得露天干燥；使用流动的工艺用水洗涤拣选后的中药材，用过的水不得用于洗涤其他药材，不同的中药材不得同时在同一容器中洗涤。

13.11　中药材洗涤、浸润、提取用水的质量标准不得低于饮用水标准。

13.12 进入洁净生产区的生产用气体（如压缩空气、氮气、氧气）均应经过除菌过滤，定期检查除菌过滤器滤芯的完整性。

13.13 纯蒸汽按注射用水管理，不得使用工业蒸汽直接接触药品。

13.14 压缩空气检测项目为无油、无水、压力、悬浮粒子、微生物限度（无菌），并由设备工程部定期验证以保持其质量。

13.15 氮气纯度、悬浮粒子、微生物限度检查要求，参照 A 级净化空气要求控制。过滤器精度对气体质量有影响，过滤器定期灭菌，并做完整性试验。

14 空调系统

14.1 根据公司所生产药品的特性、工艺流程及相应洁净度级别要求，合理设计、布局和使用厂房、生产设施和设备，以降低污染和交叉污染，厂房、生产设施和设备需符合下列要求：

14.1.1 综合考虑所生产药品的特性、工艺流程和预定用途等因素，确定所用的厂房、生产设施和设备，数个产品共用的不可有污染和交叉污染的风险。

14.1.2 生产有粉尘污染的品种时空气净化系统的排风要经处理。

14.1.3 药品生产厂房不得用于生产对药品质量有不利影响的非药用产品。

14.2 根据公司所生产的药品品种、生产操作要求及外部环境状况配置空调净化系统，使生产区有效通风，并有温度控制、必要的湿度控制和空气净化过滤，保证药品的生产环境符合要求。

14.3 洁净区与非洁净区之间、不同级别洁净区之间的压差要不低于10Pa。必要时，相同洁净度级别的不同功能区域（操作间）之间要保持适当的压差梯度。

14.4 在任何运行状态下，洁净区通过适当的送风能够确保对周围低级别区域的正压，维持良好的气流方向，保证有效的净化能力。特别保护已清洁的与产品直接接触的包装材料和器具及产品直接暴露的操作区域。

14.5 称量室应保持相对负压，防止粉尘扩散，避免交叉污染并便于清洁。

14.6 空调系统设置送风机组故障的报警系统。在压差十分重要的相邻级别区之间安装压差表。压差数据定期记录。

14.7 要按照清洁标准操作规程对洁净区进行清洁和消毒。一般情况下，所采用消毒剂为乙醇、新洁尔灭溶液和甲酚皂溶液。消毒剂每月轮换使用，由质量保证部定期进行环境监测，及时发现是否出现耐受菌株及其蔓延的情况。紫外线杀菌效力有限，不能用以替代化学消毒剂。

15 污染和交叉污染

15.1 生产过程中采取措施，防止污染和交叉污染。

15.1.1 在分隔区域内生产不同品种的药品。

15.1.2 采用阶段性生产方式。

15.1.3 设置气锁间和排风；空气洁净度级别不同的区域有压差控制。

15.1.4　降低未经处理或未经充分处理的空气再次进入生产区导致污染的风险。

15.1.5　在易产生交叉污染的生产区内，操作人员穿戴该区域专用的工作服。

15.1.6　采用经过验证或已知有效的清洁和去污染操作规程进行设备清洁；必要时，对直接接触药品的设备表面的残留物进行检测。

15.1.7　干燥设备的进风应当有空气过滤器，排风应当有防止空气倒流装置。

15.1.8　生产和清洁过程中避免使用易碎、易脱屑和易发霉器具；使用筛网时，有防止因筛网断裂而造成污染的措施。

15.1.9　固体制剂中间产品规定储存期和储存条件。

15.1.10　生产操作要能够防止中间产品或原料药被其他物料污染。

15.1.11　中药提取和原料药提取所用溶剂需回收使用的，制订回收标准操作规程。回收后溶剂的再使用不得对产品造成交叉污染，不得对产品的质量和安全性有不利影响。

15.2　定期检查防止污染和交叉污染的措施并评估其适用性和有效性。

16　偏差处理

16.1　确保所有人员正确执行生产工艺和操作规程，防止偏差的产生。

16.2　偏差产生的范围

16.2.1　文件制订及执行方面。

16.2.2　物料接收、储存、发放方面。

16.2.3　生产过程的控制方面。

16.2.4　环境控制方面。

16.2.5　仪器设备校验方面。

16.2.6　清洁方面。

16.2.7　设备/设施/计算机及系统。

16.2.8　生产过程数据处理。

16.2.9　验证方面。

16.2.10　其他：未在上述列出的、可能会对产品质量或质量系统产生潜在风险的事件。

16.3　任何偏差都评估其对产品质量的潜在影响，偏差执行《偏差处理管理规程》。

16.4　任何偏离生产工艺、物料平衡限度、操作规程等的情况均应当有记录，并立即报告主管人员及质量保证部，有清楚的说明，重大偏差由质量保证部会同其他部门进行彻底调查，并有调查报告。偏差调查报告由质量保证部的指定人员审核并签字。

17 变更控制

17.1 建立变更控制系统，出现变更执行《变更处理管理规程》，对所有影响产品质量的变更进行评估和管理。需要经药品监督管理部门批准的变理在得到批准后方可实施。

17.2 建立操作规程，规定原辅料、包装材料、质量标准、操作规程、厂房、设施、设备、仪器、生产工艺和计算机软件变更的申请、评估、审核、批准和实施。质量保证部指定专人负责变更控制。

17.3 变更对产品质量的潜在影响。根据变更的性质、范围、对产品质量潜在的影响程度将变更分类（如Ⅰ类变更、Ⅱ类变更、Ⅲ类变更、Ⅳ类变更）。判断变更所需的验证、额外的检验以及稳定性考察有科学依据。

17.4 与产品质量有关的变更由申请部门提出后，经评估、制订实施计划并明确实施职责，最终由质量保证部门审核批准。变更实施有相应的完整记录。

17.5 改变原辅料、与药品直接接触的包装材料、生产工艺、主要生产设备以及其他影响药品质量的主要因素时，对变更实施后最初至少三个批次的药品质量进行评估。改变原辅料、与药品直接接触的包装材料、生产工艺需经药品监督部门备案后，可进行生产和工艺验证。

17.6 如果变更可能影响药品的有效期，则质量评估还包括对变更实施后生产的药品进行稳定性考察。

17.7 变更实施时，应当确保变更相关的文件均已修订。

18 纠正和预防措施

18.1 建立纠正和预防措施系统，对偏差、自检或外部检查结果、工艺性能和质量监测趋势等进行调查并采取纠正和预防措施。调查的深度和形式与风险的级别相适应。纠正和预防措施系统能够增进对产品和工艺的理解，改进产品和工艺。

18.2 建立实施纠正和预防措施的操作规程。生产系统运行的过程中经常会有不期望的情况发生，除进行纠正消除现实的危害以外，也采取纠正和预防措施，以确保相同或类似的危害不再发生。

18.2.1 对偏差、自检或外部检查结果、工艺性能和质量监测趋势以及其他来源的质量数据进行分析，确定已有或潜在的质量问题。必要时，采用适当的统计学方法。

18.2.2 调查与产品、工艺和质量保证系统有关的原因。

18.2.3 确定所需采取的纠正和预防措施，防止问题的再次发生。

18.2.4 评估纠正和预防措施的合理性、有效性和充分性。

18.2.5 对实施纠正和预防措施过程中所有发生的变更予以记录，变更执行《变更处理管理规程》。

18.2.6 确保相关信息已传递到质量授权人和预防问题再次发生的生产负

责人。

18.2.7　确保相关信息及其纠正和预防措施已通过调查小组进行评审。

18.2.8　实施纠正和预防措施有文件记录。

19　验证实施

19.1　公司的生产工艺、关键操作规程必须进行验证符合标准后，并按照验证合格的生产工艺、操作规程进行生产和操作，并保持持续的验证状态。

19.2　公司的新的生产处方或生产工艺使用前，必须验证其常规生产的适用性，以证明生产工艺在使用规定的原辅料和设备条件下，能够始终生产出符合预定用途和注册要求的产品。

19.3　影响产品质量的主要因素，如原辅料、与药品直接接触的包装材料、生产设备、生产环境（或厂房）、生产工艺、检验方法等发生变更时或改造重大维修时，要进行确认或验证。验证由验证委员会提出根据具体情况制订验证方案实施验证工作，验证或确认符合标准后方可使用。必要时，要由药品监督管理部门批准。

19.4　关键清洁方法必须经过验证，通过以证实其清洁的效果达到规定的标准后方可使用。以有效防止污染和交叉污染。清洁验证充分综合考虑设备使用情况、所使用的清洁剂和消毒剂、取样方法和位置以及相应的取样回收率、残留物的性质和限度、残留物检验方法的灵敏度等因素。新增加生产品种时如可能带来新的污染时，必须对清洁规程进行风险评估后做清洁验证，以防止可能带来的污染风险。

19.5　采取措施保证验证不能对生产造成不良影响。

19.6　确认和验证不是一次性的行为。

19.6.1　首次确认或验证后，根据公司产品质量回顾分析情况进行再确认或再验证。

19.6.2　关键的生产工艺、设备、系统、清洁方法和操作规程等定期进行再验证，确保其能够达到预期结果。

20　生产操作

20.1　生产开始前进行检查，确保设备和工作场所没有上批遗留的产品、文件或与本批产品生产无关的物料，设备处于已清洁及待用状态，检查结果有记录。生产操作前，还需核对物料或中间产品的名称、代码、批号和标识，确保生产所用物料或中间产品正确且符合要求。

20.2　进行中间控制和必要的环境监测，并予以记录。

20.3　不得在同一生产操作室，同时进行不同品种和规格药品的生产操作。毒性药品如亚砷酸氯化钠注射液在独立的生产线，其生产操作要严格控制，执行标准操作规程和生产工艺规程。在此生产车间生产过程中，每个操作步骤必须由两个操作人员进行，关键操作步骤要有监控录像。

20.4 物料的称量

20.4.1 物料在规定的洁净条件下或适宜的条件下称量。如将物料分装后用于生产的，要使用适当的分装容器。分装容器上要有标识：包括物料的名称、代码、批号；分装容器中物料的重量或数量。

20.4.2 称量的装置要具有与使用目的相适应的精度，称量或分装操作要一人操作一人独立复核。必要时标明称量装置校验日期。

20.4.3 物料使用前，生产人员要核对所用物料正确无误。在干燥物料或产品，尤其是高活性、高毒性或高致敏性物料或产品的生产过程中，要采取特殊措施，防止粉尘的产生和扩散。生产中所需毒麻药特殊管理的药材要有两名操作员、两名质量质量监督员同时监控并有记录，操作人和监控人要签字。生产中所需贵细中药材要有两名操作员操作、一名质量监督员，操作人和监控人要签字。

20.5 检查产品从一个区域输送至另一个区域的管道和其他设备连接，确保连接正确无误。

20.6 每次生产结束后需进行清场，确保设备和工作场所没有遗留与本次生产有关的物料、产品和文件。下次生产开始前，要对前次清场情况进行确认。清场记录纳入批生产记录。清场执行各工序清场标准操作规程。

20.7 清洁标准操作规程或生产工艺规程中规定并验证包装材料、容器和设备的清洗、干燥和灭菌的间隔时间以及灭菌至使用的间隔时间，规定储存条件下的间隔时间控制标准。并严格按标准执行，超过期限重新清洁或灭菌。

20.8 需进一步加工的中间产品要在适宜的条件下存放，确保其适用性。

20.9 中药材按照规定进行拣选、整理、剪切、洗涤、浸润或其他炮制加工。未经处理的中药材不得直接用于提取加工。

20.10 鲜用中药材采收后要在规定的期限内投料，可存放的鲜用中药材要采取适当的措施储存，储存的条件和期限要有规定并经验证，不得对产品质量和预定用途有不利影响。

20.11 生产过程要进行工艺查证，工艺参数要符合生产工艺规程的规定，直接影响产品质量的工艺参数设置需要进行复核，如有偏离必须及时报告并纠正，执行《偏差处理管理规程》。生产过程中操作者必须对工艺参数进行监视和控制，以确保满足生产工艺规程的要求。过程要及时记录，打印数据附在批记录上。发生偏差时，要及时记录并进行评价。

20.12 抽查复核质量控制点，检查操作人员是否按照文件规定执行；主要的工艺参数、质量标准、设备参数是否符合预定标准；特殊生产工序的工艺参数执行结果。

20.13 按规程对剩余物料、尾料、不良品、不合格品进行处理，执行《车间物料管理规程》《生产中不合格品处理标准操作规程》，防止混淆和差错。返工必须经过质量负责人的批准，按照规定的程序进行，执行《制剂返工标准操作规程》和《零头处理标准操作规程》。不得对产品质量有潜在的危险，原则上无菌制剂不得返工与重新加工。处理过程要有记录。

20.14　正确使用批准的状态标识，明确设备、设施、物料、生产状态步骤，执行《生产状态标识管理规程》。

20.15　关键的生产操作要有质量监督人员监控，并确认其执行情况。非质量监督人员确认并认可不得进行下一步操作。

20.16　发现偏差及时处理，未得到有效的确认，不能明确对产品质量的影响，不可进行下一步操作。

20.17　生产操作执行各工序标准操作规程。

21　包装操作

21.1　包装操作规程规定降低污染和交叉污染、混淆或差错风险的措施。

21.2　包装开始前进行检查，确保工作场所、包装生产线、印刷机及其他设备已处于清洁或待用状态，无上批遗留的产品、文件或与本批产品包装无关的物料。检查的结果有记录。

21.3　每一包装操作场所或包装生产线，贴挂标识包装中的产品名称、规格、批号和批量的生产状态。

21.4　有数条包装线同时进行包装时，采取隔离或其他有效防止污染、交叉污染或混淆的措施。

21.5　待用分装容器在分装前应当保持清洁，避免容器中有玻璃碎屑、金属颗粒等污染物。

21.6　产品分装、封口后及时贴签。未能及时贴签时，按照相关的操作规程操作，避免发生混淆或贴错标签等差错。

21.7　单独打印或包装过程中在线打印的信息（如产品批号或有效期）均应当进行检查，确保其正确无误，并予以记录。如手工打印，增加检查频次。

21.8　标签计数器或其他类似装置的功能进行检查，确保其准确运行，检查有记录。

21.9　包装材料上印刷的内容应当清晰，不易褪色和擦除。

21.10　包装期间，产品的中间控制检查应包括：包装外观、包装是否完整、产品和包装材料是否正确、打印信息是否正确。样品从包装生产线取走后不可再返还，以防止产品混淆或污染。

21.11　因包装过程产生异常情况而需重新包装的产品，必须经质量保证部检查、调查并由质量负责人员批准。重新包装有详细记录。

21.12　在物料平衡检查中，发现待包装产品、印刷包装材料以及成品数量有显著差异时需进行调查，未得出结论前，成品不得放行。

21.13　包装结束时，已打印的剩余包装材料应当由包装工序负责人和 QA 监督员全部计数销毁，并有记录。未打印批号的印刷包装材料退库，按照操作规程执行。

21.14 包装药品未下成品检验报告单,药品先办理寄库手续,寄存于成品库内待验,待成品检验报告单下发后办理入库手续。

21.15 包装操作执行产品包装工序标准操作规程。

二、生产计划制订原则

目的:建立生产计划制订原则,使企业能够按照市场要求,提高效益,均衡生产的原则,合理组织企业生产活动,保证生产有序正常进行。

范围:适用于生产计划制订、执行的全过程。

职责:生产部、质量保证部、储运部、设备工程部、采购部对本规程的实施负责。

1 管理职能

1.1 本企业生产计划和管理,由生产部负责,在生产副总领导下,制订本企业年生产计划和月生产计划,各车间主任负责计划的落实工作。

1.2 生产计划制订根据市场部提出的药品生产申请、储运部成品库库存和各车间中间站库存决定。生产计划由生产部负责人负责制订,生产负责人批准,生产计划制订后由生产部分发至有关部门。

2 管理内容与要求

2.1 生产计划为一定时期内指导储运、销售、财务、质量管理、生产工作及车间生产的重要文件。一经颁布批准,必须认真遵照执行。

2.2 生产计划制订要以公司生产经营目标计划及当时市场销售实际情况为根据。根据市场的变化,市场部的要求,做到以销定产。同时兼顾设备生产能力、成品库存数、上期生产的执行情况、成本费用等,使计划的编制有可靠的依据。

2.3 每月25日根据公司销售计划、各品种成品库存及上月销售情况,制订下月生产计划。下达生产计划前,生产部调度员要经过认真调查,了解销售情况、成品库存情况、中间站库存情况、原辅料包装材料库存情况,保证计划能够正确实施。

2.4 各生产车间要围绕计划指标,采取措施,坚决保证生产计划及时完成。

2.5 围绕生产计划的落实,采购部要做好原辅材料、包装材料的供给工作。

2.6 设备工程部须根据当月生产计划,保证公用系统的水、电、汽等安全稳定地提供给生产车间使用。

2.7 批准后的生产计划在生产部组织的生产调度会上下发,各生产车间、质量保证部、采购部、储运部、设备工程部等无不同意见后严格认真执行,生产部监督并随时协调解决出现的问题。

2.8 生产部部长在下一月生产计划下发的生产调度会上,对上一月生产计划的执行情况应做出总结。

2.9 生产计划是生产批指令下达的主要依据之一。

2.10 生产部在每月初对各生产车间生产计划执行情况分析报告进行汇总。

3 生产部对生产计划的执行情况负有监督、检查的责任，要通过统计报表、日常监督、现场指挥等形式进行监督、检查，发现问题及时采取措施，给予解决，对影响生产计划完成又无力落实解决的问题及时报告生产负责人解决。

三、批生产指令的管理

目的：建立一个规范的批生产指令管理规程。

范围：本规程适用于批生产指令的管理。

职责：生产部部长、车间主任、工艺员对本规程实施负责。

1 批指令是生产计划的具体体现，是生产单位生产活动的主要依据。生产部根据生产计划在生产前一天编制批生产指令、原辅料领料单、批包装指令、包装材料领料单。

2 生产部根据生产计划具体安排生产，在生产前一天将编制的批生产指令、原辅料领料单、批包装指令、包装材料领料单，下发至储运部和各生产车间，各部门根据批指令，安排生产工作。

3 批生产指令应具有一定的权威性，不得随意变动，如确需调整时，应经企业主管副总批准，并及时通知各有关部门。

4 临时性技术开发性试验、验证试验，应由生产部报请企业主管副总批准后，下达临时性生产指令。

5 批指令内容

5.1 批生产指令包括的内容：生产车间（生产线）名称、生产指令序号、指令下发日期、产品名称、产品编号、批号、规格、批量、剂型、计划生产开始日期和计划生产完成日期、工艺规程名称及编号、本次生产批量的物料名称、物料编号、物料批号、检验单号、厂家名称、处方量、限额用量。随指令下发原辅料领料单，内容包括：物料名称、物料编号、物料批号、检验单号、放行单号、厂家名称、限额用量、实领量、车间结存量。

5.2 批包装指令包括内容：生产车间（生产线）名称、包装指令序号、指令下发日期、产品品名、产品编号、批号、规格、批量、剂型、包装规格、有效期、生产日期、完成包装开始日期和计划包装完成日期、工艺规程名称及编号。随指令下发外包装材料领料单，内容包括：产品名称、物料编号、批号、规格、批量、包装规格；包装材料物料名称、物料代码、批号、检验单号、放行单号、单位、限额用量、实领量、车间结存量。

5.3 生产和包装指令序号为各生产车间（生产线）年度流水号。

5.4 药品批生产指令及批包装指令由生产部副部长制订，生产部负责人审核、生产副总批准。生产部下达药品批生产指令和批包装指令的同时要填写批指令下达记录表。

车间接到批生产指令后，应严格按指令要求进行工作，如有变更，应及时向生产部负责人反应。

6 经批准的批生产指令和批包装指令（包括需料送料单）复制两份，下发至各生产车间。一份放置于批记录里归档备查，一份由各生产车间领料员在领取物料时，将批指令转至储运部，原件放置在生产部归档备查。

四、生产记录的管理

目的：建立一个规范的生产记录的管理规程，保证生产活动可追溯。

范围：适用生产记录的制订、审核、批准管理。

责任：生产部长、质保部长、车间主任、工艺员、工序班长、岗位操作工。

每批药品应当有批记录，包括批生产记录、批包装记录、批检验记录和药品放行审核记录等与本批产品有关的记录。

1 批生产记录

1.1 每批产品均应当有相应的批生产记录，可追溯该批产品的生产历史以及与质量有关的情况。

1.2 批生产记录由车间工艺员依据现行批准的工艺规程的内容制订。记录的设计应当避免填写差错，记录的每一页应当标注产品的名称、规格和批号。

1.3 原版空白的批生产记录由车间工艺员编制，生产部长、质保部长审核，生产副总经理、总工程师批准执行。

1.4 在生产过程中，进行每项操作时应当及时记录，操作结束后，应当由生产操作人员确认并签注姓名和日期。

1.5 批生产记录的内容应当包括：

1.5.1 产品名称、规格、批号。

1.5.2 生产以及中间工序开始、结束的日期和时间。

1.5.3 每一生产工序的班长签名。

1.5.4 生产步骤操作人员的签名；必要时，还应当有操作（如称量）复核人员的签名。

1.5.5 每一原辅料的批号以及实际称量的数量（包括投入的回收或返工处理产品的批号及数量）。

1.5.6 相关生产操作或活动、工艺参数及控制范围，以及所用主要生产设备的编号。

1.5.7 中间控制结果的记录以及操作人员的签名。

1.5.8 不同生产工序所得产量及必要时的物料平衡计算。

1.5.9 对特殊问题或异常事件的记录，包括对偏离工艺规程的偏差情况的详细说明或调查报告，并经签字批准。

2　批包装记录

2.1　每批产品或每批中部分产品的包装，都应当有批包装记录，以便追溯该批产品包装操作以及与质量有关的情况。

2.2　批包装记录由生产车间工艺员，依据工艺规程中与包装相关的内容制订。记录的设计应当注意避免填写差错。批包装记录的每一页均应当标注所包装产品的名称、规格、包装形式和批号。

2.3　批包装记录应当有待包装产品的批号、数量以及成品的批号和计划数量。原版空白的批包装记录的审核、批准、复制和发放的要求与原版空白的批生产记录相同。

2.4　在包装过程中，进行每项操作时应当及时记录，操作结束后，应当由包装操作人员确认并签注姓名和日期。

2.5　批包装记录的内容包括：

2.5.1　产品名称、规格、包装形式、批号、生产日期和有效期。

2.5.2　包装操作日期和时间。

2.5.3　包装班长签名。

2.5.4　包装工序的操作人员签名。

2.5.5　每一包装材料的名称、批号和实际使用的数量。

2.5.6　根据工艺规程所进行的检查记录，包括中间控制结果。

2.5.7　包装操作的详细情况，包括所用设备及包装生产线的编号。

2.5.8　所用印刷包装材料的实样，并印有批号、有效期及其他打印内容；不易随批包装记录归档的印刷包装材料可采用印有上述内容的复制品。

2.5.9　对特殊问题或异常事件的记录，包括对偏离工艺规程的偏差情况的详细说明或调查报告，并经签字批准。

2.5.10　所有印刷包装材料和待包装产品的名称、代码，以及发放、使用、销毁或退库的数量、实际产量以及物料平衡检查。

3　中药提取各生产工序记录内容

3.1　中药材和中药饮片名称、批号、投料量及复核投料记录。

3.2　提取工艺的设备编号、相关溶剂、浸泡时间、升温时间、提取时间、提取温度、提取次数、溶剂回收等记录。

3.3　浓缩和干燥工艺的设备编号、温度、浸膏干燥时间、浸膏数量记录。

3.4　精制工艺的设备编号、溶剂使用情况、精制条件、收率等记录。

3.5　其他工序的生产操作记录。

3.6　中药材和中药饮片废渣处理的记录。

4　批生产记录、批包装记录的复制和发放

4.1　批生产记录、批包装记录的复制和发放均由QA员计数复印、发放。

4.2 经审核、批准的批生产记录、批包装记录，由生产部综合员根据生产计划申请复制份数，经生产部部长审核，生产副总经理批准，交质保部审核批准后，进行复制。

4.3 复制件由生产车间工艺员根据本月生产任务到生产部领取、保存，各工序班长，凭批生产指令、批包装指令按批领取，每批产品的生产只能发放一份原版空白批生产记录的复制件。

5 生产辅助记录

5.1 交接班记录。

5.2 净化系统运行记录。

5.3 纯化水系统运行记录。

5.4 设备使用日志。

5.5 清洁记录。

5.6 水、电系统运行记录等生产辅助记录由各车间汇总并保存。

5.7 生产辅助记录用圆珠笔填写。

五、处方的管理

目的：建立一个规范的处方的管理规程，保证药品生产处方管理的科学性。

范围：适用于企业所有的处方。

职责：质保部、生产部相关人员对本规程实施负责。

1 处方系主配方中的关键部分，与成品质量密切相关，处方的变化涉及产品质量分析方法、工艺操作、包装规格、消耗定额和临床使用等方面的因素，如处理不当则影响产品质量及用药安全，因此必须加强管理。

2 产品均需建立主处方，处方根据药品申报或质量标准处方制订，生产部在批生产指令中下达产品生产的处方数量，由生产部副总审核，最后收入批生产记录中。

3 产品处方除用于改进质量，提高效率，保证质量以及节约原辅料外，不得任意更改。

4 处方的更改按以下原则分别处理

4.1 处方中物料用量和供应商的变更、辅料品种变更，因这些变更影响成品的内在质量、外观、规格或化验方法改变，应向食品药品监督管理部门办理申请手续。

4.2 辅料系生产操作中作为调节用或因主药药物理化性能影响而必须酌量增减，在不影响成品质量的前提下不作处方更改处理，但应向质保部备案。

4.3 需要向食品药品监督管理部门申请更改处方时，应将有关修改处方资料，处方更改申请，三批更改的工艺验证、检验方法、检验数据、化验报告单报请总工审阅后，由质保部向食品药品监督管理部门办理申请手续。

4.4　经食品药品监督管理部门批准的新处方由质保部抄送生产部等有关部门，未经食品药品监督管理部门正式批准前，不得擅自修改处方。

六、产品批号的管理

目的：建立一个规范的产品批号管理规程。

范围：本规程适用于产品批号管理。

职责：生产部、质保部、生产车间对本规程实施负责。

1　批号的定义：在规定限度内具有同一性质和质量，并在同一连续生产周期中生产出来的一定数量的药品为一批，以唯一的一组数字或字母加数字作为识别标记，称为"批号"。

2　分批原则：批号的划分必须具有质量的代表性，通常按《药品生产管理规范》进行产品的分批。必要时要建立亚批，或其他管理方式，确保潜在的质量差异可以在最终产品批号、最终质量检验明确区分，并在批记录中准确记录。

2.1　固体制剂以分装前使用同一台混合设备生产的一次混合量为一个批号。

2.2　提取及前处理以一个浓缩罐浓缩的均质药液，并使用同一台浓缩罐的产品为一个批号；如使用数台浓缩罐浓缩，批号应能表示出所使用的浓缩罐。

3　批号的编制方法

3.1　正常批号：提取、前处理和制剂车间批号的编制，是以所生产产品的物料编码开头，加年－月－流水号。如"XF002－20100102"即提取及前处理车间 2010 年 01 月份第 2 批金银花粉。

3.2　返工批号：因故返工的产品，返工后原批号不变，只在原批号后加一个代号（F）以区别。如：原批号"XF002－20100102"返工批号 XF002－20100102（F）。

3.3　回收物料批号：以所回收物料编码开头，加年－月－流水号加一个代号（H）。如"FL007－20100102（H）"即乙醇 2010 年 01 月份回收第 2 批。

4　批号的使用

4.1　批号（包括返工批号）由生产部以批生产指令的形式确定。

4.2　药品的每一生产批都有永久批号。药品的批号一旦确定，不得随意更换。

4.3　生产中应确保该批号反映在与生产相关的任何环节中，因此批号应明显标于批记录的每个部分，以及药品的标签和包装物上。

4.4　所有的用于生产的原辅料、包装材料、半成品都要经过质保部的分析、批准而且以此作为主要的鉴别标志。

4.5　中间递交过程对批号严格复核，以防发生混批或错批现象。

4.6　根据批号，应能查明该批药品的生产时间和批记录，追溯该批药品的生产历史。

4.7　当生产中因需要返工而编制了返工批号时，应详细记录批号的变更及变更原因，并归入批记录中。

4.8　每批产品必须详细记录生产过程中各个步骤批号变化的原因并纳入批记录。

5　生产日期：各产品的投料日期定为生产日期。

6　有效期：根据产品质量的稳定性，经食品药品监督管理部门批准的期限，确定产品的有效期。

七、生产车间状态标识的管理

目的：建立生产车间状态标识管理，防止生产过程中人为差错、混药、污染和交叉污染等质量事故的发生。

范围：厂房、物料、中间品、成品、生产设备、生产状态、清洁标识、容器具、管道等状态标识管理。

职责：生产部、质保部负责实施本规程。

1　状态标识：是用带有颜色的文字卡片来表述一种状态或内容物的方法。生产车间的状态标识用于表明该物料的状态或者其内容物，指导操作者使用并减少差错的发生。

2　生产状态标识包括下列几种情况：

2.1　物料、中间产品、成品的状态标识。

2.2　生产过程的状态标识。

2.3　清洁标识。

2.4　计量标识（由生产车间校准的容器具）。

3　状态标识的管理要求：为了确保生产过程中，避免差错和混淆、混药事故的发生，按药品 GMP 要求在每一个操作室有明显状态标识，标明名称、批号、数量，生产用设备、各种容器、物料、中间产品等应有状态标识。

3.1　物料、中间产品、成品状态标识：包括物料信息状态标识和物料质量状态标识。

3.1.1　物料信息状态标识可分为物料状态标签和货位卡，目的是避免物料在储存、发放、使用过程中发生混淆和差错，并通过货位卡的作用使物料具有可追溯性。

3.1.1.1　物料标签用于标识每一物料或中间产品的品名、规格、批号、代码、生产日期、状态，用于识别单独一件物料或中间产品的依据和标识。

3.1.1.2　货位卡适用于标识一个货位一单批物料的品名、规格、批号、数量和来源去向的卡片，识别物料的依据，并能记载和追溯该货位的来源和去向。

3.1.2　物料质量状态标识：要采用明显的色标管理，可分为三类，分别为待验、合格、不合格，并采用黄色、绿色、红色三种不同的色标进行醒目区分。

3.1.2.1　待验：黄色色标，印有黄色背景"待验"字样的卡片，其含义为物料、中间产品、待包装产品在允许投料前或产品出厂前的搁置等待检验结果的状态。

3.1.2.2　合格：绿色色标，印有绿色背景"合格"字样的卡片，其含义为物料、中间产品或成品可允许使用或批准放行的状态。

3.1.2.3　不合格：红色色标，印有红色背景"不合格"字样的卡片，其含义为物料、中间产品或成品不能使用或不准放行的状态。

3.2　生产状态标识

3.2.1　每一生产操作室或生产岗位要有正在生产的产品信息或清场合格证，以明确标识生产操作室的生产状态。

3.2.2　生产状态标识要能正确表示所生产的产品的品名、规格、批号、数量、生产日期等。

3.2.3　清场合格证要能正确的指示岗位或生产操作室的清洁状态，内容要有岗位或操作室的名称、上批次生产的产品名称、批号及规格、本批次生产的产品名称、批号、规格、清场日期、清场者、质量监督员等信息。

3.3　清洁标识

3.3.1　清洁标识是标志房间、设备、容器、生产工具、清洁工具等是否清洁可以使用的状态，分为已清洁、未清洁、待清洁、已灭菌、待灭菌、未灭菌六种，并采用色标管理。

3.3.1.1　已清洁：其中印有"已清洁"字样，绿色字体，其含义是：房间、设备、容器、生产工具、清洁工具等经过清洁处理，达到洁净的状态，可以使用。

3.3.1.2　待清洁：其中印有"待清洁"字样，黄色字体，其含义是：房间、设备、容器、生产工具、清洁工具等处于等待清洗处理的状态，不可以使用。

3.3.1.3　已灭菌：其中印有"已灭菌"字样，绿色字体，其含义是：容器、生产工具、清洁工具等经过灭菌处理，达到洁净的状态，可以使用。

3.3.1.4　待灭菌：其中印有"待灭菌"字样，黄色字体，其含义是：容器、生产工具、清洁工具等处于等待灭菌处理的状态，不可以使用。

3.3.2　清洁、灭菌合格后，要标明有效期，并在有效期内使用。

3.4　计量标识

3.4.1　各生产车间自行校准的器具按《计量器具标准操作规程》，进行校准。

3.4.2　计量器具校准有记录，到期后重新校准。

4　状态标识的制作与验收

4.1　设备工程部负责生产所用的设备状态标识中设备本身信息的制作；负责设备管道、共用介质状态标识的制作。

4.2　生产部负责制订生产过程的状态标识（除清场合格证）；设备状态标识（除设备本身信息状态标识）、清洁标识的制作。

4.3　质量保证部负责生产状态标识中清场合格证、取样证、合格证、容器具校验合格证（质量保证部负责校验部分）的制订。

4.4　所用的状态标识要采用易于清洗、消毒材料制作，可采用不锈钢、铝板或无毒塑料材质，不得采用易生锈、破裂、有脱落物、易长菌的材料制作。

4.5　在制作状态标识时，要严格按照状态标识的内容及规定进行制作。外单位制作好后，要严格按标准进行验收，验收合格的，车间方可领用。

4.6　管道标识的色标要严格按照标准进行，外单位制作完后，要由设备工程部组织人员进行验收，验收不合格的，一律重新进行制作。

4.7　货位卡、生产状态、清场合格证、清洁状态标识的制作、验收按《记录编制管理规程》执行。

4.8　设备、计量器具校验合格标识由设备工程部统一验收、发放。

5　状态标识管理与使用

5.1　状态标识的管理

5.1.1　设备状态标识中设备本身信息标识、设备、计量器具校验合格标识、设备管道、阀门、共用介质状态标识由设备工程部统一管理，并建立发放台账。各生产车间根据实际需要领取，由各车间的设备管理员管理，并建立发放台账。

5.1.2　货位卡、生产状态标识、清洁状态标识由各生产车间工艺员负责发放。

5.1.3　清场合格证、取样证、合格证、容器具校验合格证由质量保证部专人负责发放。

5.1.4　状态标识由于长期使用或管理原因，造成遗失，要及时向设备工程部、生产部申请制作，严禁在无状态标识的情况下，进行生产操作。

5.2　状态标识的使用

5.2.1　货位卡的使用：物料、中间产品、成品在使用、储存、发放过程中，要在货位卡和台账上进行记录，以保证货位卡、台账和实物相符。非物料、中间产品、成品管理人员不得在货位卡上进行记录。

5.2.2　物料状态标识

5.2.2.1　物料状体标识适用于中间产品。

5.2.2.2　中间产品的管理人员要对各自管辖的中间产品确保每个包装容器/垛均贴有装填标识，物料状态标识只允许贴在外包装或盛装的容器内，严禁将物料签放在物料里面，以防混入产品中。

5.2.2.3　每件物料、中间产品使用完毕后，要对原有可回收使用的容器（如配液罐、移动储罐、周转箱等）贴有的原有物料状态标识清除干净，以防带来差错。

5.2.2.4 中间产品待验、合格、不合格状态标识的使用：

各工序操作人员要根据中间产品的质量信息合理使用待验、检验合格和不合格标志等。

任何中间产品只有质量保证部根据检验和生产过程评价情况，确认中间产品是否合格和不合格。

任何物料在未经过质量管理部门授权人，做出是否合格或不合格前，中间产品应处于待验状态，此时，各工序操作人员应将物料移入待验区或挂上待验标识牌，并申请取样检验。

质量管理部门质量监督员接到取样申请后，对物料进行取样，并发出取样记录和取样证。取样人员应严格按照取样规定进行取样。取样后应将取样证贴于本工序批记录后。

中间产品经质量监督员确认合格后，在流转证上签字，并下发半成品或成品报告单。配制工序操作人员和中间站管理员将待验标识更换为检验合格标识，配制液流转于后工序，待包装品在中间站等待包装。

中间产品经质量监督员确认不合格后，下发不合格半成品或成品报告单。配制工序操作人员和中间站管理员将待验标识更换为不合格标识，不合格中间产品填写销毁申请单，按废弃物进行销毁。

5.2.3 清洁状态标识必须标明生产岗位、设备、容器等卫生状况，如已清洁、已清场等（如操作室有"清场合格证"并在效期内则表明其操作室内的各种物品已按照清洁规程清洁并合格，则可不用挂卫生状态标识）。

5.2.3.1 生产状态标识用于生产前、生产过程中、生产结束。

5.2.3.2 车间各岗位班组长负责状态标识的正确使用，车间主任、质量监督员监督状态标识的使用和实施情况，发现问题时及时纠正。

5.2.3.3 岗位操作间的生产状态、卫生状态标识：

生产前操作室门上有上次清场合格的清场合格证（副本），并在有效期内。

生产时操作室门上有"正在生产"标识，标识内容包括产品名称、规格、代码、批号、生产日期等，表明该岗位的生产状态。

生产清场结束后，操作室门上有此次清场合格的"清场合格证"（副本）。

5.2.3.4 "清场合格证"（正本、副本）由质量监督员清场检查合格后签发。

八、车间物料的管理

目的：建立一个规范的车间物料领、发、退的管理规程。

范围：适用于车间物料领、发、退的管理。

职责：车间主任、工艺员、QA员、物料管理员、班组长、仓库保管员对本规程实施负责。

1 原辅料

1.1 物料管理员根据车间主任签发的"需料领料单"到仓库领用原辅料。

1.2 领用原辅料时，与仓库保管员共同核对原辅料的名称、规格、物料代码、批号及数量，确认无误后签字交接，填写收料记录。需要按整包装发放的物料可以超额领料，超限额领料时必须经车间主任批准。

1.3 原辅料入车间原辅料暂存室，按品种、规格、批号分别放置，并标以明显的标识。

1.4 发现领用的原辅料品名、规格、数量有不符或残缺破损、混入异物等质量问题时，应及时向车间主任汇报，并有权拒收。属于质量问题的，车间主任应及时与 QA 员取得联系，及时解决。

1.5 原辅料进入一般生产区及洁净区按《物料进入一般生产区标准操作规程》《物料进入洁净区标准操作规程》进行。

1.6 考虑到物料使用情况可整包装领取，但需在规定的时间内用完。所储存的物料采用先进先出原则，使用时，用已清洁的工具称取，防止污染。有特殊保存要求的物料在使用后应及时退库。特殊管制的物料或贵细物料应在生产当天领用，使用后应及时退库。

1.7 领料过程中，如不能整包、整桶发料，则应按以下规定发放：

1.7.1 新容器要求清洁（采用洁净塑料袋、塑料桶或不锈钢桶），取料器具应清洁、专用，避免交叉污染。

1.7.2 物料转移应在相应的洁净区内进行。

1.7.3 拆开的物料容器在称取完物料后，应及时封口，加贴封口签，注明取走物料数量、剩余物料数量、日期、发料人签名等。

1.7.4 物料转移到新容器后，应及时将新容器封口，加贴物料签。

1.7.5 凡转移新容器的发料过程要详细记入台账中。

1.7.6 遇特殊情况，例如，产量突然增加、生产过程偏差增大等导致原辅料物料超耗，查明原因后，车间以书面报告送生产部，经生产部审核，质保部备案后，车间物料管理员按规定手续补齐原辅料。

1.8 连续生产同一品种时，对用量较小的物料可一次领取，如粉碎过筛时，可以一次粉完，分次使用。

1.9 生产结束后，剩余原辅料应及时密封，由岗位操作工认真核对名称、规格、批号、使用数量及剩余数量与领用数量相符后，及时退回原辅料暂存室。

1.10 更换品种时，剩余原辅料及时退库。

2 包装材料

2.1 包装材料：药品包装所用的材料，包括与药品直接接触的包装材料和容器、印刷包装材料，但不包括发运用的外包装材料。

2.2 印刷包装材料指具有特定式样和印刷内容的包装材料，如印字铝箔、标签、说明书、纸盒等。

2.3 车间物料管理员依据"批包装指令"，填写"需料领料单"，经车间主任审核签字，物料管理员依据领料单到仓库领取包装材料，印刷包装材料按操作规程和需求量领取。

2.4 物料管理员检查包装材料外观有无污迹、破损，品名、规格、批号、数量是否准确，合格的物料状态标识，确认无误后，签字收货，凡不符合要求的应予拒收。

2.5 领料后物料管理员与包装岗班长核对包装材料，印刷包装材料由班组长与 QA 员共同按质保部颁发的标准样张核对，准确无误后，登记、入帐。

2.6 印刷包装材料由岗位班组长与 QA 员共同核对，设置专门区域妥善存放，未经批准人员不得进入。切割式标签或其他散装印刷包装材料分别置于密闭容器内储运，以防混淆。

2.7 包装材料由包装岗班组长按照操作规程发放，并采取措施避免混淆和差错，确保用于药品生产的包装材料正确无误。

2.8 印刷包装材料由包装岗班组长保管，并按照操作规程和需求量发放。根据包装岗"批包装指令"的数量发放，由岗位班长与包装工人共同核对数量后在领、发的记录上签字。

2.9 每批或每次发放的与药品直接接触的包装材料或印刷包装材料，有识别标志，标明所用产品的名称和批号。

2.10 包装结束时，包装岗班组长按工艺规程规定的物料平衡计算公式及物料平衡限度范围进行计算、检查，在物料平衡检查中，发现待包装产品、印刷包装材料以及成品数量有显著差异时，应当进行调查，未得出结论前，成品不得放行。

2.11 包装结束时，已打印批号的剩余包装材料由包装岗班组长在 QA 员的监督下计数销毁并记录。如将未打印批号的印刷包装材料退库。

九、生产过程复核的管理

目的：建立生产过程复核管理规程，以防混淆、差错、污染、交叉污染。

范围：适用于生产过程复核管理。

职责：工艺员、QA 员、班组长及操作工对本规程实施负责。

1 物料的计算、称量

1.1 为加强生产管理，防止计算称量出现差错而造成质量事故，须实行计算与核对制度。

1.2 仓库车间各岗位在称量物料前对衡器进行检查、校正、调零。

1.3 在称量物料时有称量者复核人，双方签字并做好记录。

1.4 对生产时的测定工具、仪器、仪表，需在使用前进行必要的检查和调试。

1.5 对生产的关键工序实行生产指令制度，指令中的所有数据均由工艺员核算制订，生产部负责人审核、生产副总批准后下发；对一般岗位的计算与称量应双方签字，并有记录。

1.6 对贵重药品在领料时不仅要专人称量核对，还必须有 QA 员监督投料，并有记录。

1.7 提取车间在投料前，应由 QA 监控员检查所有药材，在复核无误后方可投料。

2 接受物料的复核内容

2.1 原辅料：复核外包装标签与容器内合格证或盛装单上的品名、规格、批号、数量是否相符，称量好的原辅料与指令单上原辅料的名称、规格、数量是否相符。

2.2 包装材料：复核品名、规格、数量、包装材料上所印刷的文字内容及尺寸大小与所包装的药品是否相符。

2.3 对产品中间体、半成品，首先逐个检查容器内有无流转卡，将流转卡对照生产指令复核品名、规格、批号、数量。

2.4 核对待包装品品名、规格、批号、数量是否与批包装指令一致，有中间产品标识、中间产品交接单、检验报告单。

2.5 检查化验报告单，证明所接受的物料为合格品。

3 称量复核

3.1 按本规程第二条复核被称量物。

3.2 复核被称量物料的皮重、毛重、净重、剩余物料的净重。

3.3 应当由经过相应称量岗位操作的培训和考核，有文件化的规定，应有一定的确认手续的人员按照操作规程进行配料，核对物料后，精确称量或计量，不能直接用标示量作为称量数量，并做好标识。

3.4 配制的每一物料及其重量或体积应当由他人独立进行复核并有复核记录，由具有称量操作资格的人员来进行复核，要求应该重新称量一次，称量记录应该有两个，分别是称量记录和复核记录，不能仅记录称量数据。

3.5 用于同一批药品生产的所有配料应当集中存放，并做好标识。

4 计算的复核

4.1 计算包括配制指令的计算，投料（用料）的计算，原辅料、包装材料用量的复核。

4.2 各岗位物料平衡的计算，需经岗位班组长、工艺员复核确认。

4.3 所有的计算复核要以原始记录为依据进行复核、计算确认。

5 工作的复核

5.1 生产前，班组长复核确认设备、物料标签、合格证、规格等均要复核确认。

5.2 生产过程中，工艺员、班组长对包装材料批号打印复核。

5.3 班组长对生产所使用的各类模具领用、收回均要复核。

5.4 各岗清场工作结束后，由工序班长或工艺员复核，由 QA 员复核确认是否合格。

5.5 各岗的复核人，可以由班组长指定。

6 责任

6.1 复核者所发现的错误让操作人改正，但操作人未进行改正造成损失，其责任由操作人负责。

6.2 由于复核者的疏忽，该发现的错误未发现而造成损失，被复核者和复核人共同承担。

十、物料平衡的管理

目的：建立物料平衡及收率管理，掌握生产过程中物料平衡收率变化，及时发现产品质量风险的发生，保证产品质量。

范围：适用于产品生产过程的关键岗位。

职责：车间主任、工艺员、QA 员对本规程实施负责。

1 每个关键岗位进行物料平衡是避免或及时发现差错与混药的有效方法之一。因此，每个品种各关键生产岗位的批生产记录（批包装记录）都必须明确规定物料平衡的计算方法，以及根据验证结果确定的物料平衡合格范围。

2 计算公式

$$物料平衡 = \frac{实际值}{理论值} \times 100\%$$

理论值：投料量（固体制剂中药浸膏以干品计）。

实际值：包括本岗位产出量、损失量。

产出量：指各岗位取样后，待向下一道工序流转的产品量。

损失量：指取样量、可用残料量、不可用残料量（如捕尘系统、真空系统、管道系统中收集的残余物等）。

3 需进行物料平衡计算的主要岗位

3.1 前处理净料。

3.2 前处理粉碎。

3.3 粉碎过筛。

3.4 制粒。

3.5 总混。

3.6 胶囊填充。

3.7 压片。

3.8 包衣。

3.9　颗粒包装、铝塑包装。

4　外包装。

5　物料平衡的计算单位

5.1　固体制剂：以重量计算。

5.2　包装过程：以成品最小包装计算。

6　数据处理

6.1　凡物料平衡在合格范围内，经质保部 QA 员签发，可以递交下岗位。

6.2　凡物料平衡不在合格范围，QA 员应立即贴示黄色"待验"标志，不能递交下岗位，操作人员应填写"偏差通知单"，通知车间工艺员进行调查，采取处理措施，并详细记录。

6.3　生产部应定期对各岗位物料平衡及产品的总体物料平衡进行回顾性验证，为工艺改进，技术革新及技术标准文件的修订提供参考。

十一、原辅料消耗定额的管理

目的：建立一个规范的原辅料消耗定额管理规程。

范围：本标规程适用于原辅料消耗定额的管理。

职责：生产部部长、车间主任、工艺员、QA 员对本规程实施负责。

1　原辅料消耗定额是控制产品消耗的依据，要根据以往的生产水平，参考同品种厂家成本先进水平，由车间工艺员根据实际消耗情况提出制订意见，经生产部审核后报生产副总批准后，下达执行。根据生产发展情况，随时做个别调整。

2　要实行限额领料制度，车间根据原辅料消耗定额下达品种万片（粒）投料量，根据此投料量，作为车间领料的依据，车间领料，仓库付货。

3　生产操作中发生原辅料超消耗问题时，由车间向生产部提出超消耗申请报告单，说明超消耗原因，如因原辅料质量低劣而造成的损耗，由质保部签署意见后，生产副总审批后方可补发原辅料。

4　贯彻执行消耗定额过程中，发现消耗定额不合理的问题，由车间工艺员写报告说明情况，由生产部审查，情况属实，由生产部提出修改意见，经生产副总审批后，即可修改该项定额。

5　凡是正式投入车间生产的品种，必须制订原辅材料，消耗定额。

6　新产品消耗定额应根据试制投料量，在保证中间体含量符合标准情况下制订。

7　制订某个品种原辅材料定额，即定额量等于理论产量乘以系数。

8　原辅材料在变更供应厂家后，且厂家提供的物料含量，较原厂家存在差异时，应经投料小试后，重新确定系数。

十二、尾料的管理

目的：建立一个规范的尾料管理规程。

范围：适用于生产车间尾料的管理。

职责：生产部部长、车间主任、工艺员、QA 员、班组长、操作工等对本规范实施负责。

零头（尾料）：每道工序生产到最后不能满足生产设备正常使用的剩余的合格的中间品，待包装品或成品。

1　每道岗位所得零头不得随意收存。

2　操作人员将零头分类放入物料袋中封好，加标示牌，称重，填写《销毁申请单》报车间主任处理。

3　所有零头由车间主任同意后，交生产部部长、质保部部长批准，由质保部 QA 员监督销毁并填写销毁记录。

十三、生产过程中废弃物处理的管理

目的：建立一个规范的生产过程中废弃物的处理规程，防止造成交叉污染及混淆。

范围：适用于生产、工作中产生的废弃物处理的管理。

职责：车间操作工、班组长、QA 员对本规程实施负责。

1　废弃物的种类

1.1　生产过程中使用过后的废塑料包装，生产中产生的废料、包装材料的外包装等（如：物料拆包后的纸皮、绳、带、包装袋、塑料膜等）。

1.2　物料质量检验过程中产生的各种废弃物、损耗的包装材料，如：纸盒、纸箱、标签、说明书、垫板等。

1.3　办公使用产生的各种废纸张，生活废弃物及过期作废的文件等。

1.4　其他原因产生的不可再利用的废弃物垃圾等。

2　废弃物收集容器：洁具袋、洁具桶。

3　废弃物收集容器的放置与使用

3.1　凡车间有产生废弃物的生产岗位均应在指定的位置放置相应的收集容器。在存放废弃物的地方应有注明"废弃物存放处"的状态标态。

3.2　废弃物应按其性质分类收集

3.2.1　小一些的零碎废物（如小纸皮等）放在黑色塑料袋中（塑料袋要套在塑料桶内）。

3.2.2　大一些的废物可放在大的纸箱（桶）内，或单独捆扎好放在废弃物存放处。

3.2.3　报废的使用说明书及已印刷的单盒、应单独放于塑料袋中，及时销毁。

3.2.4 有回收价值的废料与无回收价值的废料应分别装袋。

4 废弃物的处理方法

4.1 洁净区各生产岗位的废弃物应及时清理干净、密封，及时送到废弃物存放室，不得停放在生产现场。在每天生产结束后应及时清理干净，密封，由物流通道运出。做深埋或焚烧处理。

4.2 体积大、数量多、不能用密闭容器或塑料袋盛装的废弃物要专区存放，进行焚烧处理，易爆废弃物，不得焚烧，要深埋处理。

4.3 不能流失有关公司的技术机密的废弃物（包括产品的文件等）先进行粉碎，然后焚烧处理。

4.4 从中药饮片、中药提取车间清理出来的废弃物（药材及药渣），应及时送到锅炉燃煤存放区，在 8 小时内与燃煤搅拌，置锅炉内焚烧处理。

4.5 废标签、说明书等由车间指定专人负责销毁，QA 员负责监督。

4.6 废弃的包装物、纸箱、防潮膜等可燃物，进行焚烧处理。

4.7 废弃的铝箔、PVC 硬片、塑料瓶等，送至废品回收站，回收处理。

十四、生产的清场管理

目的：建立清场管理规程，防止混淆、污染、差错和交叉污染的发生，确保药品质量和生产环境符合要求。

范围：适用于各生产工序清场管理。

责任：车间主任、岗位班长、岗位操作工、QA 员、工艺员。

1 清场条件

1.1 每天作业结束时。

1.2 同一品种规格生产结束后。

1.3 更换批号之前。

1.4 更换包装规格之前。

1.5 发现标签，说明书有缺陷或错误。

1.6 停产后复产前或遇紧急情况需清场处理。

1.7 超过清洁有效期时。

2 清场项目

2.1 前次生产剩余的物料应及时清离出相关操作室。

2.2 包装工序更换品种、规格或批号前，前批包装剩余的标签及包装材料，应清离出包装室。

2.3 前次生产已记录在案的生产记录应及时从相关操作室取出，摘下前次生产时用的状态标志牌。

2.4 前次生产过程中产生的废弃物应及时清理出相关操作室。

2.5　清洗使用后的设备、容器具、管道。

2.6　清洁各相关操作室。

3　清场的方法

3.1　每批生产结束后进行清场，清场时首先核对本次产品、剩余原辅料、包装材料、生产尾料、生产废弃物，并按要求办理好移交、退库或存放于指定位置。

3.2　由各工序操作人员清除操作间内的设备状态标志牌及本批相关文件。

3.3　按由上至下，由里到外的顺序进行清洁工作，要特别重视墙角、门后、容器内部、机器里面、操作台底等死角部位。

3.4　设备的清洁按相应设备清洁规程进行，清洁前先切断电源。

3.5　容器具、工具按《容器具、工具清洁规程》进行。

3.6　操作间按相应《一般生产区或洁净区的清洁消毒规程》进行。

3.7　地漏按《地漏清洁规程》进行清洁。

4　清场要求

4.1　生产线或操作间没有剩余原辅料、包装材料、生产尾料、生产废弃物及一切与生产无关物料、产品和文件。

4.2　设备无本批生产残留物，内外无粉尘、无异物、无水渍、无油污、见本色。

4.3　操作间内棚面、墙面、门窗、风口、灯具、灭火器、开关箱、工作台、工作椅、垫仓板、传递窗洁净、无粉尘、无水渍、无污迹。

4.4　地面无积水、无杂物、无粉尘、无污染、无死角，地漏应清洁、无异味。

4.5　盛装容器、工器具洁净无异物，无本批生产的残留物，清洁后存入容器具存放室。

4.6　包装工序要检查印刷包装材料是否按规定处理并做好记录。

5　清场工作应有清场记录，所剩余尾料做好记录，标明去向。清场记录内容包括：操作间、产品名称、批号、生产工序、清场日期、检查项目及结果、清场人及复核人签名。

6　清场结束后，操作工及时填写清场记录，岗位班长通知 QA 员进行清场检查，合格后签发"清场合格证"。"清场合格证"应注明时间及有效期，有效期为 72 小时。

7　"清场合格证"分为正、副本，车间各班组操作人员接到清场合格证正本后，将正本粘贴在本批工序生产记录的背面，QA 员将副本贴在本操作间的门上。在下次生产前，操作人员应进行生产前检查，将副本贴在下批批生产记录中。

8　无"清场合格证"或"清场合格证"超有效期的，此房间或设备不得使用，需重新清场，并经 QA 员检查合格后，重新发放。

9 清场检查发现清场不合格时，应立即重新清场。

10 凡清场合格的工作室，门应关闭，人员不得随意进入。

十五、交接班的管理

目的：规定交接班管理，保证生产秩序。

范围：适用于生产车间各岗位交接班管理。

责任：车间主任、交接班人员。

1 当班人员在下班前必须填好"交接班记录"。

2 交接班记录必须字迹清楚、内容真实、数据准确、内容应填写齐全，记录不得任意涂改或撕毁，如有更改应在原更改处划上一横，并有更改人签名。

3 交班人员在下班前必须做好设备、容器具、洁具的卫生并整理好工器具。

4 接班人员须提前 10 分钟到岗，逐一检查设备运转是否正常，产品品名、规格、批号、产量等是否与记录相符，如有不符，应向交班人提出，并经处理好方可接班。

5 交接记录由交接班双方人员签字，接班人员未签字，表示交接班工作未完成。

6 交接班记录由车间统一管理，存档备查。

7 接班人员因故未及时到岗接班，交班人员应坚守岗位，不能未交班就离岗，并向车间主任汇报，由车间主任安排处理。

十六、中转站的管理

目的：建立一个规范的中转站管理规程，以防发生差错。

范围：本规程适用于生产工序中转站的管理。

职责：车间主任、工艺员、班组长、QA 员对本规程实施负责。

1 中转站存放的对象

1.1 半成品、待包装品、尾料。

1.2 待返工物料及不合格品的暂时存放。

1.3 待进一步确认质量，进行下一步流转的物料。

2 中转站要清洁干净，物料摆放有序，散落在地上的原辅料不得回收。进入中转站的物料外皮必须清洁，无污物。

3 进入中转站的物料必须挂好流转卡，注明：品名、批号、规格、重量、工序名称、操作日期、操作人、复核人等。

4 半成品在中转站必须按品种、批号摆放整齐，不同品种、批号之间有一定距离。

5 半成品在中转站要有明显的状态标记，红色牌表示不合格，绿色牌表示合格，黄色牌表示待验。

6 外形色泽都相近的物料，要采取有效的隔离措施，杜绝混药。

7 出入中转站必须填写中转站台账。

7.1 进站

7.1.1 操作工将要进站物料在中转站称量，填写流转卡。

7.1.2 中转站管理员按流转卡逐项核对，并检查外部清洁后，填写进站台账，双方签字后由中转站管理员收货，请操作工将物料摆放到规定位置。

7.2 出站

7.2.1 发出中转站的物料，需由物料管理员填写出站记录。

7.2.2 只有经质保部QA员出具"合格证"及"检验报告单"的物料，方可流入下道工序。

7.2.3 待验品严禁出中转间。

8 中转站由班组长带领操作工每日下班前清点站内所有物料，要求帐、卡、物相符。

9 中转站的不合格品必须限期处理，并挂上醒目标记。

10 中转站要上锁管理。管理人员因故离开时，中转站必须锁好门后方可离开。

11 QA员要把中转站作为重要监控点之一，对其物料摆放、清洁、状态标记、台账进行严格监控。

十七、洁净室使用的管理

目的：建立洁净室使用、监测维护规程，确保洁净室的净化环境和洁净度符合工艺要求。

范围：适用于洁净区的管理。

责任：洁净区岗位操作工、班长、维修工、工艺员、QA员、车间主任。

1 洁净室的使用

1.1 凡进入洁净室的操作人员（包括维修工）和QA员应每年进行卫生学和微生物学基础知识、洁净作业等方面的培训及考核。

1.2 人员进入洁净室必须保持个人清洁卫生，不得化妆，佩戴饰物与手表，按规定换鞋、洗手、更衣、穿戴本区域的洁净工作服装，严格按照人员净化有关程序进入洁净室。

1.3 洁净区内操作人数应控制到最低限度，在洁净区内人员要自我约束，进出次数应尽可能减少，同时在操作过程中应减小动作幅度，以保护洁净区的气流、风量、风压，保护洁净区的净化级别，限制非操作人员进入；对确实需要进入洁净区的临时外来人员，必须经批准后才可进入，在进入洁净区前应由陪同人员在"外来人员进入洁净区登记表"上做记录，并对临时外来人员进行指导和监督。

1.4 凡洁净区使用的物料必须按《物料进入洁净区标准操作规程》，净化后送入洁净区。

1.5 不准将与生产无关和容易产尘霉变的物件带入洁净室。

1.6 容器具进入洁净区前先清洁，再用 75% 乙醇擦拭，维修小工具用 75% 乙醇擦拭，由传递窗或物流缓冲室进入洁净区使用，存放在洁净区内的维修用备件和工具，应当放置在专门的房间或工具柜中。

1.7 为保证洁净室洁净度，缓冲间门不能同时打开。

2 洁净室的监测

2.1 为确保洁净室的净化环境和洁净度，需对洁净室定期监测，并做好监测记录。

2.2 HVAC 系统在新建、改建以后应进行验证。正常运行后，需记录房间的温湿度，检查不同洁净级别房间之间的压差。

3 制剂车间除 HVAC 系统在安装调试结束进行验证后，操作工、维修工还要定期进行以下项目的测试：

3.1 使用的高效过滤器每年做一次检漏试验，发现问题及时更换或修理。

3.2 高效过滤器调换或修理后必须做检漏试验。

3.3 HVAC 系统的风量每年检查一次，并计算各房间的换气次数。

3.4 每周要对洁净区用臭氧消毒一次，每季度要对洁净室悬浮粒子进行静态测试一次。

3.5 每月对洁净室进行一次沉降菌落的静态测试。

3.6 生产区应当有适度的照度，目视操作区域的照度应当满足操作要求。

4 洁净室的维护

4.1 操作人员应做好洁净室的日常维护工作，其内容包括空调净化设备的运行与监测，生产中使用的物料、设备的清洁卫生，以及洁净室操作人员的清洁卫生等，执行情况应记录。

4.2 维修工每年对洁净室空调净化系统进行检修、保养。

十八、生产用容器的管理

目的：明确生产用容器的管理，降低药品生产过程中污染、混淆、差错等风险。

范围：生产用容器管理。

责任：车间主任、岗位班组长、岗位操作工。

1 容器指的是生产过程中用于盛放固体或液体半成品的有盖桶，物料要与容器接触，所以在选择容器时应有可靠的资料证明其不与盛放物料发生物理和化学变化，避免使用易碎、易脱屑、易发霉容器，用于生产的容器具应严格保管，防止损坏、丢失。

2　容器有较好的密封性能，盖严密，不使物料在运输过程中发生外溢、外漏，并能有效地防止尘埃和异物的进入。因特殊需要使用的容器密闭性差时，要在外部采取有效的密封措施。

3　容器规格应方便运输，适于储存条件的温度变化，容器应便于清洗。

4　不同洁净区的容器仅限在本区内使用。如特殊需要，在一般区使用的空容器清洁后，再进入洁净区，用后立即移出，以保证洁净级别高的区域不被污染。

5　生产期间使用的所有物料、中间产品或待包装产品的容器应当贴签标识或以其他方式标明生产中的产品或物料名称、规格和批号，如有必要，标明生产工序。

6　容器所用标识应当清晰明了，标识的格式应当经生产部、质保部批准。除在标识上使用文字说明外，还可采用不同的颜色区分被标识物的状态（如待验、合格、不合格或已清洁等）。

7　生产车间容器的存放应按区域定置摆放，洁净容器与待清洗容器应专室放置，有明显标识，避免使用错误。

8　容器具用于生产时应洁净，避免造成交叉污染。

9　容器具使用后送至容器具清洗室，按生产用容器具清洁 SOP 清洁、存放。

10　清洁后的容器，经 QA 员检查合格送到容器具存放间存放，挂"已清洁"状态标识，标明清洁日期、清洁人及清洁有效期。

11　使用中应随时检查容器的完好情况，如发现损坏，应及时更换。

十九、物品定置的管理

目的：建立一个规范的物品定置管理规程，确保物品在现场与人、环境的最佳有机结合。

范围：本规程适用于车间物品、用具的现场管理。

职责：车间主任、工艺员、操作工、QA 员对本规程实施负责。

1　定置原则

1.1　因地制宜，力求现场人、物、场结合不断优化，便于管理保证安全。

1.2　生产现场定置必须符合 GMP 要求，符合工艺要求，按工艺规程、岗位操作规程进行。

2　定置管理对象

2.1　生产用品：原辅料、中间体、成品、包材及其生产用品。

2.2　操作用品：计量器具、工具箱、运输工具。

2.3　卫生用品：扫帚、拖把、废弃物储存器、抹布。

2.4　其他消防设施、办公用品。

3　定置要求

3.1　各类物品、用具分类定置，定置区标志清楚，摆放整齐有序。

3.2　定置区严禁摆放非本区的定置物品。

3.3　保持环境卫生和定置物品卫生，符合本洁净区的要求。

3.4　工具及用具使用后及时归位，定期清点、清洁。

二十、生产用模具的管理

目的：建立一个规范的模具管理规程，避免差错。

范围：本规程适用于车间所有工序模具的管理。

职责：维修工、设备操作工对本规程实施负责。

1　本规程所指的模具包括以下部件。

1.1　颗粒分装机的各种型号的量杯等。

1.2　铝塑热封模包装机：成形模、热封模、上气道模、道轨、网纹模板、批号络线模、冲切模。

1.3　各种机器的批号印字模。

1.4　胶囊机的全套模具、上模块、下模块、送囊板、水平叉、垂直叉、矫正块、充填杆、剂量盘。

1.5　压片机的上下模冲、冲圈等。

2　存放保管

2.1　模具应按规格、型号分类存放于各使用工序专用模具柜中存放，专人上锁管理。

2.2　所有备用泡罩模具、字头存放于专用模具柜中存放，专人上锁管理。

2.3　所有非常用工具在专用工具柜中整齐摆放待用。

2.4　建立台账和货位卡，标明其名称、规格及适用机器。

3　使用更换

3.1　正常生产使用模具，岗位领用及归还应及时填写"模具使用记录"。

3.2　操作工在生产前和生产结束后对模具进行仔细检查，发现有凹槽、卷边、缺角、爆冲、磨冲等不合格情况时，应及时更换新模具。

3.3　更换模具时必须经过设备员检查，有无遗漏、缺损，规格有无混淆，安装是否正确。

3.4　更换模具存放之前应通知设备员检查，检查内容包括模具是否齐全、清洁、有无破损并依据保养规程进行保养，复核合格后方可于模具柜中存放，并办理登记手续。

3.5　各工序操作工根据生产指令，向模具室领取符合生产要求的批号印字模并仔细核对手续。退出上批字模，所退回字模重新存于专用柜，办理登记手续。

3.6　平常用工具使用后，经清洁及时放回工具柜。

3.7　定期清点模具，帐、卡、物必须相符。

4　新添采购

4.1　由于磨损或其他原因需添加新模具时由工序统计，车间复核后报给设备员，经设备员审核后上报工程部部长批准报物料部。

4.2　由于增加新产品等原因需购置新规格的模具时，由设备员提出申请，工程部批准后报物料部。

4.3　模具采购按《设备选型管理规程》执行。

5　模具的保养：铝塑机、压片机、胶囊机模具若长期不用，必须拆下，表面涂硅油，放置于模具柜中保管。

6　各种模具的管理除必须遵循各种备件管理规定外，还必须遵循本规程。

习题

1. 药品批号的编制是什么？
2. 物料平衡的计算过程是什么？
3. 防止药品混淆的办法有哪些？
4. 清场工作的要求有哪些？
5. 模具柜中存放模具，如何管理？

项目八　药品生产现场检查风险评定原则

学习目的

药品生产现场检查是保证药品生产安全的一种措施。通过学习了解 GMP 的风险控制要点，在生产中尽量避免出现纰漏，达到完全按 GMP 的要求生产出质量合格的药品。

任务一　GMP 现场评定

国家食品药品监督管理总局 2014 年 5 月 13 日组织制订了《药品生产现场检查风险评定指导原则》，进一步强化药品生产监督管理，规范和指导《药品生产质量管理规范》现场检查工作，统一检查和评定标准，防止出现人为的低级错误，维护企业和顾客的用药利益。

一、药品生产现场检查风险评定指导原则

药品监督管理部门对在企业现场检查中发现的缺陷应根据本指导原则进行分类，列举了部分缺陷事例及其分类情况，旨在规范药品检查行为，指导药品检查机构（人员）对发现的缺陷进行科学评定。

本指导原则适用于药品监督管理部门组织的药品 GMP 认证检查、跟踪检查等检查工作；在药监局的管理方法中，涉及药品 GMP 执行情况的，也可参照本指导原则进行检查和判定。

1　缺陷的分类

缺陷分为"严重缺陷""主要缺陷"和"一般缺陷"，其风险等级依次降低。

1.1　严重缺陷：严重缺陷是指与药品 GMP 要求有严重偏离，产品可能对使用者造成危害的缺陷。属于下列情形之一的为严重缺陷。

1.1.1　对使用者造成危害或存在健康风险。

1.1.2　与药品 GMP 要求有严重偏离，给产品质量带来严重风险。

1.1.3　有文件、数据、记录等不真实的欺骗行为。

1.1.4　存在多项关联主要缺陷，经综合分析表明质量管理体系中某一系统不能有效运行。

1.2　主要缺陷：主要缺陷是指与药品 GMP 要求有较大偏离的缺陷。属于下列情形之一的为主要缺陷。

1.2.1　与药品 GMP 要求有较大偏离，给产品质量带来较大风险。

1.2.2 不能按要求放行产品，或质量授权人不能有效履行其放行职责。

1.2.3 存在多项关联一般缺陷，经综合分析表明质量管理体系中某一系统不完善。

1.3 一般缺陷：一般缺陷是指偏离药品 GMP 要求，但尚未达到严重缺陷和主要缺陷程度的缺陷。

2 产品风险分类：企业所生产的药品，依据风险高低分为高风险产品和一般风险产品。

2.1 高风险产品：以下产品属高风险产品。

2.1.1 治疗窗窄的药品。

2.1.2 高活性、高毒性、高致敏性药品（包括微量交叉污染即能引发健康风险的药品，如青霉素类、细胞毒性、性激素类药品）。

2.1.3 无菌药品。

2.1.4 生物制品（含血液制品）。

2.1.5 生产工艺较难控制的产品（是指参数控制的微小偏差即可造成产品不均一或不符合质量标准的产品，如脂质体、微球、某些长效或缓释、控释产品等）。

2.2 一般风险产品：指高风险产品以外的其他产品。

3 风险评定原则：对现场检查所发现的缺陷，应根据其缺陷严重程度以及产品风险分类，综合判定其风险高低。风险评定应遵循以下原则。

3.1 所评定的风险与缺陷的性质和出现次数有关。

3.2 所评定的风险与产品风险类别有关。

3.3 所评定的风险与企业的整改情况有关：当企业重复出现前次检查发现的缺陷，表明企业没有整改，或没有采取适当的预防措施防止此类缺陷再次发生，风险等级可根据具体情况上升一级。

4 检查结果判定：检查结果判定按照《关于印发药品生产质量管理规范认证管理办法的通知》（国食药监安〔2011〕365号）第24条有关规定处理。

二、严重缺陷举例

本例列举了部分严重缺陷，但并未包含该类缺陷的全部。

1 厂房

1.1 空气净化系统生产需要时不运行。

1.2 空气净化系统存在不足导致产生大范围交叉污染，未及时采取有效的纠正预防措施，仍继续生产。

1.3 高致敏性药品（如青霉素类）或生物制品（如卡介苗或其他用活性微生物制备而成的药品），未采用专用和独立的厂房。

1.4　洁净区内虫害严重。

2　设备

2.1　用于高风险产品生产的关键设备未经确认符合要求，且有证据表明其不能正常运行。

2.2　纯化水系统和注射用水系统不能正常运行，难以保证稳定提供质量合格的工艺用水并造成药品质量受到影响。

2.3　有证据表明产品已被设备上的异物（如润滑油、机油、铁锈和颗粒）严重污染，且未采取措施。

2.4　非专用设备用于高风险产品生产时，生产设备的清洁方法未经有效验证。

3　生产管理

3.1　无书面的工艺规程或工艺规程与注册要求不一致。

3.2　生产处方或生产批记录显示有重大偏差或重大计算错误，导致产品不合格并投放到市场。

3.3　伪造或篡改生产和包装指令、记录，或不如实进行记录。

4　质量管理

4.1　没有建立有效的质量管理系统，质量管理部门不是明确的独立机构，缺乏真正的质量决定权，有证据表明质量管理部门的决定常被生产部门或管理层否决。

4.2　产品未经质量管理部门放行批准即可销售。

4.3　原辅料与包装材料未经质量管理部门事先批准即用于生产，产品已放行。

5　原辅料检验：伪造/篡改或不如实记录检验结果。

6　成品检验

6.1　质量标准内容不完整。

6.2　批准放行销售前，未按照质量标准完成对成品的全项检验。

6.3　伪造/篡改或不如实记录检验结果/伪造检验报告。

7　记录：伪造/篡改记录或不如实进行记录。

8　无菌产品

8.1　产品灭菌程序未经验证。

8.2　未做培养基灌装试验或未模拟全部无菌生产工艺进行培养基灌装试验以证明无菌灌装操作的有效性。

8.3　培养基灌装试验失败后仍继续进行无菌灌装生产。

8.4　未对首次无菌检查不合格进行彻底调查，就根据复试结果批准放行产品。

三、主要缺陷举例

本例列举部分主要缺陷，但并未包含该类缺陷的全部。

1　人员

1.1　聘用或委托无足够资质的人员履行质量管理部门或生产部门的职责。

1.2　质量管理部门与生产部门人员不足，导致偏差或检验结果超标多次发生。

1.3　与生产、质量管理有关的人员培训不足，导致多次发生相关的GMP偏差。

2　厂房

2.1　存在可能导致局部或偶发交叉污染的空气净化系统故障。

2.2　高风险产品未对空气净化系统的过滤器更换、压差监控进行维护/定期确认。

2.3　高风险产品的辅助系统（如纯蒸汽、压缩空气、氮气、捕尘等）未经确认符合要求。

2.4　有证据表明洁净区内未密封的孔洞表面存在污染（长霉、霉斑、来自以往生产的粉尘等）。

2.5　原辅料取样没有足够的预防措施以防止原辅料取样中的污染或交叉污染。

2.6　无微生物/环境监控的标准操作规程（SOP），易受污染的非无菌产品生产洁净区未设纠偏限度。

3　设备

3.1　设备未在规定的工艺参数范围内运行。

3.2　用于关键生产工艺的设备未经确认符合要求。

3.3　在线清洁（CIP）设备及在线灭菌（SIP）设备确认内容不完整，不能证明其运行有效性。

3.4　与无菌产品接触的设备或管道垫圈不密封。

3.5　关键设备无使用记录。

3.6　专用生产设备的清洁方法（包括分析方法）未经验证。

4　生产管理

4.1　关键生产工艺的验证研究/报告内容不完整（缺少评估/批准）。

4.2　无清场操作规程/清洁操作规程，或该规程未经验证。

4.3　工艺规程上的主要变更未经批准/无书面记录。

4.4　生产中的偏差无书面记录，或未经质量管理部门批准。

4.5　未对生产收率或物料平衡的偏差进行调查。

4.6　未定期检查测量器具/无检查记录。

4.7 不同的中间物料缺少适当的标识，易造成混淆。

4.8 不合格的物料和产品标识、储存不当，可能引起混淆。

4.9 非自动化管理仓储系统，物料接收后，到质量管理部门批准放行期间，待包装产品、中间产品、原辅料和包装材料未能存放于待检区。

4.10 未经质量管理部门的批准，生产人员即使用待包装产品、中间产品、原辅料和包装材料。

4.11 生产批量的变更未经有资质的人员准备/审核，或生产批量未在验证的范围之内变更。

4.12 批生产记录、批包装记录的内容不准确/不完整，易对产品质量造成影响。

4.13 无包装操作的书面规程。

4.14 包装过程中出现的异常情况未经调查。

4.15 打印批号、未打印批号的印刷包装材料（包括储存、发放、打印和销毁）控制不严。

5 质量控制

5.1 设施、人员和检验仪器与生产规模不匹配。

5.2 质量控制人员无权进入生产区域。

5.3 无物料取样、检查和检验的 SOP 或相关 SOP 未经批准。

5.4 质量管理部门未能正确核对生产与包装的文件记录，即批准放行产品。

5.5 偏差或超出趋势的情况未按照 SOP 正常调查并做书面记录。

5.6 原辅料与包装材料未经质量管理部门事先批准即用于生产，但产品尚未放行。

5.7 未经质量管理部门事先批准即进行重新加工/返工操作。

5.8 可能影响产品质量的操作（如运输、储存等）的 SOP 未经质量管理部门批准/未予以执行。

5.9 有变更管理行为，但未建立变更控制程序。

5.10 检验用试验室系统与现场控制 [包括确认、操作、校验、环境和设备维护、标准品（对照品）、各种溶液以及记录保存] 无法确保检验结果和所做结论准确、精密和可靠。

5.11 隔离和处理方式不当，会导致召回产品或退货产品重新发货销售。

5.12 无自检计划/无自检记录。

6 原辅料检验

6.1 企业接收物料后未在工厂内对每个容器中的原辅料通过核对或检验的方式确认每一个包装内的原辅料正确无误。

6.2 质量标准未经质量管理部门批准。

6.3　检验方法未经验证或确认。

6.4　超过复验期的原料药未经适当复验即使用。

6.5　一次接收的物料由多个批次构成，未考虑分开取样、检验与批准放行。

6.6　对供应商的审计无文件记录。

7　包装材料检验

7.1　质量标准未经质量管理部门批准。

7.2　生产企业接收后，未在工厂通过核对或检验的方式来确认包材/标签正确无误。

8　成品检验

8.1　成品质量标准未经质量管理部门批准。

8.2　检验方法未经验证或确认。

8.3　运输和储存条件无 SOP 规定。

9　文件记录

9.1　对供应商的审计无文件记录。

9.2　成品的运输或储存条件无文件规定。

10　留样：未保存成品留样。

11　稳定性

11.1　稳定性考察数据不全。

11.2　当稳定性考察数据显示产品未到有效期就不符合质量标准时，未采取措施。

11.3　无持续稳定性考察计划。

11.4　稳定性试验的检验方法未经验证或确认。

12　无菌产品

12.1　采用无菌工艺生产的区域对 D 级洁净区域呈负压，D 级洁净区域对非洁净区呈负压。

12.2　房间洁净度等级测试的采样点不够/采样方法不正确。

12.3　采用无菌工艺灌装的产品在无菌灌装时，环境控制/微生物监控不充分。

12.4　厂房与设备的设计或维护未将污染/尘粒产生降到最小的限度。

12.5　纯化水与注射用水系统的维护不当。

12.6　清洁与消毒计划不正确。

12.7　最大限度减少污染或防止混淆的方式/预防措施不当。

12.8　未对产品内包装材料、容器和设备的清洁、灭菌、使用之间的间隔时限进行验证。

12.9　未考虑产品灭菌前的微生物污染水平。

12.10　生产开始到灭菌或过滤之间的间隔时限未经验证。

12.11 培养基灌装规程不正确。

12.12 培养基灌装数量不足。

12.13 培养基灌装未模拟实际的生产情况。

12.14 培养基支持广谱微生物生长的有效性未经证实。

12.15 未做安瓿检漏试验。

12.16 无菌检查样品数量不足或不能代表一个完整的生产周期。

12.17 未将灭菌柜每柜次装载的产品视为一个单独的批次进行取样/无菌检查样品未能涵盖所有柜次。

12.18 未使用纯化水作为注射用水系统和纯蒸汽发生器的源水。

12.19 用于注射剂配制的注射用水未检验细菌内毒素。

12.20 注射剂用容器和内包装材料，其最终淋洗的注射用水未检验细菌内毒素，而这些容器和内包装材料不再进行除热源处理。

四、一般缺陷举例

本例列举了部分一般缺陷，但并未包含该类缺陷的全部。

1 厂房

1.1 地漏敞口/无存水弯。

1.2 液体和气体的管道出口处无标志。

1.3 生产区内从事与生产无关的活动。

1.4 休息、更衣、洗手和盥洗设施设置不当。

2 设备

2.1 设备与墙面的间距太小而无法清洁。

2.2 洁净区内固定设备的基座连接处未完全密封。

2.3 长期或频繁使用临时性的方法和装置进行维修。

2.4 有缺陷或不用的设备未移出或未贴上适当的标识。

3 清洁：书面清洁规程内容不完整，但厂区处于可接受的清洁状态。

4 质量管理：召回规程内容不完整。

5 原辅料检验：检验方法验证或确认的内容不完整。

6 包装材料检验

6.1 运输和储藏规程内容不当。

6.2 过期/报废包装材料的处理不当。

6.3 一次接收的包装材料由多个批次构成，未考虑分开取样、检验与批准放行。

7 文件记录

7.1 产品的记录/文件内容不完整。

7.2 记录和凭证的保存时间不够。

7.3 无组织机构图。

7.4 清洁记录内容不完整。

8 留样

8.1 无原辅料留样。

8.2 成品或原料药留样数量不足。

8.3 储存条件不正确。

9 稳定性

9.1 持续稳定性考察的批次不足。

9.2 样品数量不足以完成检验。

10 无菌产品

10.1 未监测灭菌用蒸汽,以确保达到适当的质量要求且无添加的成分。

10.2 进入洁净区和无菌生产区的最多人数控制不当。

11 生产管理

11.1 原辅料与产品处理的 SOP 内容不完整。

11.2 未严格限制未经授权人员进入生产区域。

11.3 对接收物料的检查不完全。

任务二 GMP 认证检查项目

认证是药品生产中实施 GMP 科学管理的理论基础。认证过程是一个系统的工程,对药品的生产管理是一个非常重要的一个预防控制手段。通过认证保证药品生产过程,质量一直在可控制的范围内,生产出的药品达到药品注册的质量要求。

一、检查评定方法

1 根据 GMP 的要求,制订药品 GMP 认证检查评定标准。

2 检查项目 225 项,其中关键项目(条款号前加 "＊")56 项,一般项目 169 项。

3 以申请认证范围,按照药品 GMP 认证检查项目,确定相应的检查范围和内容。

4 现场检查时,应对所列项目及其涵盖内容进行全面检查,应逐项做出肯定。或者否定的评定。凡属不完整、不齐全的项目,称为缺陷项目,关键项目如不合格则称为严重缺陷,一般项目如不合格称一般缺陷。

一般缺陷项目或检查中发现的其他问题严重影响药品质量则视为严重缺陷。检查员对此应调查取证,详细记录(表 8-1)。

表 8 – 1 　　　　　　　　　　　　　　结果评定

项目		结果
严重缺陷	一般缺陷	
0	≤20%	通过 GMP 认证
0	20% ~40%	限期 6 个月整改后追踪检查
≤3	≤20%	
≤3	>20%	通过 GMP 认证
>3	—	

二、认证检查项目

认证检查项目见表 8 – 2。

表 8 – 2 　　　　　　　　　　　　　　认证检查项目

条款	检查内容
＊0301	企业是否建立药品生产和质量管理机构，明确各级机构和人员的职责。
0302	是否配备与药品生产相适应的管理人员和技术人员，并且有相应的专业知识。
0401	主管生产和质量管理的企业负责人，是否具有医药或相关专业本科以上学历，并且具有药品生产和质量管理经验。
0402	生物制品生产企业生产和质量负责人是否具有相应得专业知识（细菌学、病毒学、生物学、分子生物学、生物化学、免疫学、医学、药学），并且具有丰富的实践经验，以确保在其生产、质量管理中履行职责。
0403	中药制剂生产企业主管药品生产和质量的负责人是否具有中药专业知识。
0501	生产管理和质量管理的部门负责人是否具有医药或相关专业本科以上学历，并且具有药品生产和质量管理的实践经验。
＊0502	生产管理和质量管理的部门负责人是否互相兼任。
0601	从事药品生产操作的人员是否经过相应的专业技术培训上岗。
0602	从事原料药生产的人员是否接受原料药生产特定操作的有关知识培训。
0603	中药材、中药饮片验收人员是否经过相应有关知识的培训，具有识别药材真伪、优劣的技能。
0604	从事药品质量检验的人员是否经过相应的专业技术培训。
0701	从事药品生产的各级人员是否按本规范要求进行培训和考核。
0702	从事生物制品制造的全体人员（包括清洁人员、维修人员）是否根据其生产和所从事的生产操作进行专业（卫生学、微生物学等）和安全防护培训。

续表

条款	检查内容
0801	企业药品生产环境是否整洁，厂区地面、路面及运输等是否对药品生产造成污染，生产、行政、生活和辅助区总体布局是否合理，互相妨碍。
0901	厂房是否按生产工艺流程及其所要求的空气洁净度等级进行合理布局。
0902	同一厂房内的生产操作之间和相邻厂房之间的生产是否互相妨碍。
1001	厂房是否有防止昆虫和其他动物进入的设施。
1101	洁净室（区）的内表面是否平整光滑、无裂缝、接口严密、无颗粒物脱落、耐受清洁和消毒。
1102	洁净室（区）的墙壁与地面的交界处是否成弧形或采取其他措施。
1103	洁净室（区）内是否使用无脱落物、易清洗、易消毒的卫生工具，其存放地点是否对产品造成污染，并限定使用区域。
1104	中药生产的非洁净厂房地面、墙壁、天棚等内表面是否平整，易于清洁、不易脱落、无霉迹，是否对加工生产造成污染。
1105	净选药材的厂房是否设拣选工作台，工作台表面是否平整、不易产生脱落物。
1201	生产区是否有与生产规模相适应的面积和空间。
1202	中药材、中药饮片的提取、浓缩、蒸、炒、灸、煅等厂房是否与其生产规模相适应。
1203	原料药中间产品的质量检验与生产环境有交叉影响时，其检验场所是否设置在该生产区域内。
1204	储存区是否有与生产规模相适应的面积和空间。
1205	储存区物料、中间产品、待验品的存放是否有能够防止差错和交叉污染的措施。
1206	原料药的易燃、易爆、有毒物质的生产和储存的厂房设施是否符合国家有关规定。
1301	洁净室（区）内各种管道、灯具、风口等公共设施是否易于清洁。
1401	洁净室（区）的照度与生产要求是否相适应，厂房是否有应急照明设施。
*1501	进入洁净室（区）的空气是否按规定净化。
1502	洁净室（区）的空气是否按规定监测，空气监测结果是否记录存档。
1503	洁净室（区）的净化空气如何可循环使用，是否采取有效措施避免污染和交叉污染。
1504	空气净化系统是否按规定清洁、维修、保养，并且有记录。
*1601	洁净室（区）的窗户、天棚及进入室内的管道、风口、灯具与墙壁或天棚的连接部位是否密封。

续表

条款	检查内容
1602	空气洁净度等级不同的相邻房间之间是否有指示压差的装置，静压差是否符合规定。
1603	非创伤面外用中药制剂及其特殊制剂的生产厂房门窗是否能密闭，必要时有良好的除湿、排风、除尘、降温等设施。
1604	用于直接入药的净药材和干膏的配伍、粉碎、混合、过筛等厂房门窗是否能密封，有良好 通风、除尘等设施。
1701	洁净室（区）的温度和相对湿度是否与药品生产工艺要求相适应。
1801	洁净室（区）的水池、地漏是否对药品生产产生污染，100 级洁净室（区）是否设有地漏。
1901	不同空气洁净度等级的洁净室（区）之间的人员和物料出入，是否有防止交叉污染的设施。
＊1902	10000 洁净室（区）使用的传输设备是否穿越较低级别区域。
＊1903	洁净室（区）和非洁净室（区）之间是否设置缓冲设施，洁净室（区）人流、物流走向是否合理。
＊2001	生产青霉素类高致敏性药品，是否使用独立的厂房和生产设施、独立的空气净化系统。其分装室是否保持相对负压，分装室排至室外的废气应当经过净化处理并符合要求，分装室排风口应当远离其他空气净化系统的进风口。
＊2002	生产 β - 内酰胺结构类药品与其他药品生产区域是否严格分开；使用专用设备和独立的空气净化系统。
＊2101	性激素类避孕药品生产厂房与其他药品生产区域是否严格分开；使用专用设备和独立的空气净化系统。气体排放是否经净化处理。
＊2102	生产激素类、抗肿瘤类化学药品是否与其他药品使用同一设备和空气净化系统，不可避免时，是否采用有效的防护措施和必要的验证。
＊2201	生产用菌毒种与非生产菌毒种、生产用细胞与非生产细胞、强毒与弱毒、死毒与活毒、脱毒前与脱毒后的制品和活疫苗与灭活疫苗、人血制品、预防制品等存储是否在同一生产厂房内进行。
＊2202	生产用菌毒种与非生产菌毒种、生产用细胞与非生产细胞、强毒与弱毒、死毒与活毒、脱毒前与脱毒后的制品和活疫苗与灭活疫苗、人血制品、预防制品等存储是否严格分开。
＊2203	不同种类的活疫苗的处理、灌装是否彼此分开。

续表

条款	检查内容
*2204	强毒微生物操作区是否与相邻区域保持相对负压，是否有独立的空气净化系统，排出的空气是否循环使用。
*2205	芽孢菌制品操作区是否与相邻区域保持相对负压，是否有独立的空气净化系统，排出的空气是否循环使用。芽孢菌制品的操作直至灭活过程完成之前是否使用专用设备。
*2206	各类生物制品生产过程中涉及高危致病因子的操作，其空气净化系统等设施是否符合特殊要求。
*2207	生物制品生产过程中使用某些特定活生物体阶段的设备是否专用，是否隔离或封闭系统内进行。
*2208	卡介苗生产厂房和结核菌生产厂房是否与其他生产厂房严格分开，卡介苗生产设备要专用。
*2209	炭疽杆菌、肉毒梭状芽孢杆菌和破伤风梭状芽孢杆菌制品是否在相应专用设施内生产。
2210	设备专用于生产芽孢形成体，当加工处理一种制品时是否集中生产，某一设施或一套设施分期轮换生产芽孢菌制品时，在规定时间内是否只生产一种制品。
*2211	生物制品生产的厂房与设施是否对原材料、中间体和成品存在潜在污染。
*2212	聚合酶链反应试剂（PCR）的生产和鉴定是否在各自独立的建筑物中进行，防止扩散时形成的气溶胶造成交叉污染。
*2213	生产人免疫缺陷病毒（HIV）等检测试剂，在使用阳性样品时，是否有符合相应的保护措施和设施。
*2214	生产规定产用种子批和细胞库，是否在储存有条件下专库存放，是否具有允许指定的人员进入。
*2215	以人血、人血浆或动物器官、组织为原料生产的制品是否使用专用设备，是否与其他生物制品严格分开。
*2216	使用密闭系统生物发酵罐生产生物制品可以在同一区域同时生产（单克隆抗体和重组 DNA 制品）。
*2217	各种灭活疫苗（包括重组 DNA 产品）、类毒素及细胞提取物，在其灭活或消毒后可以与其他无菌制品交替使用同一灌装间和灌装、冻干设施。但是，在一种制品分装后，必须进行有效清洁和消毒，清洁和消毒效果是否定期验证。
*2218	操作有致病作用的微生物是否在专门的区域内进行，是否保持相对负压。

续表

条款	检查内容
* 2219	有菌（毒）操作区与无菌（毒）操作区是否有各自独立的空气净化系统，来自病原体操作区的空气是否循环使用。
* 2220	来自危险度为二类以上病原体的空气是否通过除菌过滤器排出，滤器的性能是否定期检查，使用二类以上病原体强污染性材料进行制品生产时，对排出污物是否有有效的消毒设施。
* 2221	用于加工处理活生物体的生物制品生产操作区和设备是否便于清洁和去除污染能耐受熏蒸消毒。
2301	中药材的前处理、提取、浓缩和动物脏器、组织的洗涤或处理等生产操作是否其制剂生产严格分开。
2302	中药材的蒸、炒、灸、煅等厂房是否有良好的通风、除尘、出烟、降温等设施。
2303	中药材、中药饮片的提取、浓缩等厂房是否有良好的排风及防止污染和交叉污染等设施。
2304	中药材的筛选、切片、粉碎等操作是否有有效的除尘、排风设施。
2401	非无菌药品产尘最大的洁净室（区）经捕尘处理不能避免交叉污染时，其空气净化系统是否利用回风。非无菌药品空气洁净度等级相同的区域产尘最大操作室是否保持相对负压。
2501	与药品直接接触的干燥用空气、压缩空气和惰性气体是否经净化处理，符合生产要求。
2601	仓储区是否保持清洁和干燥，是否安装照明和通风设施，仓储区的温度、湿度控制是否符合仓储存要求，按规定定期检测，取样时是否有防止污染和交叉污染的措施。
2701	洁净室（区）内的称量室或备料室空气洁净度等级是否与生产要求一致，是否有捕尘设施，有防止交叉污染的措施。
2801	试验室、中药标本室、留样观察室是否与生产区分开。
2802	生物鉴定、微生物限度鉴定是否分室进行。
2901	对有特殊要求的仪器、仪表是否安放在专门的仪器室，有防止静电、震动、潮湿或其他外界因素影响的设施。
3001	试验动物房是否与其他区域分开，试验动物是否符合国家有关规定。
* 3002	用于生物制品生产的动物室、质量鉴定动物室是否与制品生产区各自分开。
* 3003	生物制品所用动物的饲养管理要求，是否符合试验动物管理规定。

续表

条款	检查内容
3101	设备的设计、选型、安装是否符合生产要求，易于清洗、消毒或灭菌，是否便于生产操作和维修、保养，是否能防止差错和减少污染。
3102	灭菌柜的容量是否与生产批量相适应，灭菌柜是否具有自动检测及记录装置。
3103	生物制品生产使用的管道系统、阀门和通气过滤器是否便于清洁和灭菌，封闭性容器（如发酵罐）是否用蒸汽灭菌。
3201	与药品直接接触的设备表面是否光洁、平整、易消毒或清洗、耐腐蚀，不与药品发生化学变化或吸附药品。
3202	洁净室（区）内设备保温层是否光洁、平整、有颗粒性物质脱落。
3203	与中药材、中药饮片直接接触的工具、容器表面是否整洁、易清洗消毒，不易产生脱落物。
3204	与药液接触的设备、容器具、管道、阀门、输送泵等是否采用优质耐腐蚀材质，管路的安装是否尽量减少连（焊）接处。
3205	过滤器材是否吸附药液组分和释放异物，禁止使用含有石棉的过滤器材。
3206	设备所用的润滑剂、冷却剂等是否对药品造成污染。
3301	与设备连接的主要固定管道是否标明管道内物料名称、流向。
3401	纯化水的制备、存储和分配是否能防止微生物的滋生和污染。
*3402	注射用水的制备、存储和分配是否能防止微生物的滋生和污染。储罐的通气口是否安装不脱落纤维的疏水性除菌滤器，存储是否采用80℃以上保温、65℃以上保温循环或4℃以下存放。
*3403	储罐和输送管道所用材料是否无毒、耐腐蚀，管道的设计和安装是否避免死角、盲管，储罐和管道是否规定清洗、灭菌周期。
*3404	生物制品生产用注射用水是否在制备6小时内使用，制备后4小时内灭菌72小时内使用。
3405	水处理及其配套系统的设计、安装和维护是否能确保供水达到设定的质量标准。
3501	生产和检验用仪器、仪表、量具、衡器等适用范围、精密度是否符合生产和检验要求，是否有明显的合格标志，是否定期校验。
3601	生产设备是否有明显的状态标志。
3602	生产设备是否定期维护、保养。设备安装、维修、保养得操作是否影响产品质量。
3603	非无菌药物的干燥设备进风口是否有过滤装置。出风口是否有防止空气倒流装置。
3604	生物制品生产过程中污染病原体的物品和设备是否与未用过的灭菌物品和设备分开，并有明显标志。

续表

条款	检查内容
3701	生产、检验设备是否有使用、维修、保养记录，并由专人管理。
3801	物料的购入、存储、发放、使用等是否制订管理制度。
3802	原料、辅料是否按品种、规格、批号分别存放。
* 3901	物料是否符合药品标准、包装材料标准、生物制品规程或其他有关标准，不得对药品的质量产生不良影响。
3902	原料、辅料是否按批取样检验。
* 3903	进口原料药、中药材、中药饮片是否有口岸药品检验所的药品检验报告。
4001	中药材是否按质量标准购入，产地是否保持相对稳定，购入的中药材、中药饮片是否有详细记录。
4002	中药材、中药饮片每件包装上是否附有明显标志，表明品名、规格、数量、产地、来源采收（加工）日期。
4101	物料是否从符合规定的单位购进，是否按规定入库。
4201	待验、合格、不合格物料是否严格管理。
* 4202	不合格物料是否专区存放，是否有易于识别的明显标志，并按有关规定及时处理。
* 4301	有特殊要求的物料、中间产品和成品是否按规定储存。
4302	固体原料和液体原料是否分开存储，挥发性物料是否避免污染其他物料，炮制、整理加工后的净药材是否使用清洁容器或包装，净药材是否与未加工、炮制的药材严格分开。
* 4401	麻醉药品、精神药品、毒性药品（药材）是否按规定验收、存储、保管。
* 4402	菌毒种是否按规定验收、存储、保管、使用、销毁。
4403	生物制品用动物源性的原材料使用时要详细记录。内容至少包括动物来源、动物繁殖和饲养条件、动物的健康情况。
4404	用于疫苗生产的动物是否是洁净级以上的动物。
4405	是否建立生产用菌毒种的原始种子批、主代种子批和工作种子批系统。
4406	种子批系统是否有菌毒种原始来源、菌毒种特征鉴定、传代谱系、菌毒种是否为单一微生物、生产和培育特征、最适保存条件等完整材料。
4407	生产用细胞是否建立原始细胞库、主代细胞库和工作细胞库系统。
4408	细胞库系统是否包括：细胞原始来源（核型分析、致癌性）、群体倍增数、传代谱系、细胞是否为单一纯化细胞系、制备方法、最适保存条件。
4409	易燃、易爆和其他危险品是否按规定验收、存储、保管。
* 4410	毒性药材、贵细药材是否分别设置专库或专柜。

续表

条款	检查内容
4411	毒性药材、易燃易爆等药材外包装上是否有明显的规定标志。
4501	物料是否按规定的使用期限存储，期满后是否按规定复验，存储期内如有特殊情况是否及时复验。
*4601	药品标签、使用说明书是否与药品监督管理部门批准的内容、式样、文字相一致。印有与标签内容相同的药品包装物。是否按标签管理。
*4602	标签、使用说明书是否经质量管理部门校对，无误后印制、发放、使用。
4701	标签、使用说明书是否由专人保管、领用。
4702	标签、使用说明书是否按品种、规格专柜（库）存放，是否凭批指令发放，是否按实际需要领用。
4703	标签、使用说明书是否计数发放，由领用人核对、签名。标签使用数、残损数及剩余数之和是否与领用数相符。
4704	印有批号的残损标签或剩余标签是否由专人销毁，是否有计数、发放、使用、销毁是否有记录。
4801	企业是否有防止污染的卫生措施和各项卫生管理制度，并由专人负责。
4901	是否按生产和空气洁净度等级的要求制订厂房清洁规程，内容是否包括：清洁方法、程序、间隔时间，使用的清洁剂或消毒剂，清洁工具的清洁方法和存放地点。
4902	是否按生产和空气洁净度等级的要求制订设备清洁规程，内容是否包括：清洁方法、程序、间隔时间，使用的清洁剂或消毒剂，清洁工具的清洁方法和存放地点。
4903	是否按生产和空气洁净度等级的要求制订容器清洁规程，内容是否包括：清洁方法、程序、间隔时间，使用的清洁剂或消毒剂，清洁工具的清洁方法和存放地点。
5001	生产区是否存放非生产物品和个人杂物，生产中的废弃物是否及时处理。
5002	是否有霍乱、鼠疫苗、免疫缺陷病毒（HIV）乙肝病毒等高危病原体的生产操作结束后，对可疑的污染物是否在原位消毒，并单独灭菌后，方可移除工作区。
5101	更衣室、浴室及厕所的设置是否对洁净区（区）产生不良影响。
5201	工作服的选材是否与生产操作和空气洁净度等级要求一致，并不得混用。洁净工作服的质地是否光滑、不产生静电、不脱落纤维和颗粒物。
5202	无菌工作服的式样及穿戴方式是否能包盖全部头发、胡须及脚部，并能阻留人体脱落物。
5203	不同空气洁净度等级使用的工作服是否分别洗涤、整理，必要时消毒或灭菌，工作服是否制订清洗周期。

续表

条款	检查内容
5204	100000 级以上区域的洁净工作服是否在洁净区（区）内洗涤、干燥、整理，是否按要求灭菌。
5301	洁净区（区）是否限于该区域生产操作人员和经批准的人员进入，人员数量是否严格控制，对临时外来人员是否进行指导和监督。
5302	进入洁净区（区）的工作人员（包括维修、辅助人员）是否定期进行微生物学基础知识、洁净作业等方面的培训及考核。
5303	在生物制品生产日内，没有经过明确规定的去污染措施，生产人员不得由操作活微生物或动物的区域到操作其他制品或微生物的区域。
5304	生产过程无关的人员是否进入疫苗生产控制区，进入时是否穿着无菌防护服。
5305	从事生物制品生产操作的人员是否与动物饲养人员分开。
5401	进入洁净区（区）的人员是否化妆和佩戴饰物，是否裸手直接接触药物，100 级洁净区（区）内操作人员是否裸手操作，不可避免时手部是否及时消毒。
5501	洁净区（区）是否定期消毒，消毒剂是否对设备、物料和成品产生污染，消毒剂品种是否定期更换，以防止产生耐药菌株。
5601	药品生产人员是否有健康档案，直接接触药品的生产人员是否每年至少体检一次。传染病、皮肤病者和体表有伤口者是否从事直接接触药品的生产。
5602	生物制品生产及维修、检验和动物饲养的操作人员、管理人员，是否接种相应疫苗并定期进行体检。
5603	患有传染病、皮肤病者和体表有伤口者和对生物制品质量产生潜在不利影响人员，是否进入生产区进行操作或进行质量检验。
* 5701	企业是否进行药品生产验证，是否根据验证对象建立验证小组，提出验证项目，制订验证方案，并组织实施。
* 5702	药品生产过程的验证内容是否包括空气净化系统、工艺用水系统、生产工艺及其变更，设备清洗、主要原辅料变更。
* 5703	关键设备及无菌药品的验证内容是否包括灭菌设备、药液滤过及灌封（分装）系统。
5801	生产一定周期后是否进行再验证。
5901	验证工作完成后是否写成验证报告，由验证工作人员负责审核、批准。
6001	验证过程中的数据和分析内容是否以文件形式归档保文件存，验证文件是否包括验证方案、验证报告、评价和建议、批准人等。
6401	是否建立文件的起草、修订、审查、批准、撤销、印刷及保管的管理制度。

续表

条款	检查内容
6402	分发、使用的文件是否是为批准的现行文本。已撤销和过时的文件除留档备查外，是否在工作现场出现。
6501	文件的制订是否符合规定。
*6601	是否有生产工艺规程、岗位操作法或标准操作规程，是否任意更改，如需要更改时是否按规定程序进行。
6602	生物制品是否严格按照《中国生物制品规程》或国家食品药品监督管理部门批准的工艺方法生产。
6701	产品是否进行物料平衡检查，物料平衡超出规定限度，应查明原因，在得出合理解释、确认无潜在质量事故后，方可按正常产品处理。
6702	中药制剂生产中所需贵细、毒性药材和中药饮片是否按规定监控投料，并有记录。
6801	是否建立批生产记录。批生产记录是否及时填写、字迹清晰、内容真实、数据完整，并由操作人员及复核人签名。
6802	批生产记录是否保持整洁、不得撕毁和任意涂改。批生产记录填写错误时，是否按规定更改。批生产记录是否按批号归档，保存至药品有效期后一年。未规定有效期的药品，批记录是否保存三年。
6803	原料药的生产记录是否有可追踪性，其批生产记录至少从粗品的精制工序开始。
*6901	药品是否按规定划分生产批次，并编写生产批号。
7001	生产前是否按规定确认无上次生产遗留物。
7002	是否有防止尘埃产生和扩散的有效措施。
*7003	不同产品品种、规格的生产操作是否在同一操作间同时进行。
*7004	有数条包装线同时包装时，是否采取隔离或其他有效防止污染和混淆的设施。
*7005	无菌药品生产直接接触药品的包装材料是否回收利用。
7006	是否防止物料及产品所产生的气体、蒸汽、喷雾物或生物体等引起的交叉污染。
7007	无菌药品生产直接接触药品的包装材料、设备和其他物品的清洗、干燥、灭菌到使用时间间隔是否有规定。
7008	无菌药品的药液从配制到灭菌或除菌过滤的时间间隔是否有规定。
7009	每一生产操作间或生产用设备、容器是否有所生产的产品或物料名称、批号、数量等状态标志。
7010	非无菌药品的药品上直接印字所用油墨是否符合食用标准。
7011	非无菌药品的液体制剂的配制、过滤、灌封、灭菌等过程是否在规定时间内完成。

续表

条款	检查内容
7012	非无菌药品的软膏剂、眼膏剂、栓剂，生产中的中间产品是否规定储存期和储存条件。
7013	原料药生产使用敞口设备或打开设备操作时，是否有避免污染措施。物料、中间产品和原料药在厂房内或厂房间的流转是否有避免混淆和污染的措施。
7014	原料药生产是否建立发酵用菌种保管、使用、存储、复壮、筛选等管理制度，并有记录。
7015	中药制剂生产过程中，中药材是否直接接触地面。
7016	含有毒性药材的生产操作，是否有防止交叉污染的特殊措施。
7017	拣选后药材的洗涤是否使用流动水，用过的水是否用于洗涤其他药材。
7018	不同药性的药材是否在一起洗涤，洗涤后的药材及切制和炮制品是否露天干燥。
7019	中药材、中间产品、成品的灭菌方法是否以不改变质量为原则。
7020	直接入药的药材粉末，配伍前是否做微生物检查。
7021	中药材使用前是否按规定进行拣选、整理、剪选、洗涤等加工，需要浸润的中药材是否做到药透水尽。
*7101	是否根据产品工艺规程选用工艺用水，工艺用水是否符合质量标准，是否根据验证结果，规定检验周期，是否定期检验，是否有检验记录。
7201	产品是否有批包装记录，记录内容是否完整。
7202	药品零头包装是否只限两个批号为一个合箱，合箱外是否标明全部批号，并建立合箱记录。
7203	原料药可以重复使用的包装容器，是否根据书面程序清洗干净，并去除原有的标签。
7301	药品的每一生产阶段完成后，是否由生产操作人员清场，填写清场记录内容。清场记录内容是否完整，是否纳入批生产记录。
7401	质量管理部门是否受企业负责人直接领导。
7402	质量管理和检验人员的数量是否与药品生产规模相适应。
7403	是否有与药品生产规模、品种、检验要求相适应的场所、仪器、设备。
7404	生物制品原料（包括血液制品的原料血浆）、原料、半成品、成品是否严格按照《中国生物制品规程》或国家药品监督管理部门批准的质量标准进行鉴定。
7405	生物制品国家标准品是否由国家药品检验机构统一制备、标化和分发。生产企业是否根据国家标准制备其工作品标准。

续表

条款	检查内容
*7501	质量管理部门是否履行制订和修订物料、中间产品和产品的内控标准和检验、操作规程的职责。
7502	质量管理部门是否履行制订取样和留样制度的职责。
7503	质量管理部门是否履行制订检验用设备、仪器、试剂、标准品（或对照品）、定滴液、培养基、试验动物等管理办法的职责。
*7504	质量管理部门是否履行决定物料和中间产品使用的职责。
*7505	药品放行前是否由质量管理部门对有关记录进行审核。审核内容是否包括：配料、称重过程中的复核情况，各生产工序检查记录，清场记录，中间产品质量检验结果，偏差处理，成品检验结果等。复核要求并有审核人员签字后方可执行。
*7506	质量管理部门是否履行审核不合格品处理程序的职责。
*7507	质量管理部门是否履行对物料、中间产品和成品进行取样、检验、留样、并出具检验报告的职责。
7508	原料药的物料因特殊原因需要处理使用时，是否有审批程序，并经企业质量管理部门负责人批准后发放使用。
7509	质量管理部门是否履行监测洁净室（区）的尘埃和微生物数的职责。
7510	质量管理部门是否履行评价原料、中间产品及成品的质量稳定性，为确定物料储存期、药品有效期提供数据的职责。
7511	质量管理部门是否履行制订质量管理和检验人员职责的职责。
7601	质量管理部门是否会同有关部门对主要物料供应商的质量体系进行评估。
7602	生物制品生产用物料是否对供应商进行评估与之签订较固定合同，以确保其物料的质量和稳定性。
7701	每批药品均是否有销售记录。根据销售记录能追查每批药品的售出情况，必要时是否能及时全部追回。销售记录内容是否包括品名、剂型、批号、规格、数量、收货单位和地址、发货日期。
7801	销售记录是否保存至药品有效期后一年。未规定有效期的药品，其销售记录是否保存三年。
7901	是否建立药品退货和收回的书面程序，并有记录。药品退货和收回记录内容是否包括品名、批号、规格、数量、退货和收回单位及地址、退货和收回原因及日期、处理意见。
7902	因质保原因退货和收回的药品制剂，是否在质保部门监督下销毁，涉及其他批号时，是否同时处理。

续表

条款	检查内容
8001	是否建立药品不良反应监测报告制度，是否指定专门机构或人员负责药品不良反应监测报告工作。
8101	对用户的药品质量投诉和药品不良反应，是否有详细记录和调查处理。
8102	对药品不良反应是否及时向当地药品监督管理部门报告。
8201	药品生产出现重大质量问题时，是否及时向当地药品监督管理部门报告。
8301	企业是否定期组织自检。自检是否按预定的程序对企业进行全面检查。
8401	自检是否有记录。自检报告是否符合规定的内容。

习题

1. 严重缺陷有哪些指标？
2. 质保部门的主要职责是什么？
3. 一般缺陷是什么？
4. 自检报告是否要定期检查？
5. 药品不良反应是 144 小时后向当地药品监督管理部门报告吗？
6. 几个批号的药品可以合箱？

项目九　质量管理

学习目的

　　质量管理是一个系统工程，要求每一员工都要理解药品生产的质量控制的重要性，企业质量管理的目的，是在按照药品设计的目的生产药品，在整个生产过程中，在质量监控的手段下，保证生产出的每一粒或每一瓶的药品都符合 GMP 的要求。

任务一　GMP 的质量管理

　　GMP 的核心就是如何进行药品生产的质量管理，在药品生产的每一个环节，每一个步骤中，在双重监测和督查下，使药品的生产一直按着设计的步骤进行。因此，质量的管理工作是一个系统工程，要求药品生产的每一个员工都要尽职尽责。以工匠的精神完成本职工作。

　　GMP 对质量管理的要求是：

　　第一条　为规范药品生产质量管理，根据《中华人民共和国药品管理法》《中华人民共和国药品管理法实施条例》，制订本规范。

　　第二条　企业应当建立药品质量管理体系。该体系应当涵盖影响药品质量的所有因素，包括确保药品质量符合预定用途的有组织、有计划的全部活动。

　　第三条　本规范作为质量管理体系的一部分，是药品生产管理和质量控制的基本要求，旨在最大限度地降低药品生产过程中污染、交叉污染以及混淆、差错等风险，确保持续稳定地生产出符合预定用途和注册要求的药品。

　　第四条　企业应当严格执行本规范，坚持诚实守信，禁止任何虚假、欺骗行为。

　　第五条　企业应当建立符合药品质量管理要求的质量目标，将药品注册的有关安全、有效和质量可控的所有要求，系统地贯彻到药品生产、控制及产品放行、储存、发运的全过程中，确保所生产的药品符合预定用途和注册要求。

　　第六条　企业高层管理人员应当确保实现既定的质量目标，不同层次的人员以及供应商、经销商应当共同参与并承担各自的责任。

　　第七条　企业应当配备足够的、符合要求的人员、厂房、设施和设备，为实现质量目标提供必要的条件。

　　第八条　质量保证是质量管理体系的一部分。企业必须建立质量保证系统，同时建立完整的文件体系，以保证系统有效运行。

第九条　质量保证系统应当确保：

（一）药品的设计与研发体现本规范的要求；

（二）生产管理和质量控制活动符合本规范的要求；

（三）管理职责明确；

（四）采购和使用的原辅料和包装材料正确无误；

（五）中间产品得到有效控制；

（六）确认、验证的实施；

（七）严格按照规程进行生产、检查、检验和复核；

（八）每批产品经质量授权人批准后方可放行；

（九）在储存、发运和随后的各种操作过程中有保证药品质量的适当措施；

（十）按照自检操作规程，定期检查评估质量保证系统的有效性和适用性。

第十条　药品生产质量管理的基本要求：

（一）制订生产工艺，系统地回顾并证明其可持续稳定地生产出符合要求的产品；

（二）生产工艺及其重大变更均经过验证；

（三）配备所需的资源，至少包括：

1. 具有适当的资质并经培训合格的人员；

2. 足够的厂房和空间；

3. 适用的设备和维修保障；

4. 正确的原辅料、包装材料和标签；

5. 经批准的工艺规程和操作规程；

6. 适当的储运条件。

（四）应当使用准确、易懂的语言制订操作规程；

（五）操作人员经过培训，能够按照操作规程正确操作；

（六）生产全过程应当有记录，偏差均经过调查并记录；

（七）批记录和发运记录应当能够追溯批产品的完整历史，并妥善保存、便于查阅；

（八）降低药品发运过程中的质量风险；

（九）建立药品召回系统，确保能够召回任何一批已发运销售的产品；

（十）调查导致药品投诉和质量缺陷的原因，并采取措施，防止类似质量缺陷再次发生。

第十一条　质量控制包括相应的组织机构、文件系统以及取样、检验等，确保物料或产品在放行前完成必要的检验，确认其质量符合要求。

第十二条　质量控制的基本要求：

（一）应当配备适当的设施、设备、仪器和经过培训的人员，有效、可靠地完成所有质量控制的相关活动；

（二）应当有批准的操作规程，用于原辅料、包装材料、中间产品、待包装产品和成品的取样、检查、检验以及产品的稳定性考察，必要时进行环境监测，以确保符合本规范的要求；

（三）由经授权的人员按照规定的方法对原辅料、包装材料、中间产品、待包装产品和成品取样；

（四）检验方法应当经过验证或确认；

（五）取样、检查、检验应当有记录，偏差应当经过调查并记录；

（六）物料、中间产品、待包装产品和成品必须按照质量标准进行检查和检验，并有记录；

（七）物料和最终包装的成品应当有足够的留样，以备必要的检查或检验；除最终包装容器过大的成品外，成品的留样包装应当与最终包装相同。

第十三条　质量风险管理是在整个产品生命周期中采用前瞻或回顾的方式，对质量风险进行评估、控制、沟通、审核的系统过程。

第十四条　应当根据科学知识及经验对质量风险进行评估，以保证产品质量。

第十五条　质量风险管理过程所采用的方法、措施、形式及形成的文件应当与存在风险的级别相适应。

任务二　质量管理体系

药品的质量是企业的生命线，要保证药品的生产过程不出现错误，必须有一个完整的科学质量管理体系。在药品企业生产过程中，及时纠正出现的偏差是保证生产的重要手段。

一、质量管理的原则

目的：为了把研制、采购，制造、检验、销售，使用、市场调查等各个阶段各环节的质量活动有机地联系起来，形成严密、协调，职能明确，确保产品质量的有机整体。依靠公司全体职工的共同努力实现公司从组织上、制度上保证长期稳定地生产出用户满意的产品。

范围：适用于本公司的质量管理。

职责：分发部门负责实施本规程。

1　定义

1.1　体系也称系统，是由一组有机联系、相互作用的要素所形成的具体特定结构和功能的整体。体系中各要素可以是单个事物，也可以是一群事物组成的子体系，每一个体系又可成为一个更大体系的一个组成部分。

1.2　管理体系是建立方针和目标并实现这些目标的体系。一个组织的管理体系可包括若干个不同的管理体系。

1.3 质量管理体系是在质量方面指挥和控制组织的管理体系，也是为保证产品、过程或服务质量满足规定的或潜在的要求，由组织机构、职责、程序、活动、能力和资源等要素构成的有机整体。

1.3.1 药品质量管理体系通常包括制订质量方针、目标以及质量策划、质量控制、质量保证和质量改进等活动。为实现质量管理的方针目标，有效地开展各项质量管理活动。

1.3.2 药品质量关系到人的生命健康，为确保药品质量我公司要建立不断改进完善质量管理体系的质量管理体系，该体系涵盖影响药品质量的所有因素，包括确保药品质量符合预定用途的有组织、有计划的全部活动。指导质量管理工作。

1.4 开发一种新的或修改现已存有的制药质量体系，公司活动的规模和复杂性应该考虑于其中。制药质量体系的设计要包括合理的风险管理原则。当公司质量体系的某些方面可能应用于全公司而其他的只用于特定地点时，要对质量体系的有效性进行评估。

2 建立执行质量管理体系意义

2.1 公司药品生产管理和质量控制的基本要求，要最大限度地降低药品生产过程中污染、交叉污染以及混淆、差错等风险，确保持续稳定地生产出符合预定用途和注册要求的药品。

2.2 建立、执行和维持具有满足患者，医疗护理人员和法律权威（包括与批准的法规支持文件相一致）以及其他内外部消费者的需求特性的产品系统。

2.3 建立和维持一个控制状态：监督和控制工艺性能和产品质量，用以保证持续的适应性和工艺能力。用质量风险管理方法在质量体系中鉴别、检查和控制系统的有效性。

2.4 有利于持续公司产品的改进用质量风险管理方法鉴别和优先持续改进区域，通过体系检查和风险管理鉴别和执行合适的产品质量改进、工艺改进，减少可变性，改革和增强制药质量体系，从而不断增强实现质量需求的能力。

2.5 可以完善组织内部管理，使质量管理制度化、体系化、法制化，提高产品质量，减少和防止质量事故，并确保质量的稳定性。

2.6 有利于完善质量管理工作，不断地提升和保证药品质量，提高产品的市场竞争力，借此机会树立组织的形象，提高组织的知名度，形成名牌企业。

3 药品质量管理体系的特点

3.1 质量管理体系要具有全面有效性。

3.2 质量管理体系要具有预防性。

3.3 质量管理体系要具有动态性。

3.4 质量管理体系要持续受控。

4　药品质量体系

4.1　药品质量体系范围：药品质量体系要涵盖药物活性成分（如 API）及药物产品的研发和生产，包括生物技术和生物产品，用于产品的整个生命周期。在上述全部过程中进行质量管理工作。对于新的和已存在的产品，产品生命周期包括以下技术活动。

4.1.1　制药研发

药学物质的研发。

处方研发（包括容器/密闭系统）。

调查产品的生产。

传送系统的研发（当相关时）。

生产过程研发和放大。

分析方法开发。

4.1.2　技术转移

在研发到生产之间的新产品转移。

生产和试验场所之内或之间上市产品的转移。

4.1.3　工业化批量生产

物料的获得和控制。

设备、设施和仪器的提供。

产品（包括包装和标签）。

质量控制和保证。

发放。

储存。

经营（批发活动除外）。

4.1.4　产品中止

文件的保留。

留样。

持续的产品评估和报告。

4.2　GMP 要求之间的关系

4.2.1　与 GMP 的要求关系，质量体系通过描述管理要素和管理职责，质量体系对 GMP 的内容进行了增加。贯穿于产品的生命周期，可以与 GMP 共同使用。GMP 并不精确地说明产品的生命周期的所有阶段（如研发）。质量体系要素和管理职责的描述适用于产品在生命周期的各个阶段应用基于科学和风险的方法，从而促进整个生命周期的持续进步。

4.2.2　质量体系与法定方法的关系：一个特定产品或生产设备等的法定方法要与产品和工艺的理解水平、质量风险管理结果和制药质量体系的有效性相一致。当执行质量管理候，要在生产现场法规检查的时候来衡量制药质量体系的有效性。

4.3 完善和改进质量体系的方法：信息管理和质量风险管理的使用可以使得我公司成功并有效地完善和改进质量体系。通过提供与产品质量相关的基于科学和风险的决定的方法，便于质量体系管理目标的实现。

4.3.1 信息管理：从产品的研发到商业生产，直到并且包括产品的中止，都应该对产品和工艺信息进行管理。例如，使用科学方法提供产品和工艺理解信息的研发活动。信息管理是一种系统的查询、分析、储存和散布产品、生产工艺和组成相关信息的方法。信息的来源包括，但是不限于，优先知识（公开领域或内部记录）、制药研发、技术转移活动、整个产品生命周期的工艺确认研究、生产经验、革新、持续改进，和管理变更活动。

4.3.2 质量风险管理：把质量风险管理包含于有效的公司质量管理体系之中。风险管理可以提供一种鉴别，科学衡量和控制潜在质量风险的前期控制方法。有利于整个产品生命周期的工艺性能和产品质量的持续改进。

4.4 质量管理体系中的质量管理：质量管理是质量管理体系中的一个重要组成部分，是系统中一个子系统。包括质量保证、质量控制和风险评估等一系列的要求，其目的是通过质量管理工作来实现质量管理体系的有效运行。

4.4.1 质量管理原则

4.4.1.1 公司建立符合药品质量管理要求的质量目标，将药品注册的（或药监管理部门工艺核查的）有关安全、有效和质量可控的所有要求，系统地贯彻到药品生产、控制及产品放行、储存、发运的全过程中，确保所生产的药品符合预定用途和注册要求。

4.4.1.2 公司的高层管理人员要确保实现既定的质量目标，不同层次的人员以及供应商、经销商应当共同参与并承担各自的责任。

4.4.1.3 公司要配备足够的、符合要求的人员、厂房、设施和设备，为实现质量目标提供必要的条件。

4.4.2 质量保证

4.4.2.1 质量保证是质量管理体系的一部分。公司要建立质量保证系统，同时建立完整的文件体系，以保证系统有效运行。

4.4.2.2 公司的质量保证系统要确保：药品的设计与研发体现本规范的要求；生产管理和质量控制活动符合本规范的要求；管理职责明确；采购和使用的原辅料和包装材料正确无误；中间产品得到有效控制；确认、验证的实施；严格按照规程进行生产、检查、检验和复核；每批产品经质量授权人批准后方可放行；在储存、发运和随后的各种操作过程中有保证药品质量的适当措施；按照自检操作规程，定期检查评估质量保证系统的有效性和适用性。

4.4.2.3 药品生产质量管理的基本要求：

制订生产工艺，系统地回顾并证明其可持续稳定地生产出符合要求的产品。

生产工艺及其重大变更均经过验证。

配备所需的资源，至少包括：具有适当的资质并经培训合格的人员；足够的厂房和空间；适用的设备和维修保障；正确的原辅料、包装材料和标签；经批准的工艺规程和操作规程；适当的储运条件。

要使用准确、易懂的语言制订操作规程。

操作人员经过培训，能够按照操作规程正确操作。

生产全过程要有记录，偏差均经过调查并记录。

批记录和发运记录应当能够追溯批产品的完整历史，并妥善保存、便于查阅。

降低药品发运过程中的质量风险。

建立药品召回系统，确保能够召回任何一批已发运销售的产品。

调查导致药品投诉和质量缺陷的原因，并采取措施，防止类似质量缺陷再次发生。

4.4.3　质量控制

4.4.3.1　质量控制包括相应的组织机构、文件系统以及取样、检验等，确保物料或产品在放行前完成必要的检验，确认其质量符合要求。

4.4.3.2　质量控制的基本要求：

要配备适当的设施、设备、仪器和经过培训的人员，有效、可靠地完成所有质量控制的相关活动。

要有批准的操作规程，用于原辅料、包装材料、中间产品、待包装产品和成品的取样、检查、检验以及产品的稳定性考察，必要时进行环境监测，以确保符合本规范的要求。

由经授权的人员按照规定的方法对原辅料、包装材料、中间产品、待包装产品和成品取样。

检验方法应当经过验证或确认。

取样、检查、检验应当有记录，偏差应当经过调查并记录。

物料、中间产品、待包装产品和成品必须按照质量标准进行检查和检验，并有记录。

物料和最终包装的成品应当有足够的留样，以备必要的检查或检验；除最终包装容器过大的成品外，成品的留样包装应当与最终包装相同。

4.5　质量体系的设计时要考虑内容

4.5.1　公司的质量体系的设计，组织和存档都要有具有良好的架构，清晰明了，便于通常理解和要求的一致性。

4.5.2　质量体系要素要以一种合适并且成比例地方式应用于产品生命周期的每个阶段，识别不同的目标和每阶段可以获得的知识信息。

4.5.3　开发一种新的或修改现已存有的质量体系，应该考虑于公司活动的规模和复杂性。药品质量体系的设计要包括合理的风险管理原则。当药品质量体系的某些方面可能改变影响到全公司而其他的只用于特定目标时，解释或说明对特定目标药品质量体系的有效性。

4.5.4 公司质量体系要包括适合的管理过程，资源和职责，提供外围活动的质量保证，如供应商、销售商等。

4.5.5 管理职责要制药质量体系中清楚定义。要对药品质量管理的全过程和要求的全覆盖。

4.5.6 公司质量体系要包括以下因素，对工艺性能和产品质量的监督管理、偏差管理、变更管理、纠正和预防措施、风险管理、回顾管理以及定期审核等。

4.5.7 要清楚定义性能、标准等，以便对公司质量体系内过程有效性的监管。

4.5.8 要在质量管理体系中明确各部门各岗位的职责。

4.6 建立指导性的文件和操作性文件：建立指导性的文件和操作性文件或其他等效文件，该指导性的文件和操作性文件要包含对于制药质量体系的描述。这些描述应当包括：

4.6.1 质量政策。

4.6.2 质量体系的范围。

4.6.3 质量体系过程的鉴别，以及这些过程的后果，关联和相互作用。可以应用过程图和流程图作为工具，便于以一种可视性方法描画制药质量体系的过程。

4.6.4 制药质量体系内的管理职责。

5 机构与管理职责：一个有效的质量管理体系需要建立组织架构；由公司管理者负责建立符合自身组织结构的架构；公司管理者最终要赋予质量管理体系发挥职能的领导权，并明确相应的人员职责和授权，为生产出合格产品所需的生产质量管理提供保障；将组织架构形成书面文件是系统管理的职责之一。

5.1 管理义务

5.1.1 管理高层的最终职责是保证一种有效的质量体系准备就绪，可以达成质量目标。清楚定义角色，职责，授权状况，在全公司内交流，执行。

5.1.2 管理内容要包括：

5.1.2.1 参加设计，执行，监管和维持一个有效的质量体系。

5.1.2.2 向质量体系提供强有力的可见的支持，保证其在整个组织内的执行。

5.1.2.3 确保存在一种及时有效的平级间的和上下级间的沟通过程，保证质量事件可以传达到适合的管理阶层。

5.1.2.4 定义个人和部门的角色，职责，授权以及组织内所有质量体系相关单位之间的关系。保证在组织内的所有阶层都沟通、理解了这些相互作用。根据地区法规的规定，要有一个被充分授权了的独立质量单位/结构，来完成某些制药质量体系的职责。

5.1.2.5　施行工艺性能、产品质量的管理审核，施行制药质量体系的管理审核。

5.1.2.6　支持持续的改进。

5.1.2.7　提供合适的资源。

5.2　质量政策

5.2.1　管理高层应该建立一种质量政策，描述公司与质量相关的整体意图并提供指导。

5.2.2　质量政策应该包括免于遵守适用的法规要求的情况，有利于制药质量体系的持续改进。

5.2.3　公司的全部阶层所有人员都应该交流、理解质量政策。

5.2.4　应该周期性地审核质量政策，维持其有效性。

5.3　质量计划

5.3.1　管理高层应该保证需要的质量目标来执行界定和交流过的质量政策。

5.3.2　公司所有相关部门都应该支持质量目标。

5.3.3　质量目标应该与公司的全局政策相吻合，并与质量政策一致。

5.3.4　管理应该提供合适的资源和培训，来达到质量目标。

5.3.5　应该尽可能合适地建立、监督、定时交流和实行质量目标下进步的性能判别标准。

5.4　资源管理

5.4.1　管理应该决定、提供充足合适的资源（人力、财会、物料、设施和仪器）并提供培训以获得所需要的知识，确认其能否胜任其工作；确保公司的相关人员具有质量意思；相关记录形成文件；来执行和维持制药质量体系，并且不断改进其效率。

5.4.2　管理应该保证资源被合理产品，工艺或生产场地；要有能够达到质量要求的基础设施，确认其功能符合要求、维护以正常运行。如建筑物、工作场所、工艺设备、支持性服务、工作环境等条件。保证资源能够符合特定产品要求。包括：

5.4.2.1　指定的产品质量目标和要求：法规、标准、注册、客户要求等。

5.4.2.2　产品设计和开发的要求。

5.4.2.3　物料采购：供应商确认、物料符合标准。

5.4.2.4　需要建立的工艺及其验证的要求。

5.4.2.5　产品的质量控制和放行。

5.4.2.6　产品的储运条件建立、确认维护。

5.5　内部沟通

5.5.1 管理要确保组织内建立和执行了合适的沟通过程。确保核心文件的管理与执行、质量标准的制订、操作规程的制订、质量协议的制订等。

5.5.2 沟通过程要保证公司各阶层间适当的信息流通。保证信息流动的及时、准确、全面。

5.5.3 沟通过程要保证某种产品的质量和制药质量体系相关事宜的上下级之间及时恰当的沟通。确保将所发生的产品质量问题和公司的质量管理体系问题及时地逐级上报并得到解决。

5.5.4 确认、收集并整理系统运行数据，对生产和产品特点确定的关键质量信息和数据，用于评价和完善质量体系。

5.5.5 沟通范围可能涉及与质量有关的各个方面；包括研发、法规注册、生产和质量管理的部门。

5.6 管理审核

5.6.1 管理高层应该通过管理审核对制药质量体系的管理负责，以保证其一贯的适应性和效率。

5.6.2 管理应该评估应描述的制药质量体系工艺性能和产品质量的定期审核的结论。

5.7 外部活动和物料购买的管理：质量体系包括本部分中描述的管理职责，还要扩展到任何外部活动和所购买物料质量的控制和审核。公司最终对确保程序完善，保证外部活动和所购买物料质量的控制负责。这些程序应该包括质量风险管理，包括以下几点：

5.7.1 在外部操作或选择物料供应商之前，使用规定的供应链（例如，审计、物料评价、资质）评估其他组织是否也可以胜任这些外部操作或提供物料。

5.7.2 规定涉及的组织的质量相关活动的职责和沟通过程。对于外部活动，书面合同包括合同拟定者和接受者之间的质量协议。

5.7.3 监督来自于内部的成分和物料，保证他们来自于使用了供应链的批准资源。

5.7.4 确保用户需求、法规要求以及委托的信息能过及时得到沟通。

5.8 产品所有权变更的管理：当产品所有权变更时（如通过咨询）管理应该考虑其复杂性，保证：

5.8.1 每个涉及的公司都被明确定义了当前的职责。

5.8.2 传递了需要的信息。

5.9 持续改进与管理审核

5.9.1 持续改进

5.9.1.1 针对个体缺陷的改进、包括原因调查、补救与整改。

5.9.1.2 针对缺陷与不利趋势所采取的纠正与预防措施的改进。

5.9.1.3 针对质量体系的改进，即管理审评。质量管理体系随着条件的变化需要不断地完善。发生下列情况高层管理者要启动管理审评程序：

制订计划定期审评。

出现新法规、职能、质量事件、可能给质量体系运行带来变化时。

外部条件出现变化，影响到公司的经营策略方针时。

产品所有权变化。

公司的组织机构、人员、生产结果发生重大变化，可能给质量体系运行带来变化时。

发生严重质量事故、时间、投诉时。

5.9.2　管理审评的内容

5.9.2.1　质量方针目标的实用性、质量目标的完成情况。

5.9.2.2　法律法规的变化和更新对公司质量体系的影响情况。

5.9.2.3　审计和检查的结果。

5.9.2.4　客户的反馈、包括投诉。

5.9.2.5　系统的数据趋势分析。

5.9.2.6　对潜在问题或防止再次发生同样问题采取的预防措施的落实情况。

5.9.2.7　前次质量体系的业务或环境的变化。

5.9.2.8　产品是否满足客户的需求。

5.9.3　质量管理系统审评结果要包括

5.9.3.1　修订质量方针、目标。

5.9.3.2　对质量体系和相关管理程序的改进。

5.9.3.3　对生产工艺的改进。

5.8.3.4　资源的从新配置。

6　工艺性能和产品质量的持续改进

6.1　生命周期目标：产品生命周期各个阶段的目标如下。

6.1.1　药品研发：药品研发活动的目标在于设计一种产品和它的制造工艺，持续地传送目标用途，满足患者和医疗护理人员的需求，并符合法律权威和潜在消费者的要求。

6.1.2　技术转移：技术转移活动的目标是在研发和生产之间，在生产场地之内或之间转移产品和工艺信息，以达到产品的实现的目的。这些信息形成了制造工艺，控制方法，工艺验证方法和当前持续的改进的基础。

6.1.3　工业化生产：生产活动的目标包括达成产品实现的目标，建立并维持一个控制的状态和设施的持续改进。质量体系要保证正常情况下产品的质量符合要求，可以获得合适的工艺性能，控制机制合理，能够辨识和评价改进机会，确保知识信息的持续扩展。

6.1.4　产品中止：产品中止的目的是对于产品生命周期最终阶段的有效管理。对于产品中止，要应用一个预先规定的方法来管理以下活动：文件、样品的保留，持续的产品评估（如抱怨处理和稳定性）和根据法律规定进行的报告等。

6.2　制药质量体系的要素

6.2.1　药品质量体系的要素包括：

6.2.1.1　工艺性能和产品质量监督体系。

6.2.1.2　纠正措施和预防措施体系（CAPA）。

6.2.1.3　管理偏差、变更体系。

6.2.1.4　工艺性能和产品质量的管理控制及回顾的审核等。

这些要素要一种合适、成比例地方式出现于产品生命周期的每个阶段、可以辨别每个阶段的不同之处和不同的目标。在产品的整个生命周期，这些要素在药品生命周期的不同阶段的应用举例如下。

6.2.2　工艺性能和产品质量监督体系：公司要计划、执行一种对工艺性能和产品质量的监控系统，保证维持一种控制的状态。一个有效的监控系统是持续的处理及控制能力的保证，保障制造符合质量要求的产品，辨别持续改进的区域。工艺性能和产品质量监控体系应该：

6.2.2.1　使用质量风险管理来建立控制策略。可能包括跟药物活性成分和产品物料和组成、设施和仪器操作条件、过程中控制、成品特殊说明和相关方法以及监督、控制的频率相关的参数和属性。控制策略要有利于及时的反馈/前馈和适当的采取纠正和预防措施：

a. 提供测量工具和控制策略中规定的参数、属性分析。

b. 分析控制策略中辨识的参数和属性，确认是在可控的状态下进行持续的操作。

c. 鉴别影响工艺性能和产品质量的潜在持续改进活动的变动源头，减少或控制变动。

d. 包括来自于内部和外部的产品质量反馈，例如，投诉，产品拒绝，不合格，召回，偏差，审计，法规检查。

e. 提供增强工艺理解的知识信息，完善程序（当已建立起来的时候），使得工艺验证的创新方法成为可能。

f. 验证与再验证的管理

验证团队的建设包括生产、工程设备、质控、质保、后勤物流、法则事务等。

关键职责就是实现验证主计划的目标，包括所有设备、工艺和系统的确认和试车；保证验证过程中的文件记录，确保文件记录满足相关法规的要求；在全公司贯彻实施质量体系和（产品的）生命周期管理，确保生产持续地符合法规要求以及产品安全和质量的最高标准。包括制订 VMP、URS、SOP，审核批准设备 FAT 和 SAT 以及 IQ、OQ、PQ 文件，审核供应商的订单（PO）并培训以上内容。

验证团队进行验证管理、生产偏差管理、变更控制管理、OOS/OOT 管理，细化到每一操作当中，确保生产过程、质量控制过程的符合性，同时为了保证生产偏差管理更具可操作性，将偏差管理分级，并制订不同概念的生产偏差率，变更控制率更是为了保证产品的均一性和操作的刚性，不能因为成本问题而失去文件的操作刚性。

6.2.3　纠正措施和预防措施系统（CAPA）：公司要有一个纠正和预防措施系统，执行来自于投诉调查、产品拒绝、不合格、召回、偏差、审计、法规检查，以及工艺性能、产品质量监督中发现的趋势的纠正措施。调查过程的结构化方法应该与检测根本原因的目标共同使用。其工作的程度，形式，和调查文件都要与风险程度一致，CAPA 方法学的应用应该使得产品和工艺得到改进，增强产品和工艺的理解。

6.2.4　管理体系的变更：革新，持续改进，工艺性能和产品质量的监控的输出及 CAPA 驱动的变更。为了适当地评估、批准和执行这些变更，公司要有一个有效地管理变更体系。通常，当按照监管要求进行支持法规文件材料完成时，在初始法规递交之前和之后，管理变更程序的形式会有所不同。

管理体系的变更保证了可以及时有效地采取持续的改进措施。管理体系的变更要提供一种高度的保证，保证变更不会产生意外结果。

对于生命周期的合适阶段，管理变更体系应该包括以下内容：

6.2.4.1　应该使用质量风险管理来衡量所建议的变更。评估的形式要与风险的程度相一致。

6.2.4.2　应该评估与市场授权（如果有的话，包括设计研制场所）和/或现阶段产品和工艺理解相关的提议的变更。要评估来决定在区域要求之下，是否需要对支持法规文件进行变更。从制药质量体系的角度来看，所有的变更都应该由公司的管理变更体系进行评估。

6.2.4.3　应该由变更涉及的相关的专业及相关领域（如药物研发、生产、质量、法规和药物）专家小组评估建议的变更，保证变更有技术上的保障。对于一个建议变更，应该建立长远的评估标准。

6.2.4.4　执行变更之后，应该对变更进行评估，确认达到了变更目标，对于产品质量无不良影响。

6.2.5　工艺性能和产品质量的管理监督检查：管理审核要提供保证：工艺性能和产品质量的管理是超出生命周期的。根据公司的规模及复杂程度，在不同的管理层次，管理监督检查可能是一系列的审核，要包括及时有效的同级和上下级之间的沟通，把适当的质量问题汇报至高级管理阶层审核。

6.2.5.1　管理审核系统应该包括：

法规检查和发现、审计和其他评估的结果，以及向法律权威所做的承诺。

周期性质量审核，包括顾客满意度测量，如产品质量抱怨和召回；工艺性能和产品质量的监督结论；工艺和产品变更的有效性，包括从纠正和预防措施中产生的。

任何预管理审核后采取的措施。管理审核系统应该可以鉴别合理的行为，例如，对生产工艺和产品进行的改进；文件的规定，培训和资源重组；知识的获取和使用。

6.2.6 药品质量体系的持续改进

6.2.6.1 制药质量体系的管理审核：管理应该有一个对制药质量体系周期性审核的正式过程。审核包括：

对质量体系目标是否达成的衡量。

对用于监督质量体系内过程的有效性的判别标准的衡量，例如，投诉、偏差、CAPA 和管理变更过程；外部行为的反馈；包括风险评估、趋势和审计的自我评估过程；外部评估，如药监检查和发现以及顾客的审计。

6.2.6.2 对影响制药质量体系的内部和外部因素的监督：管理要进行的监督要素可能包括：

出现的影响制药质量体系法规和质量的事件。

可能会增强制药质量体系的变更。

商业环境和目标的改变。

产品所属权的改变。

6.2.6.3 管理审核和监督的结果：公司质量体系的管理审核及内部和外部要素的监管结果可能包括：

质量体系和相关过程的改进。

资源和/或人员培训的分配和再分配。

质量政策和目标的修订。

管理审核和行动的结果的记录以及及时有效的沟通，包括将适当的事件上报至管理高层。

7 产品质量实现的要素：影响产品质量的要素存在于产品事项的全过程中，是药品质量体系的一个重要组成部分，包括人、机、物、法、环、测等各方面；通过对这些因素所涉及的质量活动指定形影的管理规程和标准，是众多相互关联的质量活动进行有效的控制、使其处于受控状态，最终使生产出来的产品达到预期目标，是公司有效建立和实施质量体系必要步骤，主要包括但不限于以下方面。

7.1 人员机构：组织机构、职责、职责授权；人员资质、人员培训、GMP培训管理，包括培训类型、培训计划、实施、报告等。

受控标准：合格的人员。

7.2 基础设施（包括厂房设施等）：生命周期管理及其要素区域功能，包括用户需求、设计、维护等。

受控标准：确认的厂房设施。

7.3　环境控制：洁净级别、环境监控、趋势分析等。

受控标准：合格的环境。

7.4　设备生命周期管理、管理要素（用户需求、校准、维护）等。

受控标准：合格的设备。

7.5　物料管理：供应商管理、原辅料和包材的质量控制、生产物料管理、接收储运、取样检验、产品和物料放行等。

受控标准：合格的物料。

7.6　生产工艺：技术转移、工艺过程、过程控制、现场管理、委托生产等。

受控标准：验证的工艺。

7.7　质量控制：质量标准、试验室管理、稳定性考察

受控标准：符合质量标准。

7.8　质量保证：变更控制、偏差处理、纠正措施与预防措施、供应商评估和批准、质量回顾分析、投诉与不良反应、委托生产委托检验、自检、风险管理、自检等。

受控标准：完善的规程、合格的操作。

7.9　确认和验证：验证主计划、验证与确认、工艺验证、清洁验证、计算机化系统验证等受控标准：成功的验证与确认并维持验证状态等。

7.10　完善和不断改进的质量管理体系。

受控标准：质量方针与目标正确的执行。

7.11　文件管理体系：包括质量体系全过程的受控文件。

受控标准：文件正确、全面、能够有效地指导操作。

8　公司质量方针与质量管理计划

8.1　质量方针的定义：质量管理体系通过质量方针、质量目标和质量计划，使质量管理体系的各级组织、人员明确各自的质量义务和承诺，并通过质量计划的落实衡量质量目标的完成、通过质量管理体系内各职能部门制订并完成各自相应的质量目标实现企业的质量方针。

8.2　公司质量方针

公司将努力践行医药行业职业道德。

公司致力于自己工作环境中的质量。

公司将制订明确的要求，并且支付高质量的产品和服务给我们的客户和生意伙伴。

公司每一个人都必须在第一次就把工作做正确。

质量是我们每一个人的责任。

8.3　公司信条

8.3.1　公司相信我们首先要对医生、护士和病人、对父母亲所有使用我们

的产品和接受我们服务的人负责。为了满足他们的需求，我们所做的一切必须是高质量的。

8.3.2 公司必须不断地致力于降低成本、以保持合理的价格。

8.3.3 客户的订货必须迅速而准确地供应。

8.3.4 公司的供应商和经销商应该有机会获得合理的利润。

8.4 公司的承诺

8.4.1 公司承诺将成为中国最值得信赖的零售商。

8.4.2 公司承诺为顾客提供物超所值的产品。

8.4.3 公司承诺把消费者满意放在第一和最重要的位置。

8.4.4 公司承诺认真执行公司的政策、标准和工作流程。

8.5 质量目标的制订、实施和完成通过下列措施体现：

8.5.1 高层领导者应确保制订和实施与质量方针相符合的质量目标。

8.5.2 质量目标应和业务目标相结合，并符合重量方针的规定。

8.5.3 公司各级相关部门和员工应确保质量目标的实现。

8.5.4 为了实现质量目标，质量管理体系的各级部门应提供必要的资源和培训。

8.5.5 建立衡量质量目标完成情况的工作指标，并对其进行监督、定期检查完成情况、对结果进行评估并根据情况采取相应的措施。

8.6 公司会为全体员工提供不断学习的机会和培训项目，如员工会议、入职培训和各种沟通活动等。另外基于持续改进，公司鼓励所有管理人员和员工不断改进工作流程和标准。

8.7 公司的目标是确保我们的质量管理方法成为我们公司文化的一部分，同时达到为客户服务的使命。

二、质量管理的目标

目的：制订质量目标，通过是否到达目标而监控到整个生产运行过程中关键环节是否正常，及时发现未达目标的项目，查找根本原因，制订纠正预防措施，为质量体系的有效运行及质量的改进服务。

范围：适用于公司质量管理体系中质量方针和质量目标的管理。

责任：公司全体人员应为贯彻质量方针，实现质量目标努力。

1 定义

质量目标：最高管理者应确保在企业的相关职能和层次上建立相应的质量目标，质量目标与质量方针保持一致、与相关部门和人员职责对应。

质量方针：质量管理体系通过质量方针、质量目标和质量计划，使质量管理体系的各级组织、人员明确各自的质量义务和承诺，并通过质量计划的落实衡量质量目标的完成、通过质量管理体系内各职能部门制订并完成各自相应的质量目标实现企业的质量方针。

2 职责

2.1 质量保证部负责统计技术应用的策划、选定、指导实施的综合管理。

2.2 企管办负责公司总目标的统计分析，各相关部门负责人定期对本部门分解目标进行统计分析。

3 质量方针

3.1 质量是每一个人的责任。

3.2 公司将秉承"诚实做人、诚实做药"的经营理念。

3.3 公司将用心做事，精于细节，打造完美品质，致力于人类健康事业。

4 质量目标

质量目标紧紧围绕公司质量方针制订，为实现公司销售任务，及时提供优质产品给顾客，公司各部门和各级管理人员应充分发挥职能，对药品整个生命周期的所有阶段进行控制；从人力资源保证到各种基础设施设备配置和维护，应能够确保高质量、高标准地完成全年生产销售任务。

为圆满完成全年各项任务，公司总的质量目标是：转变思想，更新观念，脚踏实地，各尽其职。要确保生产、经营行为的规范性、合法性；确保药品质量的安全有效；确保质量管理体系的有效运行；不断提升公司的质量信誉；最大限度地满足客户的需求。

5 质量管理体系各部门分解目标（表9-1）。

表9-1　　　　　　　　　　　目标管理

部门	项目	目标
	1. 人员流失率	≤5%
	2. 培训计划完成率	
	2.1 岗前培训	100%
	2.2 继续培训	100%
	2.3 培训效果满意率	95%
行政部	2.4 员工培训档案完整性	100%
	3. 人力资源配置及时、到位	100%
	4. 绩效考核计划完成率	100%
	5. 员工人事档案完整性	100%
	6. 员工健康档案完整性	100%
	7. 组织落实公司质量方针和质量目标的实现	100%

续表

部门	项目	目标
物料部	1. 采购计划完成率	100%
	2. 采购物料质量合格率	100%
	3. 已确认供应商应确保资质健全	100%
	4. 合理控制采购成本	100%
	5. 物料入库验收及时准确	100%
	6. 物料在库储存规范放置	100%
	7. 中药材养护及时	85%
	8. 物料出库数量准确，记录及时	100%
	9. 退货产品及时处理，及时发运	100%
	10. 废弃、过期物料及时销毁	100%
工程部	1. 厂房设施	
	1.1 设计的合理性	100%
	1.2 维护的有效性	95%
	1.3 空调、水、压缩空气系统验证的及时性	100%
	2. 设备	
	2.1 设备与产品生产要求的符合性	100%
	2.2 设备完好率	95%
	2.2.1 预防性维修	50%
	2.2.2 改造性维修	30%
	2.2.3 故障性维修	20%
	2.3 设备校验及时性和准确性	90%
	2.4 设备验证及时性	100%
生产部	1. 产品工艺可靠性	100%
	2. 过程控制水平，主要工艺监控点过程控制的覆盖率	100%
	3. 产品质量一次合格率	符合规定
	4. 偏差发生率	≤10%
	5. 质量事故发生率	0%
	6. 批生产记录上交及时率	100%
	7. 批生产记录差错率	≤2%
	8. 因质量原因造成的退货	≤1%
	9. 废品处理合理性	100%

续表

部门	项目	目标
生产部	10. 清洁清场及时、有效性	100%
	11. 成本控制合理性（单耗、成品率）	100%
	12. 生产周期达成率	100%
质保部	1. 新研制产品研发记录完整率	100%
	2. 产品研发设计缺陷造成的损失数占设计成本的比例	≤5%
	3. 产品标准与注册要求的一致性	100%
	4. 产品质量一次合格率	符合规定
	5. 检验周期达成率	100%
	6. 检验报告单的差错率	≤1%
	7. 质量投诉率	≤1%
	8. 供应商审计覆盖率	100%
	9. 批生产记录审核率	100%
	10. 产品放行审核	100%
	11. 产品稳定性考察完成率	100%
	12. 自检发现问题整改率	100%
	13. 质量问题产品召回率	100%
	14. 因不良反应等内在质量原因退市产品召回率	100%
	15. 建立健全质量管理体系文件	100%
	16. 印刷包装材料设计、审核、批准应按流程执行，并建立档案	100%

三、质量否决权制度

目的：建立一个质量否决权制度，确保药品质量。

范围：适用于生产全过程的质量管理。

职责：总经理、质量授权人、生产副总、质保部、生产部、物料部对本规程实施负责。

1　总经理授权质保部部长主管质量工作，并授权质量授权人行使质量否决权，在质量授权人行使权力时，总经理应保证其工作不受其他部门及人员的影响，即保证其相对独立性。

2　对不合格原辅料，有权禁止使用。

3　对不合格包装材料及容器，有权禁止使用。

4　对不合格半成品有权制止转入下道工序。

5　对包装不符合要求的产品有权提出返工。

6 对退回药品，如经检验不合格，有禁止重新销售的权力。

7 对不合格产品有权制止出厂。

8 对产品在质量问题与领导有分歧意见时，有权向上级有关部门反映，如无书面指示，有权不执行。

四、产品质量事故管理

目的：为了避免不必要的损失，吸取经验教训，本办法对产品质量事故的分类和范围以及出现质量事故后的处理程序与方法做出了规定。

范围：适用本企业产品质量事故的管理。

责任：操作人员、QA 员、生产部长、质保部长、总经理对本规程实施负责。

1 质量事故就是由于质量问题造成成品、半成品不符合国家或企业内控质量标准，给公司造成一定的经济损失，甚至给用户带来一定的损失。

2 质量事故分一般质量事故和重大质量事故两类。

2.1 重大事故范围

2.1.1 因质量问题造成成品整批报废者。

2.1.2 药品在有效期或工厂负责期内，由于质量问题造成整批退货者。

2.1.3 已出厂的产品发现混药、严重异物混入或其他质量问题，性质恶劣，并严重威胁用药安全或已造成医疗事故者。

2.1.4 由于发生质量问题，一次造成经济损失（工时不计在内）五万元（含五万元）以上者。

2.2 一般事故范围

2.2.1 药品在有效期或负责期内由于质量问题累计退货、换货数量达批量的 50% 以上者，或虽不足 50%，但造成退货损失。

2.2.2 产品发生混药、异物混入或其他质量问题，性质严重者。

2.2.3 由于发生质量问题，损失在二千元（含二千元）以上、五万元以内者。

3 质量事故报告程序

3.1 质量事故第一发现者应立即向主管负责人和有关部门报告；节假日向值班员报告，然后逐级上报并同时上报质量授权人。

3.2 发生事故的单位或部门负责人应先向 QA、质保部长报告事故情况，及时组织召开部门质量分析会，并尽快填写事故报告，报送企业有关部门。一般事故不超过 36 小时，重大事故不超过 24 小时。

3.3 一般质量事故，QA 通过质量月报上报。

3.4 由于质量问题造成人身死亡或性质恶劣、影响很坏的重大质量事故，QA 应在 24 小时内上报当地食品药品监督管理部门。

3.5 其他重大质量事故，QA 应在三日内向上一级食品药品监督管理部门汇报，写出事故调查报告，于 15 日内报上级食品药品监督管理局。事故调查报告包括以下内容：事故发生原因、性质、经过、处理情况与结果、损失金额与数量、改进措施等。

4　质量事故现场紧急处理程序

4.1　事故发现者或事故发生部门必须立即采取补救措施，防止事故蔓延扩大。

4.2　凡不能或不知道采取何种补救办法时，应立即向主管部门请示，按下达指令处理。

4.3　发生重大质量事故时，主管领导及主管部门负责人应亲临现场指挥抢救，必要时设警戒线。

4.4　发现者或事故发生部门应注意保护现场和有关凭证。

5　事故的调查与惩处

5.1　一般事故或重大未遂事故由事故单位负责人组织调查分析。

5.2　重大事故由总经理组织有关部门进行调查取证，并协助上级部门做好调查取证。

5.3　质量事故发生后，必须坚持"三不放过"（即原因不明不放过、责任不清不放过、措施不落实不放过）的原则，认真进行分析。

5.4　调查内容：品名、规格、批号、事故发生时间、第一发现者姓名、事故类型、性质、采取的补救措施、事故原因、损失价值、现场检查情况等。

5.5　组织事故鉴定委员会对事故的性质、类型进行技术鉴定，做出结论。

5.6　原始调查资料要归档。如现场检查记录、声像带、技术鉴定、化验记录、结果和报告书、旁证资料等。

5.7　一般事故责任者由所在部门提出处理意见，报主管负责人批准，执行企业内部处罚。

5.8　重大事故由调查组提出处理意见，总经理签署意见，报上级主管部门批准，并向药品监督管理局报告。

5.9　重大责任事故需要追究直接责任者的刑事事故责任，提交司法机关处理。

5.10　破坏或伪造事故现场、隐瞒或谎报事故者，或事故发生后不采取应有措施，导致事故扩大者，按有关规定做出相应处理，直至追究刑事责任。

五、质量分析管理

目的：建立企业质量分析会的组织管理规程，以利于保证和提高产品质量。

范围：本标准适用于本企业定期质量分析会的组织和管理。

职责：生产总工、总经理以及各部门负责人对本规程的实施负责。

1　召开各级质量分析会的目的在于研究本企业产品在生产过程中可能出现

或已出现的问题及在销售过程中存在的质量问题进行分析讨论，让各级人员都了解当前生产的品种中存在的质量风险，找出控制风险或使风险降低的措施，保证产品质量安全、有效；提高员工的质量风险意识，时刻把产品质量放在首位。

2　班组质量分析会每2周召开一次，由工艺员主持，全工段人员参加，针对本工段，本工序存在的质量问题进行分析讨论，并提出解决问题的意见或建议。会议记录交生产部负责人。

3　生产部质量分析会每月召开一次，由生产部负责人主持，QA员、工艺员、班组长、技术骨干等参加。针对各工序、班组提出的质量问题、意见和建议进行讨论。会议记录一式两份，一份由生产部留存，一份交质保部，由质保部汇总后报企业级质量分析会。

4　各职能部门（质量保证、物料、工程等）质量分析会每月召开一次，由部门负责人主持，全部门人员参加，分析讨论如何改进与提高工作质量。会议记录一式两份，一份由各部门留存，一份交质保部，由质保部汇总后报企业级质量分析会。

5　企业级质量分析会每季度召开一次，由生产总工或总经理主持，各职能部门负责人及技术骨干参加。主要研究分析各品种在生产、销售过程中存在的质量问题，提出改进措施。会议记录由质保部保存。

6　生产过程中或产品质量反馈，出现重大质量问题时，应及时召开企业级质量分析会。

7　各级质量分析会对存在的质量问题提出的改进措施，指定有关部门、班组或操作人员负责落实，做好改进、落实记录，并就实施情况报告。质保部负责督促、协调及检查工作。

六、质量统计分析管理

目的：建立一个规范的产品质量统计分析报告管理规程，规定产品年度质量回顾分析的基本方法，以保确认工艺稳定可靠、质量标准的实用性，及时发现不良趋势，确定产能品及工艺改进的方向。

范围：本规程适用于所有生产的药品的产品质量回顾分析活动。

职责：质保部、生产部及相关部门、总工、质量授权人负责本规程的实施。

1　定义

1.1　产品质量回顾分析：是指被评估的产品的生产批次≥20批，对其可采用统计学的方法进行分析。质量回顾分析包括对所有影响产品质量的因素，如原辅料、工艺、设备、设施、环境、中间控制参数、成品检验结果、稳定性考察、偏差、变更、整改和预防措施的有效性、确认与验证、退货、投诉、召回等，以确定生产过程和控制手段的有效性，及时发现不良趋势，及可能存在的问题，制订改进措施，不断提高产品质量。

1.2 产品质量回顾评价：是指被评估的产品的生产批次＜20批，不具备统计分析所必备的条件，在对其进行回顾时，对其不做趋势分析，只进行评价。质量回顾评价包括对所有影响产品质量的因素，如原辅料、工艺、设备、设施、环境、中间控制参数、成品检验结果、稳定性考察、偏差、变更、整改和预防措施的有效性、确认与验证、退货、投诉、召回等，以观察生产过程和控制手段的有效性，及时觉察不良趋势，及可能存在的问题，确定是否需要收集更多批次（≥20）进行质量回顾分析。

2 质量回顾的时间段及要求

2.1 时间段：每年的1~3月份对上一年1~12月份生产的产品进行年度质量回顾。

2.2 若上一年生产批次≥20批的，应当对其做回顾分析；若上一年生产批次＜20批的，应当对其做回顾评价；若需要对上一年生产批次＜20批的进行回顾分析，则应继续收集此产品的生产批次，即≥20批。进行回顾分析的生产批次必须具有可比性、等价性。

2.3 进行产品质量回顾分析或评价的批次产品，其生产工艺、处方、生产环境、设备必须一致，即具有可比性、等价性。

3 回顾分析及评估的基本内容分类

3.1 基本情况概述：包括品名、物料代码、规格、包装形式、有效期、处方、批量等。

3.1.1 对于单个品种质量回顾，可在基本情况概述中列入产品注册质量标准变更信息、有效期变更信息等其他产品信息；也可以列表汇总产品主要质量状况，如总偏差率、总投诉率、返工批数、召回批数等。必要时可以与往年数据进行统计分析（表9-2）。

表9-2　　　　　　　　　　年数据进行统计分析

年度	总批数	总产量	偏差率	投诉率	召回批数	退货批数

3.1.2 对于按剂型、产品系列分类的多个产品同时进行的产品质量回顾，应当对每个产品质量情况进行描述，见表9-3。

表9-3　　　　　　　　　　剂型统计分析

产品名称	产品代码	规格	包装规格	生产批数	合格批数	年产量
产品1						
产品2			停产			

3.2 生产和质量控制情况分析（评价），应包括以下的内容：

3.2.1 原辅料、内包装材料批次、质量情况：

描述主要原辅料、内包装材料的购进情况、质量检验情况（表9-4）。对于新供应商物料应重点叙述。

表9-4　　　　　　　　　　　物料统计分析

物料名称	物料代码	物料描述	供应商	总批次	合格批次

对物料的缺陷投诉情况进行回顾，汇总投诉描述及处理方法，有无拒收情况，并从供应商质量管理方面或者该物料是否影响本公司产品质量等方面进行综合分析评价（表9-5）。

表9-5　　　　　　　　　　　投诉统计分析

投诉号	时间	物料品名	批号	供应商	缺陷描述	处理方法

3.2.2 生产工艺过程控制、中间体、待包品质量指标统计分析：

统计生产过程控制参数并分析，如混合粉水分、含量、片剂硬度、片厚直径、片重、崩解时限，膏剂密度，收率等。

根据列表描述每项参数的范围，如水分3.8%~5.2%，并考察其是否在合格限度内，对不合格情况可进行详细描述。

3.2.3 对重点项目应做趋势分析（表9-6），如混合粉水分、含量、收率等。

表9-6　　　　　　　　　　　重点项目统计分析

序号	批号	批量	生产日期	混合			压片					包装	
				水分	含量	收率	片重	硬度	崩解	收率	外观	收率	平衡
限度		kg											

3.2.3.1 成品检验：结果、趋势分析：统计成品质量控制指标，如成品杂质检查、含量、溶出度、含量均匀度、崩解时限、酸碱度、微生物限度等（表9-7）。

表9-7　　　　　　　　　　　成品统计分析

序号	批号	性状	检查1	检查2	检查3	含量

3.2.3.2 可以分别描述每项控制指标的情况，如含量：95.0%~97.2%，并考察其是否在合格限度内，是否有不良趋势，对不合格情况可进行详细描述。

3.2.3.3 以放行质量标准为依据，考察产品质量稳定情况，对主要质量指标进行趋势分析。例如，活性成分测试结果评估，评估方法应给出数据的最高点和最低点，计算所有数据点的平均值、极差和标准偏差，绘制控制图，当至少7个连续数据点显示出一种趋势或变化时，应对结果进行讨论。必要时可以将相关测试的数据结果与上一年相应的数据进行比较。对于被确认为 OOS 结果的检验数据应独立分析。

3.2.4 检验结果超标情况：

包括稳定性研究中产品在有效期内不符合质量标准情况（表9-8）。回顾 OOS 产生原因，调查结果，所采取的措施及预防矫正措施。

表9-8   超标情况分析

序号	批号	项目	描述	原因	采取措施	结束日期

每一个超标结果都应该有一个明确的原因，应调查原因，采取适当措施，评估措施效果。例如选择内包装材料供应商稳定性试验中发现产品水分超标，确定是由于内包装材料不符合要求，而拒绝使用。

3.2.5 偏差情况调查及整改效果：包括所有偏差以及相关的调查和所采取的整改措施（表9-9）。

表9-9   偏差分析

序号	涉及批号	偏差描述	偏差原因	处理措施	预防措施	分类	执行情况

3.2.5.1 可以根据偏差产生的原因进行分类，比如设备原因、环境原因、物料原因、操作原因、工艺原因等，或对偏差产生的过程进行分类，如称量过程、制粒过程、压片过程、包装过程等，或对产品质量潜在影响的程度将偏差分类（如重大、一般偏差）。对重大偏差应重点关注，也可以将其纠正预防措施列入下一年度的质量考察项目。

3.2.5.2 可以将偏差的发生率与往年数据进行对比，对发生偏差的趋势及重复发生的偏差产生原因进行分析，评价纠正预防措施的有效性。

3.2.6 返工、重新加工、重检及拒绝放行情况

3.2.6.1 返工是所有或部分规定的生产步骤的重复。

3.2.6.2 重新加工是应用与规定生产程序不同的生产过程步骤，包括使用不同的溶剂、处理设备或程序条件大的变更，使产品质量成为可接受的（如片剂粉碎后再压片）。

3.2.6.3 重检过程指的是指挑出有物理缺陷的（如片剂表面有微小瑕疵）

产品过程。拒绝放行是指成品不符合放行标准，而拒绝出厂过程。

3.2.6.4 可回顾批次，数量、原因、相应调查、结果等内容（此部分内容和偏差内容有重复时，可选择其一进行重点介绍）。

3.2.6.5 可依据出现返工、重新加工、重检查、拒绝放行情况出现的原因、频次、趋势进行分析；对返工、重新加工、重检查的产品质量情况进行跟踪，如果对返工后产品进行了稳定性考察，可以对考察结果进行分析，评估处理方法是否影响产品质量；并对采取的纠正预防措施的效果进行评价（表9-10）。

表9-10 返工统计分析表

序号	批号	返工内容		原因	处理方法	申请批准日期
		数量	生产阶段			

3.2.7 变更情况概述

3.2.7.1 包括原辅料、包装材料及供应商的变更、生产工艺过程的变更、质量标准或检验方法的变更等。

3.2.7.2 变更汇总原则：回顾年度提出的变更；回顾年度完成的变更。

3.2.7.3 对变更内容进行描述，说明变更是否注册。

3.2.7.4 对完成的变更结果可进行评价，分析变更的适当性。

3.2.7.5 检验方法、生产工艺变更可提供前后对比，评价变更后对产品质量的影响（表9-11）。

表9-11 变更分析统计表

变更编号	类别	变更描述	变更结果及评价	是否注册

3.2.8 稳定性考察情况概述

3.2.8.1 包括加速稳定性及持续稳定性。

3.2.8.2 回顾原则：回顾年度开始批次的稳定性；回顾年度完成批次的稳定性。

3.2.8.3 回顾稳定性考察批次、储藏条件、考察目的、结果，对有未结束的稳定性考察可汇总已完成考察的月份（表9-12）。

表9-12 回顾分析表

批号	条件	目的	考察月份	结果

3.2.8.4 统计稳定性考察结果。

3.2.8.5 对结果趋势情况进行分析：可进行单批产品不同月份稳定性考察数据的分析，进行纵向的统计，利用趋势图分析趋势变化，评价产品质量稳定性；可进行一个产品不同批次的稳定性考察结果分析，横向对比性状、有关物质检查、含量等指标变化，评价产品质量稳定性。

3.2.8.6 结论，说明产品在效期内是否稳定（表9-13）。

表 9-13　　　　　　　　　　　**结论分析表**

考察分类			考察条件			
测试项目	标准	批号	测试点			
			X月	X月	X月	X月

3.2.9 厂房、设备的变更情况

3.2.9.1 包括升级设备软件、变更和产品相关的设备部件，取消和增加设备功能。评价变更是否适当，变更后对产品生产及质量的影响。

3.2.9.2 可采取列表对变更情况描述（表9-14）。

表 9-14　　　　　　　　　　　**变更情况评价表**

变更编号	变更日期	变更描述	变更结果及评价	备注

3.2.10 验证情况

3.2.10.1 包括厂房、设备设施、工艺、水系统、空气净化系统、压缩空气等。

3.2.10.2 可列表对验证情况进行叙述，验证项目、目的、时间、验证结果。

3.2.10.3 可以将验证完成情况与验证计划进行对比，考察完成情况及完成效果。

3.2.10.4 可单独进行回顾。

3.2.11 对技术协议的回顾分析，以确保内容更形。

3.2.12 委托生产、委托检验的情况概述

3.2.12.1 对于委托生产可以由受委托生产企业进行产品回顾。

3.2.12.2 对于委托检验，可以在产品原辅料、内包装、产品质量部分介绍。

3.3 自查情况、接受监督检查（包括药品 GMP 认证检查、跟踪检查等）和抽检情况：

3.3.1 次数。

3.3.2 关键问题的整改措施概述。

3.3.3 产品质量抽检情况：不合格情况、原因分析、处理情况可单独回顾。

3.4 产品不良反应情况概述

3.4.1 不良反应数量、类别，包括已存在的和新发现的不良反应。

3.4.2 处理结果。

3.4.3 上报情况。

3.4.4 可统计说明书中已存在的不良反应发生率，分析趋势，必要时和往年 ADR（药物不良反应）数据进行对比。

3.4.5 说明书中未规定的不良反应，可分别汇总，分析 ADR 与应用产品的关系，是直接影响或者存在药物相互作用，计算 ADR 发生率，评估 ADR 风险，评估是否需要对说明书中不良反应项目进行修订。

3.5 投诉、退货和不合格品或产品召回

3.5.1 缺陷产品投诉

3.5.1.1 应涉及所有因质量原因造成的投诉和相关调查（表9－15）。

3.5.1.2 处理结果。

3.5.1.3 采取的预防纠正措施。

表 9 – 15 缺陷产品投诉表

序号	批号	投诉数量	信息描述	调查过程	结论	投诉分类	预防措施

3.5.2 产品退货和召回

3.5.2.1 应涉及所有因质量原因造成的产品退货和召回和相关调查（表9－16）。

3.5.2.2 处理结果。

3.5.2.3 采取的预防纠正措施。

表 9 – 16 退回和召回统计表

序号	产品名称	批号	召回数量	召回原因	预防措施

3.6 结论

3.6.1 对产品质量总的评价。

3.6.2 对上年度回顾中所建议的整改和预防措施的实施情况。

3.6.2.1 建议的整改和预防措施的实施情况。

3.6.2.2 实施后产生的效果。

3.6.2.3 未实施原因。

3.6.2.4 处理意见等。

3.6.3 总结本年度回顾中需要采取的改进和预防性计划并给出评估意见。

4 质量回顾分析流程图（图9-1）。

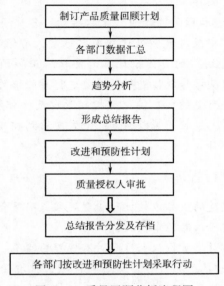

图9-1 质量回顾分析流程图

5 质量回顾分析操作程序

5.1 制订产品质量回顾计划：产品质量回顾分析负责人应在每年的1月份制订对上一年的产品质量回顾计划，回顾计划包括产品质量回顾的具体时间范围和回顾总结完成截止日期、人员安排等并对参加质量回顾的人员进行培训。

5.2 各部门数据汇总：参与质量回顾的人员根据产品质量回顾计划及要求对上一年产品的各种数据进行收集汇总。

5.3 趋势分析：参与回顾分析及评估的人员应对收集汇总的数据进行统计分析或评价，并对关键数据进行趋势分析。若有必要，应组织相关人员对产品的相关信息或数据进行分析、讨论和评价，并对重大事项进行风险评估。

5.4 形成总结报告：质量回顾数据收集汇总及趋势分析完后，应当形成总结报告。总结报告按《产品质量回顾分析及评估报告》的要求填写。报告中的产品的相关数据应以表或图的形式进行总结并给出分析性或评价性的结论。对支持性的数据回顾所发现的问题在报告中要有阐述。

5.5 改进和预防性计划：需要采取改进或预防措施的，应制订改进和预防性计划，并规定责任人及完成时间。改进和预防性计划在报告中要有详细的阐述。在制订计划时，可根据具体情况决定是否需要组织相关人员共同制订"改进和预防性计划"。

5.6 质量授权人审批：当产品质量回顾完成后，应由质量授权人进行审核并批准。

6 报告的分发及存档：报告审批完后，应将质量回顾报告原件有质量保证部存档，该记录要永久保存。

7 各部门按"改进和预防性计划"采取行动：各部门应该根据《产品质量回顾分析及评估报告》中改进预防性计划采取行动，质保部门负责跟踪其执行。根据"改进和预防性计划"的具体情况，需要取纠正和预防措施的，应按纠正措施和预防措施的管理及操作规程进行；需要进行再验证的，应按相关验证管理及操作规程进行；需要变更的，应按变更控制管理及操作规程进行。包括范围、内容、责任部门、计划完成时间等以通知的形式发放到相应部门。每一产品计划完成时间应不超过一个月。

七、成品审核放行管理

目的：建立一个规范的成品审核放行管理规程，确保合格成品出厂。

范围：本规程适用于成品的审核放行。

职责：质保部审核员质量授权人负责对本规程的实施。

1 成品放行指对一批产品进行质量评价，做出批准使用或投放市场或其他决定的操作，确保放行产品的生产、检验均符合相关法规、药品注册要求和质量标准。

2 产品放行职责

2.1 质量授权人承担产品放行的职责。保证产品符合注册要求；保证产品的生产符合 GMP 的要求；保证产品符合相应的质量标准；保证产品相关的所有偏差、变更和 OOS 都经过相应的调查和处理；保证需要经药品监督管理部门批准的重大变更已经上报并得到批准；保证完成所有的必要检验；保证所有的必要生产和检验文件已经完成，并被批准；判断和评价生产和检验文件的结果；考虑其他可能影响产品质量的因素；决策产品放行或其他。

2.2 质量保证部职责：保证产品符合相应的放行标准；审核和批准批检验记录；批准质量标准、取样操作规程和检验操作规程；保证所有的检验按照批准的规程完成；保证 OOS 经过评估并做出处理；按规定进行产品留样。

2.3 生产部职责：保证生产过程符合 GMP 的要求；保证批相关的偏差和变更均有记录完成调查、评估和处理；保证批生产记录在交付质保部门前均经过了评估和批准。

2.4 质保部门和生产部门的共同职责：批生产文件的评价和批准；对生产环境进行监测和控制；执行和评估中间过程控制。

2.5 中心化验室职责：中心化验室完成整批检验后，中心化验室主任按要求将批检验记录进行整理，审核是否全项检验，检验执行相应的检验标准操作规程，结果是否符合质量标准，检验辅助记录是否完整，无误后，将批检验记录及检验记录审核单送质量保证部副部长审核。

3　成品放行是在成品审计的基础上进行，如果审计合格，生产部、生产车间、中心化验室、质保部部长要签发审核单，连同批记录及成品放行单，交与质量授权人，由质量授权人对批生产记录、批包装记录及批检验记录进行审核，根据审核情况签署放行或不予放行。

4　审核标准

4.1　生产过程

4.1.1　物料有合格报告书、合格证及放行单，并为经企业质量保证部门批准的有相应资格的供应商提供的物料。

4.1.2　配料称重过程中的复核情况，生产过程符合 GMP 要求、符合工艺、主配方要求，工艺需经过验证并批准执行。其他工序的生产操作执行经批准的现行版标准操作规程。

4.1.3　中间产品有检验合格报告单及"流转证"。

4.1.4　中间产品、成品的取样、留样，分别按相应要求的数量取样、留样。

4.1.5　工艺参数符合参数要求的限度范围。

4.1.6　物料平衡及收率符合规定限度。

4.1.7　各工序现场监控记录齐全并与现场操作相符，准确无误。

4.1.8　各工序有清场记录、清场合格证。

4.1.9　相关生产区域环境监测合格、人员卫生符合规定。

4.1.10　按要求进行清场，并有清场记录。

4.1.11　批生产记录、批包装记录填写完整、正确无误，各项均符合规定要求。

4.1.12　如发生偏差，执行偏差处理规程，手续齐备，符合要求，有明确的解释和说明，有合理的纠正预防措施，做好记录，并归档。

4.1.13　如有变更，变更应按变更控制管理规程处理，需经药品监督管理部门批准的变更已得到批准。

4.2　质量控制

4.2.1　中间产品检验执行中间产品检验操作规程，中间产品检验记录齐全，有检验原始记录、检验报告单及中心化验室主任出具的检验记录审核单，填写完整。

4.2.2　成品检验执行成品检验操作规程，成品检验记录齐全，有检验原始记录及检验报告单，填写完整，有操作人和复核人、负责人签名，检验结果符合内控标准及法定标准，盖有检验专用章。

4.2.3　检验过程是否存在偏差。如发生偏差，执行偏差处理规程，手续齐备，符合要求，有明确的解释和说明，有合理的纠正预防措施，做好记录，并归档。

4.2.4 检验过程是否存在变更。如有变更，变更应按变更控制管理规程处理，需经药品监督管理部门批准的变更已得到批准。

5 程序

5.1 成品放行应有成品放行单，由 QA 审核合格后，逐项填写一式两份，在"成品审核放行单"上签名，交质量授权人。

5.2 质量授权人对"成品审核放行单"所有项目进行审核，审核无误后批准并签名，准许成品放行。审批合格后，加盖质保部公章。

5.3 QA 员将一份"成品审核放行单"及"检验报告单"一齐发放到库房。

5.4 QA 将成品放行单（原件）纳入本批记录，按批记录目录的顺序放在批记录的第一页。

5.5 产品放行标准为现行内控质量标准当产品不符合放行标准时，产品不予放行。质量保证部和生产部应当调查不符合的原因，并确定产品进一步的处理方式。

5.6 如果产品已经被放行，但因故要撤销放行时，应当把相关信息及时传递所有已接收产品的人员和部门。

八、不合格品管理

目的：建立一个规范的不合格品管理规程，以便有效地处理生产中所产生的不合格品、废物及废品，避免不合格物料流入生产车间、不合格产品出厂，防止混淆和交叉污染，也避免对环境造成破坏和污染。

范围：本规程适用于不合格的物料、半成品、成品的管理。

职责：QA 员、仓库保管员、车间主任、生产部长、质保部长、销售部长负责本规程实施。

1 凡经质保部检验达不到质量标准、质保部审核后不予放行的原辅料、包材、半成品、成品均为不合格品。

2 不合格品的来源

2.1 不合格物料的来源

2.1.1 物料收货时的异常

2.1.1.1 所采购的原辅料、包装材料不是从质量保证部批准确认的合格供应商处采购。

2.1.1.2 所采购的物料在运输过程中出现异常，如物料运输过程中受到污染、包装破损等；对于有特殊储存条件的物料，在运输过程中，运输条件出现异常，无法满足储存要求，且经质保部门评估已影响到产品质量。

2.1.1.3 物料收货时，相应的物料包装上没有任何可识别的信息或标识，如没有任何标签，无法追溯产品的品名、批号、生产日期、有效期以及厂家等信息。

2.1.2　检验过程中的异常和OOS

2.1.2.1　取样操作不当或取样环境不符合物料相应的洁净度要求，易致物料受到污染或交叉污染。

2.1.2.2　原辅料、包装材料在检验过程中，出现检验项目不合格/不符合标准即OOS。

2.1.3　储存过程中的异常、受潮和破损

2.1.3.1　物料在库房储存过程中，出现温湿度等不符合要求时，尤其是对温度敏感性物料的储存，如冷链产品的储存条件超出异常，经全面调查和评估后，有可能作不合格处理。

2.1.3.2　物料在储存过程中，受到灾害性天气的影响（雨、雪、冰雹等）导致物料受潮或其他质量影响。

2.1.3.3　物料在储存过程中，由于其他原因导致物料受到污染，如库房防虫、防鼠等措施不到位导致物料受到侵袭、损害。

2.1.3.4　物料储存过程中，由于其他原因如堆垛不合理导致物料包装在储存中破损，从而影响产品质量。

2.1.4　物料转移过程中的异常

2.1.4.1　物料经检验合格放行后，可直接用于生产，而物料从库房转移至生产，或在生产区的转移过程中，由于员工操作失误或运输设备的客观原因，导致物料碰撞致破损、洒落，而引起的交叉污染等。

2.1.4.2　物料在不同区域的转移过程中，由疏忽或客观原因，导致物料标识的脱落，以至于在使用之时已无法识别此物料或无法识别此物料的基本信息。如批号、生产日期、有效期等，而引起的差错或混淆（注：此种情况若要使用此物料，只有经质量保证部全面仔细的评估后，如重新检验合格后方可使用）。

2.1.5　使用过程中的异常

2.1.5.1　由于物料使用或操作不当，而导致物料交叉污染或混淆。

2.1.5.2　在使用过程中，发现放行物料出现异常，如出现物料结块或出现异物等（由于检验是采取抽样式的，检验未发现物料异常）。

2.1.6　超过有效期的原辅料：超过有效期的原辅料通常均无法保证产品质量，对于超过有效期的物料，为避免质量风险判定为不合格。

2.1.7　旧版包装材料：由于市场、注册或产品发展需要等情况，公司需采用新的包装材料，尤其是印字包装材料，为避免在新旧版印字包装材料使用期间出现任何的问题或差错，在正式启用新版包装材料之前，要将旧版包装材料判为不合格。

2.2　不合格产品的来源

2.2.1 生产过程中产生产异常

2.2.1.1 由于设备清洁或清洁程序的不到位，以至于产品与产品之间导致交叉污染，从而引起产品质量不合格，如：产品微生物限度超出标准，清洁剂的残留等情况。

2.2.1.2 在产品生产期间，公用系统的监测过程中出现异常，如纯化水、注射用水系统在日常监测过程中出现异常，导致产品质量不合格。

2.2.1.3 没有严格按注册工艺或规定的工艺程序生产产品，导致产品不合格。

2.2.2 OOS：中间体或产品在最后的检验过程中，出现检验项目不合格，即超出检验标准。

2.2.3 储存过程中的异常。

2.2.4 产品转移过程中的异常。

2.2.5 退货。

2.2.6 超过有效期的产品。

3 不合格物料管理

3.1 经质保部检验确定为不合格的物料、质保部出具不合格物料"检验报告单"或"不予放行"的审核单及"不合格证"发至请验部门。

3.2 将不合格物料隔离于不合格区，每件均贴上不合格证，并用红色绳圈栏住。

3.3 填写"不合格品台账"。

3.4 根据不合格物料的来源与质量情况，分类进行管理：

3.4.1 退回原供应商。进厂后检验不合格的物料，仓库保管员接到不合格检验报告书立即通知采购部门，采购部应在三天内向供货单位联系退货。

3.4.2 降级使用。降级使用的物料应按《物料降级使用审批规程》。

3.4.3 其他不合格物料进行销毁处理。

4 不合格物料的处理

4.1 不合格原辅料：由 QA 立即通知物料部，不合格原辅料禁止使用，做退货处理，如为原药材，可挑选后使用的，应降级使用。

4.2 不合格包装材料

4.2.1 由 QA 员通知物料部，不合格包装材料禁止投入生产。

4.2.2 对标签、彩盒等的文字印刷有严重错误，为防止其返回厂家后再混淆到下批产品回到企业，由物料部门通知供货方后，在 QA 监督下，可做销毁处理，并做销毁记录。

4.2.3 对于外包装材料，由于一般性项目不合格造成整批不合格，但可挑选使用的，应降级使用。

4.3 不合格半成品

4.3.1 对经检验不合格、质保部审核后不予放行的半成品，禁止流入下工序，生产部门及时组织销毁。该批半成品在 QA 员严格监控下做销毁处理，并详细记录归入生产记录。

4.3.2 胶囊、片剂的装量差异、崩解时限等超出内控标准，未超出国家标准时，由生产部、质保部组织进行偏差分析，在确定无潜在危险时，可批准放行；如超出国家标准，则必须先进行偏差分析，提出可行的纠正措施，再做返工处理。

4.3.3 召开质量分析会，进行偏差分析并做出风险评估，提出纠正措施，车间主任根据检验报告书、审核单上标明的不合格项目情况，填写不合格品处理报告单，提供处理方案，经质保部审核，确定返工对产品质量无影响后批准执行，由操作人员按批准方案操作，QA 员监督执行，并详细记录，再次请验，合格后方可放行并转入下道工序，处理记录纳入批记录。

4.3.4 车间的任何不合格品处理，处理程序必须由质保部部长签字确认，必须有质保部的 QA 员在岗监督处理并签字。

4.4 不合格成品的管理

4.4.1 经检验不合格、质保部审核后不予放行的成品放入不合格品区，挂红色不合格标识，禁止销售，在 QA 员监督下及时销毁，并详细记录，纳入批生产记录。

4.4.2 凡检验不合格的退货与回收产品，必须经质保部批准后，按不合格产品进行报废处理，处理时应有 QA 员监督，填写销毁记录，销毁人员与监督人员签字，注明日期。涉及其他批号时，经检验不合格，做销毁处理，并做记录。

4.4.3 成批进行销毁的成品应由质保部及时向上级食品药品监督管理部门申请备案。

5 不合格物料的销毁

5.1 需销毁的不合格物料包括：

5.1.1 带文字说明的不合格包装材料、标签、说明书等。

5.1.2 由于储存不当造成的不合格原料无法退回供应商的。

5.1.3 其他经车间或相关部门提出销毁意见的。

5.2 不合格物料销毁程序

5.2.1 相应部门填写物料销毁申请单，经质保部负责人审核、相关部门签署意见、质量授权人或总经理批准后，在质保部 QA 员监督下销毁。

5.2.2 物料销毁部门做好不合格物料销毁记录。

6 不合格的物料、产品等要及时申请销毁，避免混淆和差错，最大限度地控制和降低物料、产品的质量风险。

九、质量授权管理

目的：本规程规定了质量授权的基本要求。

范围：本规程适用于企业法人质量授权人的授权、质量授权人对转授权人的转授权、质量保证部对指定人员和需授权人员的授权程序。

职责：

总经理：对质量授权人进行授权。

质量授权人：对除成品放行外的其他职责允许转授权。

质量保证部：对取样、质量监控、文件起草、审核、批准进行授权。

1　质量授权人制度

1.1　企业法定代表人是药品质量的第一责任人，药品质量授权人（以下简称授权人）是指具有相应专业技术资格和工作经验，由企业法定代表人授权，并经省食品药品监督管理局（以下简称省局）培训备案确认，全面负责本企业药品质量的高层专业管理人员。

1.2　省局负责对全省药品生产企业实施质量授权人管理制度进行监督管理，并逐步将授权人制度纳入药品 GMP 认证及跟踪检查项目，市以下局（含市局）负责对辖区内药品生产企业进行质量授权人制度日常监理。

1.3　企业应制订可以控制、管理、制约、量化的授权人考核制度并为授权人履行职责提供必要的条件，确保授权人在履行职责时不受内部因素的干扰。

2　授权人主要职责

2.1　贯彻执行药品质量管理的法律、法规，组织和规范企业药品生产质量管理工作。

2.2　建立和完善本企业药品生产质量管理体系，并对该体系进行监控，确保其有效运作。

2.3　对下列质量管理活动负责，行使决定权：

2.3.1　每批物料及成品放行的批准。

2.3.2　质量管理文件的批准。

2.3.3　工艺验证和关键工艺参数的批准。

2.3.4　主批生产记录（空白批生产记录）的批准。

2.3.5　物料及成品内控质量标准的批准。

2.3.6　不合格品处理、偏差处理的批准。

2.3.7　产品召回的批准。

2.4　参与对产品质量有关键影响的下列活动，行使否决权：

2.4.1　关键物料供应商的审计和批准。

2.4.2　关键生产设备的选取。

2.4.3　生产、质量、物料、设备和工程等部门的关键岗位人员的选用。

2.4.4　药品生产的全过程监控。

2.4.5　用户投诉的处理。

2.4.6　其他对产品质量有关键影响的活动。

2.5 在药品生产质量管理过程中，授权人应主动与药品监督管理部门进行沟通和协调，具体为：

2.5.1 协助、配合驻厂监督员开展工作。

2.5.2 在企业接受药品 GMP 认证或药品 GMP 跟踪检查的现场检查期间，协助检查组开展工作；并在现场检查结束后 10 个工作日内，将企业缺陷项目的整改情况上报食品药品监督管理部门。

2.5.3 组织产品的年度质量回顾分析情况。

2.5.4 督促企业有关部门履行药品不良反应监测和报告的职责。

2.5.5 对企业发生的重大问题，及时上报市（地）食品药品监督管理局，必要时可以直接报告省局。

2.5.6 其他应与食品药品监督管理部门进行沟通和协调的情形。

2.6 产品放行是授权人的核心职能，未经授权人的批准，企业不得放行药品，成品放行前，授权人应确保产品符合以下要求：

2.6.1 该批产品已获药品生产批准文号或有关生产批件，并与《药品生产许可证》生产范围、药品 GMP 认证范围相一致；实际生产工艺与食品药品监督管理部门核查工艺一致。

2.6.2 生产和质量控制文件齐全。

2.6.3 按有关规定完成了各类验证。

2.6.4 按规定进行了质量审计、自检或现场检查。

2.6.5 生产过程符合药品 GMP 要求。

2.6.6 所有必要的检查和检验均已进行，生产条件受控，有关生产记录真实完整。

2.6.7 在产品放行之前，所有变更或偏差均按程序进行办理。

2.6.8 其他可能影响产品质量的因素均在受控范围内。

2.7 担任授权人必须具备以下条件：

2.7.1 熟悉、掌握并正确执行国家相关法律、法规，正确理解和掌握实施药品 GMP 的有关规定。

2.7.2 具有药学或相关专业大学本科以上学历（执业药师资格或中级以上技术职称），并具有 5 年以上药品生产质量管理实践经验；从事过药品生产过程控制和质量检验工作。

2.7.3 熟悉药品生产质量管理工作，具备指导、监控企业各部门按规定实施药品 GMP 的专业技能和解决实际问题的能力。

2.7.4 具备良好的组织、沟通和协调能力。

2.7.5 工作原则性强，无违法、违纪等不良记录。

2.7.6 企业全职员工。

2.7.7 经省局进行业务知识、法律法规和职业道德等方面的培训，达到上岗的基本要求。

2.8 授权人由药品生产企业选定，企业法定代表人应根据规定条件，确定授权人。

2.9 省局对授权人统一进行培训，并定期进行继续教育，企业应建立授权人的培训制度，确定培训目标和计划，为授权人提供良好的条件。

2.10 企业法定代表人与授权人签订书面授权书，授权书格式文本由省局统一制订。并将材料报所在市（地）食品药品监督管理局审核后报省局备案，备案材料应包括：授权人身份证、学历证明、执业药师资格或中级以上技术职称证明、工作年限证明、培训证书、授权书等复印件并加盖单位公章。省局审查后给予备案确认。

2.11 企业应保持授权人相对稳定，如变更授权人，企业和原授权人均应书面说明变更的原因，并于变更之日起的 5 个工作日内，按规定的程序办理备案手续。企业变更法定代表人后，法定代表人应与授权人重新签订授权书。

2.12 工作需要，授权人可以向企业的法定代表人书面申请转授权。经法定代表人批准授权人可将部分质量管理职责转授给相关专业人员，但授权人必须对接受其转授权的人员的相应药品质量管理行为承担责任。

2.13 转授权人应具备本办法条款规的条件具备其承担的工作相适应的专业背景和技能。

2.14 药品生产企业应用文件，明确转授权双方的职责。授权人直接以转授权的方式履行其职责时，其相应的质量管理活动应记录在案，记录应真实、完整，具有可追溯性。授权、转授权文件和有关记录应纳入企业质量文件管理体系。

2.15 授权人正当的工作行为受法律保护，所有授权人都必须在行为守则的指导下履行自身的责任。但因授权人玩忽职守、失职渎职等行为，造成以下情形之一的，应当追究授权人的质量管理责任；情节严重的，省局将责成企业另行确定授权人，并视情形给予通报。有违法行为的，依法追究授权人的法律责任。

任务三　QC 管理

质量管理的依据就是在每一个环节过程中，依据检验的结果，判断这一个环节生产出来的产品是否合格。药品生产是在不断检验纠正的过程中、逐步修改操作的过程中，完善药品的生产，直到全部完成药品成品的生产过程。

一、化验室管理

目的：建立化验室管理规程，保证试验在整洁、有序的环境中进行。

范围：适用于检验室、仪器室、留样室等的管理。

责任：化验室负责实施本规程。

化验室主任负责监督、复核。

质保部部长负责监督检查本部门人员落实本规定的情况。

1　遵守公司各项规章制度，按时上下班。

2　服从化验室主任的领导，自觉遵守质量检验管理规程及操作规程。

3　化验员必须认真学习检验操作规程和有关的安全技术规程，了解仪器设备的性能及操作中可能发生事故的原因，掌握预防和处理事故的方法。

4　工作时应穿工作服，衣容整洁，不能光着脚或穿拖鞋进检验室。不能穿工作服到食堂、寝室等公共场所。

5　非本公司外来人员不能随便进入。与化验无关的人员不应在化验室久留。也不允许化验员在检验室做与检验无关的事。不得将污染环境的物品带入室内。

6　检验室应防止昆虫、鸟类、鼠类进入。

7　禁止在检验室内吸烟、进食、喝茶饮水。不能用化验器皿盛放食物，不能在检验室的冰箱存放食物。离开检验室前用肥皂洗手。

8　检验室严禁喧哗打闹，保持检验室秩序井然。进行有危险性工作时要佩戴防护用具，如防护眼镜、防护手套、防护口罩，甚至防护面具等。

9　化验员应认真履行各自的职责，注重工作的时效性、严肃性，严防各种事故的发生。

10　化验员应具有安全用电、防火防爆、灭火、预防中毒及中毒救治等基本安全常识。

11　保持化验室的卫生，使环境整洁，无盲区，无事故隐患。

12　工作场所应保持安静、整洁，不准高声喧哗，不准吸烟，不准乱丢纸片等杂物。

13　试验过程中，要集中精力按操作规程进行检验，不与人闲谈，禁止离开工作岗位，不得违章操作。

14　进行危险性操作时，如危险物料的现场取样、易燃易爆物的处理、加热易燃易爆物、焚烧废液、使用极毒物质等均应有第二者辅助或监督操作。辅助或监督者应能清楚地看到操作地点，并观察操作的全过程。

15　各种精密仪器要按检验仪器管理制度和相关仪器操作规程使用，要求建立使用档案，由专人维护保养，按规定做到定期校验。

16　检验完毕后，清洁各人使用的仪器、用具，并将其放回原处；将台面擦拭干净，废弃物应按要求处理后倒入下水道或废纸篓，不能随地乱丢。

17　每日工作完毕时，应检查电、水、气、窗等后锁门。

18　文件、档案由专人管理；标准溶液应专放；标准品、对照品应专人管理，设有台账、使用记录；毒麻品应双人双锁管理，建立使用台账；各种仪器要建立仪器使用记录。

19　检验原始记录及检验报告单要按规定保存归档。

20　留样室与检验室分开。精密仪器室、天平室、菌检室、试剂储存室、留样室及滴定室要设置温湿度表并应按规定上午 9～10 点、下午 2～3 点各测试记录一次温湿度。

二、精密仪器室管理

目的：建立精密仪器室操作人员的工作规范，以保证仪器在最佳状态下工作，使仪器分析结果真实可靠，并确保使用者的人身安全和仪器的使用寿命。

范围：本规范适用于精密仪器室的管理。

职责：精密仪器管理人员，QC 主任、质保部部长对本规程实施负责。

1　仪器室应保持清洁干燥、以室温 18～26℃、相对湿度 40%～60% 为宜，每天两次记录温湿度，如仪器对环境有特殊要求，应单独放置，单独进行工作室管理。

2　仪器室供电电压变化应不大于（220±10%）V, 频率变化不超过（50±1）Hz, 为保证仪器有良好的稳定性和操作者的安全，仪器应有可靠的接地。

3　仪器应安放在牢固的工作台上，防止震动，影响食品灵敏度。

4　仪器室应与化学试验室分开，以防酸、碱及其他腐蚀性气体、蒸汽和烟雾腐蚀仪器的光学或精密机械元件。

5　不允许在仪器室内吃东西、喝水，严禁在仪器室内吸烟。

6　仪器使用者应熟悉操作方法和原理、严格遵守仪器使用操作规程。

7　使用贵重或大型仪器须登记，记录使用时间、用途、使用中有无异常情况，使用者应签全名，并定期对仪器进行清洁和维护保养。

8　对不经常使用的仪器要定期接通电源，使整机通电工作，以免电子元器件因长期搁置而损坏，尤其在雨季更需注意。

9　对于仪器不明原因的故障，使用人员不可擅自拆装仪器上由专业人员方可拆卸的部分，需及时向上级汇报，并通知厂家维修人员。

10　仪器使用完毕应按顺序关机，切断电源，及时加盖防尘罩。

11　做好"仪器使用记录"。

三、微生物检查室管理

目的：建立一个规范的微生物检查室管理规程。

范围：本规程适用于微生物检查室的管理。

职责：QC 微生物检查室操作人员、QC 主任负责本规程的实施。

1　微生物检查室

1.1　微生物检查室由微生物限度检查室、阳性对照室组成，操作室洁净级别为 C 级，操作台洁净级别为 A 级。

1.2 微生物检查室应每周和每次操作前必须严格洁净处理；先用消毒剂擦拭工作台、门窗、四壁，再开启空气净化系统30分钟后，方可进入操作。

1.3 在每次操作完毕，同样用消毒剂擦拭工作台。

1.4 消毒剂：0.2% 新洁尔灭溶液、75% 乙醇溶液、2% 来苏尔溶液三种消毒液轮流使用，每种一周。

1.5 操作室内不得做吃东西等与检验无关的事。

1.6 操作室内不得存放与检验无关的物品。

2 人员

2.1 有擦伤、外伤人员不得进入。

2.2 人员进入微生物检查室，必须穿连体无菌服、戴帽。

2.3 人员按人员净化程序进入：进入准备室→换鞋→进入一更→脱下工作服挂在衣钩上、摘下手表、饰物→洗手→手消毒→进入二更→换二更鞋→穿上无菌服；戴上口罩→进入缓冲间→进入操作间。严格执行微生物限度检查室进出规程，不得擅自改变。

2.4 穿无菌服不得接触任何物品，更换二更鞋时不允许用手。

2.5 头发不得漏在帽子外面。在微生物限度检查室内不得拉开洁净服拉链。

2.6 人员在微生物检查室内不得有不良卫生习惯。戒除操作中摸口、鼻、眼、脸、头发、挖鼻孔、搔痒等不卫生习惯，以防自身感染和交叉污染。

2.7 勤洗澡、洗头、理发、剃须、换衣，保持身体清洁。

2.8 以下情况不允许进入无菌室：

2.8.1 皮肤有外伤、炎症、皮肤病患者不得在室内接触有一定危险的病原体的操作。

2.8.2 因上呼吸道感染等严重咳嗽、打喷嚏、流涕者。

2.8.3 没有按规定洗去化妆品、指甲油和未按规定穿着洁净工作服者。

2.8.4 刚结束剧烈运动而出汗者。

2.8.5 吸烟、饮食后不超过30分钟者。

2.8.6 非无菌检验操作人员。

2.9 对微生物限度检查室工作人员进行定期培训：

2.9.1 按规定的方法练习脱去个人衣服并妥善保管。

2.9.2 按规定的方法练习穿洁净工作服。

2.9.3 按规定的方法练习洗手、烘干。

2.9.4 按规定的方法练习洁净工作服的洗涤、晾干、包装和储存。

2.9.5 按规定的方法练习无菌室的清洁工作程序，正确操作。

2.9.6 做带进微生物限度检查室器材的清洁净化练习。

3 物品

3.1 物品进入微生物检查室管理

3.1.1 进入微生物室的物品都应按物品净化程序：用洁净托盘装好物品，用 75% 酒精擦拭物品表面→放入传递窗→打开紫外线灯照射 30 分钟。

3.1.2 微生物检查室专用物品酒精灯、接种棒、火柴（打火机）、消毒缸、毛巾均应经消毒后方可带入微生物检查室。

3.1.3 微生物检查室一切物品不得随意拿出。

3.1.4 大的物品搬进微生物检查室时，先要在一般环境中擦洗干净，然后在缓冲区内进一步清洁、消毒之后再搬进微生物检查室。

3.2 不准进入微生物检查室的物品

3.2.1 未按规定经过洁净处理的所有物品。

3.2.2 手表、首饰、笔记本、食品、装饰品等个人物品。

3.2.3 与检验工作无关的物品。

3.3 微生物室的清洁工具

3.3.1 清洁工具：丝光毛巾。

3.3.2 菌检室与阳性菌操作室的清洁工具、服装应分开使用。清洁地面与清洁操作台、门窗、棚顶等的清洁工具分开使用。

3.3.3 擦拭菌检室操作台、门窗、棚顶使用的丝光毛巾，与擦拭地面使用的丝光毛巾，应使用不同颜色，便于区别；阳性对照室所用的丝光毛巾也按此管理。

3.4 微生物室的清洁工具、使用工具不得随意拿出 。

4 操作

4.1 在微生物检查室内操作必须严格按无菌操作原则操作，工作人员不得在微生物室内跑、跳及大声喧哗。

4.2 在灭菌室操作中均不应大幅度的快速运动、行走以免搅动空气。做到三轻，即轻拿、轻放、走路轻。

4.3 转移培养物时，避免培养物飞溅。

4.4 带有活菌的物品、培养基必须经高温高压灭活处理后，方可进行下一步操作。

5 离开

5.1 操作人员离开微生物检查室时，先清洁台面，垃圾从传递窗传出，脱下无菌服。

5.2 退出房间打开紫外灯照射 30 分钟。

6 清洁、消毒

6.1 微生物检查室每次使用完毕清洁干净；生产期间，菌检室、阳性菌操作室每周用臭氧消毒一次（或用 5% 石炭酸或甲醛熏蒸）。

6.2 细菌、霉菌培养箱每周清洁一次，每月消毒一次。

6.3 冰箱每月清洁一次，两个月消毒一次。

6.4　菌检室恒温水浴锅每月清洁消毒一次。

6.5　消毒剂：0.2%新洁尔灭，2%来苏尔溶液；为防止产生耐药菌株，每月轮换使用。

7　无菌服

7.1　为连体服。

7.2　每次使用完毕后，在相应洁净级别的洁净区清洗。使用前灭菌。清洗好的无菌服放入无菌服口袋，灭菌，传入微生物检查室，填写无菌服洗消记录。

8　检查

8.1　微生物检查室在消毒处理后，按洁净区悬浮粒子检测标准操作规程、沉降菌检测标准操作规程和浮游菌检测标准操作规程检测。

8.2　工作台洁净级别为 A 级

8.2.1　工作台洁净级别标准与检测周期参照"洁净区环境监控管理规程"。

8.3　微生物检查室为 C 级

8.3.1　操作室的洁净级别标准与检测周期参照"洁净区环境监控管理规程"。

8.4　检测结果不合格时，不得使用。重新清洁、消毒，经检验合格后，方可使用。

四、化验室安全管理

目的：建立一个规范的化验室安全管理规程，保证化验员及设施安全完好。

范围：本规范适用于化验室安全的管理。

职责：质保部部长、化验室主任及化验员对本规程的实施负责。

1　化验室工作人员安全技术操作规程

1.1　严格遵守化验操作规程和仪器、设备使用安全规程。

1.2　化验前应熟悉原理和注意事项，仔细检查仪器的安装是否良好。

1.3　按规定要求穿戴工衣、工帽、工鞋，定期洗涤，以防污染和不必要的损伤。

1.4　在进行一切可能损伤眼睛的操作时必须戴上保护眼镜。

1.5　使用危险试剂（易燃、易爆、有毒有害物品）时，室内至少有两人互相监督操作，以减少人身事故和火灾的发生的风险。

1.6　在装配玻璃仪器时，应做好防护，注意不要被玻璃割伤（扎伤）。

1.7　用试管加热液体时，不要把试管口朝自己或临近工作人员，回流冷凝器上端或蒸馏器的接收器开口必须与空气相连。

1.8　当眼睛内进入溶液飞沫或其他异物时，首先应立即用大量水冲洗，必要时到医院就医治疗。

1.9　在使用移液管吸取液体时，应使用吸耳球等工具，禁止用口吸取。

1.10 化验中要集中精力按操作步骤进行，不要与人闲谈。禁止离开工作岗位，不得违章操作。

1.11 取完试剂后要及时盖紧瓶塞或瓶盖，不可混用。

1.12 易挥发，放出有毒、有害气体的瓶口应用蜡（或其他方法）封口。

1.13 不准用鼻子对准试剂瓶瓶口闻味。如需嗅试剂的气味时，可将瓶口远离鼻子，用手在试剂瓶口上方扇动，使气流吹向自己而闻出其味。

1.14 绝对禁止用舌头尝试剂。

1.15 配制有毒药品及洗液等易腐蚀液体，应采取防护措施：带好胶皮手套、面罩、胶靴，防止溅出造成灼伤。

1.16 取用腐蚀性、刺激性物质，不得用手直接接触，应使用工具。

1.17 稀释浓硫酸时，应在搅拌下徐徐将酸倒入水中，不得将水倒入酸中，以防溅出，发生危险。

1.18 不得用化验器皿盛食品和饮料，不得在 QC 室内吃东西。

1.19 检查线路或机壳是否漏电时，应使用电笔，并注意查看电线的绝缘层是否有破损，地线焊接是否牢固。

1.20 推拉电闸时不要面对电闸，以免电火花烧伤眼睛。

1.21 不要用水及湿布擦洗电气设备。

1.22 检查电气设备是否发热时，应以手背试壳，不要用掌面去触试，以免因触电痉挛发生危险。

1.23 化验结束后应进行安全检查，离开时要关闭一切电源、水源、汽源、关好门窗。

2 有毒性、腐蚀性药品的安全使用和中毒急救。

2.1 酸类：硫酸、盐酸、硝酸、冰醋酸、氢氟酸等皆有很强的腐蚀力，能灼伤皮肤，产生剧烈的疼痛，甚至发炎腐烂。特别应注意勿使酸溅入眼中，严重的能使眼睛失明。酸也能损坏衣物。盐酸，硝酸，氢氟酸的蒸气对呼吸道黏膜及眼睛有强烈的刺激作用，使发炎溃疡，因此在倾倒上述酸类时应在毒气橱中进行，并戴上经水或苏打溶液浸湿的口罩，应戴防护眼镜。稀释硫酸时，应谨慎地将浓硫酸渐渐倾注水中，或用玻璃棒引流，切不可把水倾注浓硫酸中，否则容易引起爆沸，造成灼伤。

被酸类灼伤时可用大量水冲洗，然后用 20% 苏打溶液洗拭。必要时去医院治疗。

被氢氟酸灼伤时，先用大量冷水冲，后用 5% 苏打溶液洗拭，再以甘油与氧化镁（2:1）的湿纱布包扎。必要时去医院治疗。

2.2 碱类：氢氧化钠，氢氧化钾均能腐蚀皮肤及衣服，浓氨水的蒸气严重刺激黏膜及伤害眼睛，使流泪并得各种眼疾。被碱类烫伤时，立即用大量水冲，然后用 2% 硼酸或醋酸溶液冲洗。

2.3　过氧化氢：浓过氧化氢能灼伤皮肤，可用热水或硫代硫酸的溶液敷治。

2.4　苯酚：苯酚有腐蚀性，使皮肤呈白色灼伤，应立即将毒物除去，否则引起局部糜烂，治愈极慢。被苯酚烫伤时可用大量水冲，然后用 4 体积乙醇（70%）与 1 体积氯化铁（1N）混合液冲洗。

2.5　溴：溴能严重刺激呼吸道、眼睛并烧伤皮肤。烧伤处用 1 体积氨溶液（25%）+1 体积松节油 +10 体积乙醇（95%）的混合液处理。溴洒在地面，应立即通风，并撒上硫代硫酸钠结晶。

2.6　氰化钾、三氧化二砷、汞、黄磷或白磷皆有剧毒，应有专人专柜保管。切勿误入口中，使用后应洗手。盛放器皿也要洗净。毒物之废液不应倒入下水道，应集中于密闭容器深埋地下。

2.7　汞：汞应储存于密闭容器中，并加水覆盖。使用汞的试验室，温度不宜过高，室内应有良好的排风设备。汞若洒到操作台上或地上，应立即清除并撒上硫黄粉。经常接触和使用汞的试验人员应定期体检，发现中毒立即治疗。

2.8　苯，乙醚，氯仿，二硫化碳等有机溶剂：应储存于密闭容器中放于低温处。尤其要少用或不用苯，并在毒气橱中倾倒和使用苯。

3　化验室防火安全规程：QC 室是经常处理较大潜在危险性物质的场所。有机溶剂几乎都是易燃物质，可燃液体的易燃性常用闪点表示。闪点不超过 25℃ 的试剂为一级试剂。如醚、苯、甲醇、乙醇、丙酮、乙酸乙酯等。应采取以下措施：

3.1　试验室的火焰口装置应远离一级试剂。

3.2　试剂储存室应贴有醒目的状态标记："严禁火种""严禁吸烟"字样。

3.3　同一房间内不得有酒精灯以及有电火花产生的任何电器。

3.4　使用一级试剂或产生有毒、有害气体的试验必须在阻燃结构的通风橱内进行，严禁靠近火源，以免发生危险。

3.5　试剂必须封口，置阴凉通风处保存。

3.6　化学试剂储存室内不准进行试验工作，不得穿带铁钉子的鞋入内，储存室要保持通风状态，防止挥发的试剂积聚，以免造成危险。

3.7　试验操作室内不可储存大量的化学危险品，化学危险品应储存在专门房间内。

3.8　检验室内必须避免产生电火花。所用电气开关、电插座等必须密封，使电火花与外部空气隔绝。

3.9　冰箱内不准存放密封不严的试剂、试药。

3.10　检验室内严禁吸烟。

3.11　检验室内须有防止日光直射的窗帘，日光能直射到的区域不放置烧瓶及加热时易着火或挥发的一切物质。

3.12　一般的灭火器及沙箱应安置在检验室的门口外附近，便于取用。

3.13 压力锅严禁带压操作。操作过程中应专人看管，排压后方可开锅、开门。

3.14 化学试剂由专人保管。保管员须经常检查试剂库情况，发现渗漏及时处理，废旧试剂不得在库内存放，依化学性质不同，采取不同的销毁方法进行处理。搬动化学物品严禁倒置、滚动、撞击。

五、化学试剂管理

目的：建立一个规范的化学试剂管理规程。

范围：本规程适用于化学试剂的管理。

职责：化学试剂保管员负责本规程的实施，化验室主任对本规程实施负责。

1 化学试剂的购入、使用

1.1 购入

1.1.1 化学试剂级别：高效液相所用为色谱纯，滴定液标定用基准试剂，一般检验用为分析纯。

1.1.2 按每月需求作计划，统一购买一次。试剂购买应从有资质的经销商处购进，并对其经销商进行评估，以保证试剂的质量及供应到位。

1.1.3 化学试剂保管员及时登记化学试剂台账。并标注接收日期于试剂瓶上。

1.1.4 QC 员领取化学试剂时由 QC 主任批准后方可到化学试剂保管员处领取使用。

1.2 使用

1.2.1 不了解试剂性质者不得领用。

1.2.2 使用前首先辩明试剂名称、浓度、纯度，是否超过使用期。无瓶签或瓶签字迹不清、超过使用期限的试剂不得使用。要注意化学药品的存放的期限，一些试剂在存放过程中会逐渐变质，甚至形成危害。采购的试剂和试液应该以厂家规定的有效期限使用。没有规定有效期的，应自开瓶之日起最长时间不应超过 5 年。

1.2.3 用前观察试剂性状、颜色、透明度，有无沉淀、是否有菌落等。变质试剂不得使用。

1.2.4 移取化学试剂

1.2.4.1 一律不得用手直接接触，要用洁净干燥的移器，不能同时移取两种药品。

1.2.4.2 倾倒时，标签一侧应朝上方，避免腐蚀标签。

1.2.4.3 注意勿使其撒落试验台上，如撒落及时清理。

1.2.5 化学试剂应按规定量取用，取出的药品，不得倒回原瓶，以免带入杂质而引起药品变质。

1.2.6　移取化学试剂后，应立即盖上盖子，以免和其他瓶上的塞子混淆，并放回原处，以避免带入杂质而引起药品变质。

1.2.7　使用时要注意保护瓶签，避免试剂洒在瓶签上。

1.2.8　需冷冻储藏的试剂使用时勿反复冻融，否则会加速试剂变质。应按日用量分装冷冻，用多少取多少。

1.2.9　使用试剂应根据先进先出的原则，优先使用效期较近的试剂。

2　化学试剂的储存

2.1　化学试剂的储存由专人负责管理，该 QC 员应由具备一定的专业知识，经过专业培训且经考核合格，具有高度责任心的专业技术人员担任，保证化学试剂按规定的要求储存。

2.2　化学试剂的储存环境

2.2.1　试验室化学试剂应单独储存于专用的化学试剂储存室内，该室应避光，防止因阳光照射造成的试剂变质失效。

2.2.2　化学试剂储存室严禁明火，消防灭火设施器材完备。

2.2.3　化学试剂储存室应有恒温、除湿装置，保证随时开启，有良好的耐腐蚀、防暴性能，通风良好运动良好。室温一般以 15～25℃，相对湿度以50%～75% 为宜。

2.2.4　盛放化学试剂的储存柜需用防尘、耐腐蚀、避光的材质制成，取用方便。

2.2.5　化学性质或防护、灭火方法相抵触的化学危险物品，不得在同一柜或同一储存室内存放。危险品应储存于专室或专柜中，除符合上述要求外，还应门窗坚固且朝外开，易燃液体储藏温度一般不允许超过28℃，照明设施采用隔离、封闭、防爆型。

2.2.6　检验中使用的化学试剂种类繁多，需严格按其性质（剧毒、麻醉、易燃、易爆、易挥发、强腐蚀等）和储存要求分类存放。

2.2.6.1　按液体、固体分类。每一类又按有机、无机、盐基、酸碱、危险品、低温储存品等再次归类，按序排列，分别码放整齐，造册登记。

2.2.6.2　易潮解吸湿、易失水风化、易挥发、易吸收二氧化碳、易氧化、易吸水变质的化学试剂，需密塞或蜡封保存。

2.2.6.3　见光易变色、分解、氧化的化学试剂需避光保存。

2.2.6.4　低沸点试剂用毕应盖好内塞及外盖，放置冰箱储存。溴、氨水等应放在普通冰箱内。储于冰箱的试剂用毕立即放回，防止因温度升高而使试剂变质。

2.2.6.5　易燃、易爆、腐蚀品的试剂应单独存放，储存于专用铁柜中（壁厚1mm以上），易燃、易爆试剂不要放在冰箱内。

2.2.6.6　相互混合或接触后可以关系到激烈反应、燃烧、爆炸、放出有毒气体的两种或两种以上的化合物称为不相容化合物，不能混放。这种化合物系多为强氧化性物质与还原性物质。某些高活性试剂应低温干燥储存。

2.2.6.7 腐蚀性试剂宜放在塑料或搪瓷的盘或桶中，以防因瓶子破裂造成事故。

2.2.6.8 易制毒化学品应单独建帐，专人管理，并有购进、领用及使用记录。

2.2.7 试剂应定置依次码放整齐，不要乱放，防止因紊乱而造成不应有的差错。

2.2.8 各种试剂均应包装完好，封口严密，标签完整，内容清晰，储存条件明确。

2.2.9 发现试剂瓶上标签掉落或将要掉落模糊时，应立即重新贴好标签。

2.2.10 试剂应建立台账，记录数量、规格、生产厂家等项目，每月整理一次，盘点结存数和购进数量。新增加试剂时也应及时记录，记录应与实际的品种数量保持一致。每年检查一次各种试剂的结存情况。

2.2.11 化学试剂保管员必须每周检查一次储存室的温湿度。保持室内的清洁、通风、温湿度适宜，保证所储试剂的实际储存条件符合规定要求。若超出规定范围应时调整。

2.2.12 每月检查一次消防灭火器材的完好状况，保证可随时开启使用。

2.2.13 剧毒品应锁在专门的毒品柜中，按相关规程双人双锁管理。

2.2.14 化验室操作区的橱柜中和操作台上只允许存放少量的试剂，不允许超量存放。

3 配制试剂储存

3.1 配制试剂一般在试验室操作区内保存，保存条件略低于化学试剂储存室，因而这部分试剂的管理尤为重要。除执行化学试剂储存要求外，还应特别注意其外观的变化。

3.2 操作区内的橱柜中及操作台上存放的化学试剂的数量不应超过三个月使用量。

3.3 配制试剂要封口严密，瓶口、盖损坏要及时更换。

4 化学试剂的发放

4.1 试剂管理员负责试剂的发放工作。无标签的试剂未经验证之前不得发放。

4.2 发放人检查包装、标签完好无误后方可发放，并及时填写试剂发放记录。

六、试剂的配制与使用管理

目的：建立试剂的配制与使用管理规程，以保证质量检验工作的顺利进行。

范围：本规程适用于试液、指示剂、缓冲液、储备液等化验用试剂的配制、使用、储存管理。

职责：QC 员、QC 主任、质保部部长对本规程的实施负责。

1　配制试剂应严格按《中华人民共和国药典》2015 年版配制要求操作。

2　试剂的选用可参考下列原则

2.1　标定滴定液应使用基准试剂。

2.2　制备滴定液可采用优级纯或分析纯试剂，但不经标定直接按称重计算浓度者，则应采用基准试剂。

2.3　制备杂质限度检查用的标准溶液，应采用优级纯或分析纯试剂。

2.4　制备试液与缓冲液等采用分析纯或化学纯试剂。

3　试剂的配制

3.1　配制人员在配制前首先检查所领试剂、试药与该试剂配制规程的一致性，瓶签完好，试剂外观符合要求，在规定的使用期内，方可进行配制。

3.2　试剂的恒重：固体化学试剂在储存中易吸潮而增加重量，故配制时需恒重，按恒重要求进行操作。

3.3　称重：称重是决定所配试剂准确性的关键步骤，必须准确无误。

3.4　所用操作器具必须洁净、无痕迹，最好选用一等容量瓶、一等吸管配制和稀释。

3.5　配制试液、指示剂、缓冲液、储备液等必须用检测合格的纯化水。

3.6　配制时，要合理选择试剂的级别，严格按配制方法进行操作，试验操作符合规定要求。

3.7　按一定使用周期配制试剂，不要多配。原则上配用量以 3 个月用完为宜。

3.8　及时填写配制记录：试剂名称、批号、厂家、称取量、配制量、配制日期、称配人、复核人、有效期。

3.9　配好后的试剂放在具塞、洁净的适宜容器中。贴好瓶签，注明名称、浓度、配制日期、使用期限、配制者、复核人。

3.10　用过的容器、工具按各自的清洁规程清洗，必要时消毒、干燥，储存备用。

3.11　除另有规定的试液、指示剂、缓冲液、储备液等有效期均在三个月。

3.12　常规试剂用完后，应及时配制，以备下次使用。

3.13　试剂配制量应根据大概需要量配制，以免造成不必要的浪费。

4　储存

4.1　配制试剂一般在试验操作室内保存，保存条件略低于化学试剂储存室，因而其管理尤为重要，除执行化学试剂储存要求外，应特别注意外观的变化。

4.2　由使用人保管，如出现异常情况不得使用，须重新配制。

4.3 见光易分解的试剂要装于棕色瓶中。

4.4 挥发性试剂其瓶塞要严密，见空气易变质的试剂应用蜡封口。

4.5 易侵蚀或腐蚀玻璃的溶液，不能储存在玻璃瓶内，应用聚乙烯瓶储存。

4.6 易挥发、易分解的溶液必须放在深棕色瓶中置于暗处阴凉的地方保存。

4.7 注意室内通风和避免阳光直射。

4.8 密封保存，瓶口或盖损坏应及时更换。

4.9 有特殊存放要求的试液见表 9 – 17。

表 9 – 17　　　　　　　　　　　特殊药品存放要求表

试液名称	存放及使用要求	试液名称	存放及使用要求
对二甲氨基苯甲醛液	7 天内使用	亚铁氰化钾	置棕色玻璃瓶中
硝酸汞试液	置玻璃塞瓶中暗处保存	醋酸汞	置棕色瓶中密闭保存
酸性氯化亚锡	3 天内使用	亚硝基铁氰化钠	置棕色瓶中
次氯酸钠、溴试液	置棕色瓶中暗处保存	硫化钠、硫酸亚铁	置棕色瓶中暗处保存
亚硫酸氰化钠	置棕色瓶中	淀粉指示液	3 天内使用
硫代乙酰胺溶液	冰箱中保存	铁氰化钾	置棕色瓶中

5 配制试液试剂的配制编号

5.1 各个检验操作室的代码：L 代表理化检验室、B 代表标化室。

5.2 以化学试剂的配制日期为基础的配制批号。

5.3 配制编号：检验室代码 + 基础配制批号。

例 1：L20130301 代表在理化检验室配制的编号为 L20110301 的 XXX 溶液。

例 2：B20130301 代表在标化室配制的编号为 B20110301 的 XXX 溶液。

5.4 微生物检查室用的培养基、缓冲液的配制批号可以配制日期为基础。

例：20110301 代表在微生物检查室配制的批号为 20110301 的 XXX 培养基。

5.5 如果在同一天配制了 2 次同一试剂，可在上述编号的配制批号末尾加"– 1"；如多次配制，以此类推。

6 使用

6.1 不了解试剂性质者不得使用。

6.2 使用前首先应检查瓶签，查明试剂名称、浓度是否与使用的名称、浓度相符，无瓶签或瓶签字迹不清、超过使用期限的试剂不得使用。试液外观有无异常时，方可使用。

6.3 首次开启试剂的操作人员，应在试剂瓶上注明首次开启人及开启日期。

6.4 临时用现配的试剂，其使用期限不得超过 24 小时，用完后按有关规定处理，不得保存。

6.5　用前观察试剂性状、颜色、透明度、有无沉淀、长菌等，变质试剂不得使用。

6.6　用多少取多少，用剩的试剂不准再倒回原试剂瓶中。

6.7　避免污染，液体取出后，应立即盖上盖子。使用完毕后，放回原存放地点。

6.8　使用时要保护瓶签，倾倒液体时，有标签的一侧应朝向上方，避免腐蚀标签。

6.9　超过有效期后不得使用，应重新配制。

6.10　防止污染试剂的几点注意事项：

吸管：不要插错吸管；勿接触别的试剂；勿触及样品；瓶塞塞心勿与它物接触。

注意：不能盖错瓶塞，以免造成污染。瓶口不要开得太久，取液后应立即盖上瓶盖（包括内塞）或塞子，以免灰尘等落入。

6.11　储于冰箱的试药用毕立即放回，防止因温度升高而使试剂变质。

6.12　各化验室试剂应摆放整齐，用后归还原处，不要乱放。

七、对照品（标准品）管理

目的：建立一个检验分析分析用对照品（标准品）管理规程。

范围：检验分析用对照品（标准品）的管理。

职责：QC室标准品管理人员、QC主任、质保部部长对本规程实施负责。

1　标准品保管员

QC室必须设专人负责标准品的管理，该人员应由具有一定药学或分析专业知识，熟悉标准品、对照品的性质和储存条件，经过专门的培训合格者担任。

2　标准品和对照品的年度计划

标准品管理员每年四季度根据企业生产品种综合计划（下年度）做出品种检验计划和文字说明。内容包括：标准品、对照品名称、规格、数量、价格、库存量，检验品种名称。由于标准品价格较贵，所以计划量要合理，做到既不浪费，又保证正常的检验工作，报QC主任审核、质保部部长批准。

3　购买

3.1　检验分析用对照品（标准品）使用计划批准后，填写购买计划单，主管负责人签名后，报财务部门做资金预算。

3.2　国内购买一般到"中国食品药品检定研究院"直接购买或邮购。

3.3　必要时由申请部门注明分子式、分子质量及结构式，以免发生误购。

3.4　因某种原因临时需要购买，经质保部部长批准后，标准品管理员可直接购买。

4　接收

4.1　对照品（标准品）买来后，检查外包装完好、洁净、封口严密、标签完好、清楚。

4.2　复核与购买单的一致性，准确无误。

4.3　对所买对照品（标准品）编号。此编号要独一无二，便于管理。

4.4　填写标准品入库记录。内容：名称、规格、数量、购进日期、（批）编号、来源、储存期限、储存条件、购买者签名等。填好标签，注明编号是在瓶外或盒外。

5　储存

5.1　不同的对照品（标准品）应根据其理化性质、储存要求的不同，选择适宜的储存环境和条件。

5.2　对照品（标准品）应放在干燥器中保存，每一干燥器外应有区别于标准品编号的特殊编码，以示存放位置。

5.3　干燥器应置于加锁的柜中，依次排列整齐。

5.4　配制后的对照品（标准品）溶液放入冷藏室，温度一般保持在 10℃ 以下保存（特殊的按要求温度保存）。

5.5　管理员每周检查 2 次对照品（标准品）的储存状况及使用情况。

6　发放

6.1　管理人员负责发放，做好收发记录。

6.2　领用人员填写领用记录。内容：品名、规格、数量、领用日期、用途、领用者签名。

6.3　管理人员检查即将发放的对照品（标准品）与领用记录登记品种的一致性。无误后签字发放。

7　对照品（标准品）的剩余退库和销毁

7.1　用多少取多少，已取出的对照品（标准品）严禁倒回原瓶中。

7.2　剩余的对照品（标准品）、对照品应用蜡封好口退回库中。管理员将其放在专用密封干燥容器中保存，并优先发放这些对照品（标准品）。

7.3　退库验收：管理员应检查外瓶完好，封口严密，标签完好、清楚、有编号。以上检查无误后准许退库。退回的分装对照品（标准品）的储存期为一个月。

7.4　退库的对照品（标准品）应做记录，双方签字。

7.5　退库验收不合格或超过储存期的对照品（标准品）应销毁。

7.6　销毁申请：由管理员填写申请单。内容：品名、规格、数量、销毁原因、申请人、日期等。报 QC 主任批准。

7.7　QC 主任根据销毁原因做出必要的调查和鉴定试验，做出拒绝或批准决定并签名。

7.8 批准销毁的，对环境、水质无污染的，直接冲入下水；腐蚀性强的，经过大量水稀释之后，冲入下水；毒性强的按毒品销毁办法执行，执行销毁应由指定的第二人在场监督执行。

7.9 销毁应填写"销毁记录"，内容：同销毁申请单、销毁日期、销毁人、监督执行人、分别签名。

8 储存期

8.1 按对照品（标准品）的规定储存期限执行。

8.2 没有期限：化学提纯物对照品（标准品）原则上为3年，生物试剂和不稳定的、原则上6~12个月为宜。

8.3 对照品溶液稳定性考察方案：以首次配制的对照品溶液及再次配制的对照品溶液按相应品种项下色谱条件分别进样，两次配制的对照品溶液与相应的供试品溶液计算含量，含量测定的结果相对平均偏差小于2.0%；如果相对平均偏差符合规定，按最后一次对照品配制液的有效期推算对照品配制液储存期限。

9 对照品的首次领用的第一次使用日期为首次开启日期。

八、滴定液、标准溶液管理

目的：建立一个规范的滴定液、标准溶液的管理规程。

范围：本规程适用于滴定液、标准溶液的管理。

职责：滴定液配制人及复标人对本规程的实施负责，化验室主任对本规程的实施负责。

1 配制

1.1 所有需配的滴定液必须有相应的滴定液配制、标定操作规程。

1.2 滴定液与标准溶液试剂质量要求。

1.2.1 配制滴定液与标准液的试剂为：分析纯，配制前检查封口及包装情况，应无污染，并在规定的使用期限内。

1.2.2 配制滴定液与标准液所用的水为符合中国药典要求的纯化水重蒸馏水。

1.2.3 用来标定滴定液浓度的基准物质应为：基准试剂，为防止基准试剂存放后可能吸潮，配制前应按要求研细并干燥至恒重。

1.3 领取所需要的试药，在适当的天平上称取试药，或用量器量取所需的溶剂。

1.4 将所需的玻璃量器、盛装容器清洗干净、沥干，应清洁无痕迹。所用容量玻璃仪器必须经过校正，有校正合格证，如容量瓶、滴定管、移液管均选用一等品（A级）。

1.5 采用间接配制法时，应严格按中国药典或者其他法定标准规定的配制方法配制，试验操作规范，使其浓度的标定值在名义值0.95~1.05，如超出此范围，应加入适量的溶质或溶剂予以调整。

1.6　采用直接法配制时，其溶质应采用"基准试剂"，并按规定条件干燥至恒重后称取，应精密称定（精确至 4~5 位有效数字），在配制过程中应有核对人，并在记录中签字。

1.7　配制浓度等于或低于 0.02mol/L 滴定液时，除另有规定外，应于临用前精密量取浓度等于或大于 0.1mol/L 的滴定液适量，加新沸过的冷水或规定的溶剂定量稀释制成。

1.8　按规程配制滴定液，置于适当容器内，在其外壁贴上标签，标签内容为滴定液名称、浓度、配制人、配制日期，并注明"待标定"。

2　标定

2.1　滴定液标定和复标所需天平与玻璃容器必须符合 1.3 项和 1.4 项的要求。

2.2　领取所需的试药，同配制所需的试剂。

2.3　滴定液配制后应摇匀，放置 3 天以上方可标定，有些需要过滤，标定方法按中国药典或其他法定标准执行。

2.4　滴定液必须由第一人进行标定，第二人进行复标。

2.5　每次标定应由初标者（一般为配制者）和复标者在相同条件下做几份平行操作，一般不得少于三份。

2.6　按规定的方法处理基准物，在分析天平上，精密称取基准物至少 3 份（或用经校正合格的移液管，精密量取待标定的滴液至少 3 份），并进行记录。

2.7　按规程制备溶液，进行滴定，记录数据，并计算，各项数据其结果应有严格的一致性，然后采用算术平均值，结果的相对平均偏差均不得超过 0.1%。

F 值 = 滴定液的实测浓度（mol/L）/滴定液的规定浓度（mol/L）。

$$\text{相对平均偏差} = \frac{\sum |(F_i - \bar{F})|}{n\bar{F}} \times 100\% \quad \text{相对平均偏差应} \leqslant 0.1\%$$

2.8　以初标计算所得的平均值和复标计算所得的平均值为各自测得值，计算两者的相对平均偏差，不得超过 0.1%，否则重标。

2.9　复标：如果初标与复标结果满足误差限度的要求，则将两者的算术平均值作为标定结果。即由第二人按上述程序进行复标，并计算 F 值及相对平均偏差。以各自所得的平均 F 值为各自测得值，计算两者的相对偏差，应 ≤0.1%。以标定和复标所得平均 F 值为最终 F 值，应在 0.950~1.050。

2.10　滴定液的配制、标定、复标与标准溶液的配制应有完整的专用原始记录。

2.11　复标合格的滴定液及配制好的标准溶液需贴上标签，标签上写明品名、浓度、配制日期、标化日期、标化温度、标化人；复标温度、复标日期、复标人、使用有效期等。

2.12　滴定液应定期复标，滴定液的使用期限除另有规定外一般为 1~3 个月，超过期限不得使用，过期应重新标定。当标定与使用时的室温相差未超过 10℃时，除另有规定外，其浓度值可不加温度补正值；但当室温之差超过 10℃时，应加温度补正值，或重新标定。滴定液的使用期限如下：

2.12.1　有效期 3 个月的有：氢氧化钠滴定液、硫代硫酸钠滴定液、高氯酸滴定液、碘滴定液、硝酸银滴定液、亚硝酸钠滴定液、锌滴定液、EDTA 滴定液。

2.12.2　有效期 12 个月的有：标准砷储备液。

2.12.3　有效期 1 个月的有：滴定液稀释液。

3　储存

3.1　将盛装滴定液的试剂瓶塞紧，遇光不稳定的滴定液，应置于棕色瓶内保存。

3.2　将滴定液放在标化室内专用的柜内。

3.3　标化室及储存柜内应保持干净、整洁、有序。并有专人负责。

4　发放、使用

4.1　专人负责标准液的发放工作。

4.2　每个检验员所需标准液均由标准溶液配制人员统一配制，不得自行配制、使用。

4.3　过效期的标准溶液不得发放，使用。

4.4　发放应有记录，内容包括品名、浓度、效期、数量、领用日期、领用人、发放人。

4.5　所有领用标准液的容器应具塞，并严格按《玻璃器皿清洁操作规程》洗净、晾干后才可盛装。湿容器不得盛放标准溶液。

4.6　领用后的容器均要贴好标签。

5　注意事项

5.1　滴定液滴定及使用应在标定室进行，室温保持在 20℃±5℃，相对湿度在 45%~75%。

5.2　配制高氯酸时，若用于易乙酰化的供试品测定，必须测定本液的含水量，再用水调节至本液的含水量为 0.01%~0.2%。

5.3　若滴定样品与标定高氯酸滴定液时的温度差别超过 10℃，则应重新标定；若未超过 10℃，则可根据下式将高氯酸滴定液的浓度加以校正。

$$N_1 = \frac{N_0}{1 + 0.0011(t_1 - t_0)}$$

式中　0.0011——冰醋酸的膨胀系数

t_0——标定高氯酸液时的温度，℃

t_1——滴定样品时的温度，℃

N_0——t_0时高氯酸液的浓度，mol/L

N_1——t_1时高氯酸液的浓度，mol/L

6   标定用毒品基准物，每次限量发放标定后，剩余的毒品基准物，按《毒品管理规程》处理。

九、检定菌种管理

目的：建立一个规范的检定菌种管理规程。

范围：本规程适用于检定菌种的管理。

职责：检定菌保管员、QC 主任负责本规程的实施。

1   检定菌的购买与接收

1.1   设专人保管，此人应有菌种保存经验。

1.2   根据检验品种的需要，由检定菌保管员填写申购单，内容：菌种名称、菌种编号、购买数量、用途等报主管负责人审核批准。

1.3   到中国食品药品检定研究院购买菌种。

1.4   购买的菌种交保管员保管，填写保存记录，内容：菌种名称、编号、来源、日期等。在保存菌种容器外加贴标签，内容为名称、编号、购买日期。

1.5   保存

1.5.1   将购来的试管斜面菌种放入冰箱中（2~10℃）冷藏。

1.5.2   将传代并经过培养后的菌种放入冰箱中保存。

1.5.3   每支保存菌种试管需标明菌种名称、统一编号、接种日期。

1.5.4   每次移植后，要与原菌种的编号、名称核对，检查培养性状、形态无误时方可继续保存并做好记录。

1.5.5   每周检查一次保存菌种的冰箱温度、湿度，菌种管的管塞是否松动、发霉。如有异常应及时处理，并做好记录。

2   检定菌的传代和接种

2.1   试验用菌种每三个月传代一次，在阳性对照室内进行传代和接种，传代次数不超过 5 代。

2.2   先点燃酒精灯，在火焰旁的上部空间操作，灼烧接种环。

2.3   再将原有的菌种斜面培养基（简称菌种管）与待接种的新鲜斜面培养基（简称接种管），持在左手拇指、食指及中指之间，要注意能清楚地观察到斜面，菌种管在前，接种管在后。应斜持试管呈45°，使试管内斜面向上，两试管口平齐，注意不要持成水平，以免管底凝集水浸湿培养基表面。

2.4   首先，以右手在火焰旁转动两管的棉塞，以便接种时易于拔取。再以右手持接种环的柄端，垂直或稍斜地把接种环在火焰上烧灼。顶端的环必须烧红，以彻底灭菌，环以上凡接种时可进入试管的部分，也应通过火焰烧灼。烧灼时，应把环置于酒精灯的外焰上，因外焰的温度比内焰高，容易烧红。

2.5 使用右手的小指和手掌之间以及无名指与小指之间，在火焰旁分别拔出两支试管的棉塞，持住。再将试管口在火焰上通过，以杀灭管口可能沾污的细菌，但勿烧烫。

2.6 先将烧灼过的接种环插入菌种管内，先接触无菌苔生长的培养基上，如有熔印则表明接种环未冷却，能烫死细菌。一定待冷后，再从斜面上挑取菌苔少许。取出时接种环不能通过火焰，应在火焰旁迅速插入接种管，在斜面上轻轻划线接种。划线时一般由下而上划曲线。操作过程应迅速，勿使菌苔沾至管壁或管口。

2.7 当接种完毕，立即将管口通过火焰灭菌，右手到火焰旁塞上棉花塞，不要将管口离开火焰旁去迎接右手的棉塞。最后将接种环烧灼灭菌放置原处，再把可能未塞紧的棉塞塞紧，即可进行培养。

2.8 操作过程中，如因不慎使棉塞触及火焰而着火，切勿用口吹，须在刚刚着火时迅速塞入试管，因管内氧气不足会很快熄灭。若棉花塞外端着火，可用手捏熄。若棉塞烧坏不宜再用，可另取未接种斜面培养基上的灭菌棉塞，代替塞上。

2.9 传代和接种使用后，应做好记录。

3 检定菌定期检查

3.1 每天检查菌种外观及干燥状态。

3.2 每周定期将菌种培养复活后应健康、无变异。

3.3 超过菌种传代次数或经鉴定检查不合格的，应按规定销毁，并做好记录。

4 检定菌的发放

4.1 由检定菌管理员负责发放检定菌，并认真做好检定菌发放记录。

4.2 所有发放的检定菌应该是培养后健康、生命力强、无变异的菌种。

4.3 检定菌的灭活处理：对使用后的检定菌应进行灭活处理，并记录。记录内容：菌种名称、编号、灭活数量、灭活条件、操作者、复核人、灭活时间。

十、培养基管理

目的：建立一个规范的培养基管理规程。

范围：本规程适用于培养基的管理。

职责：QC 微生物检测室人员、QC 主任负责本规程的实施。

1 购入

1.1 QC 室培养基应由中国食品药品检定研究院购入。必要时应当对供应商进行评估。

1.2 培养基管理员应具有一定的微生物学专业知识，并经过培训合格。

1.3 培养基的质量检查：对初次使用前或新购进的培养基都要进行验证检查。

1.4 经检查验证合格的培养基方准许使用，否则不准使用。

2 干燥培养基储存：培养基应专人管理，储存在阴凉、干燥处，并在有效期内使用。领用时应及时填写培养基领用记录。开启后的干燥培养基应密封好保存在 4~8℃冰箱内。

3 培养基的制备

3.1 培养基的启用

3.1.1 培养基启用时，必须在"培养基使用记录"上登记使用日期、使用数量、使用人、用途等。

3.1.2 培养基开瓶后，应注意有无结块或变色等现象。若发现上述现象，不能继续使用，应立即废弃，同时通知供应商，协商退货。

3.2 培养基制备前的准备工作

3.2.1 制备培养基所用的玻璃器皿，如吸管、试管、三角瓶和平皿等新的玻璃器皿（首次使用）和再次使用的玻璃器皿分别按各自批准的规程洗涤、干燥。

3.2.2 干燥后的器皿按规定程序进行灭菌。

3.2.3 已灭菌的器皿按规定要求保存，并在期限内用完，超过储存期限的器皿应重新灭菌。

3.3 培养基的制备

3.3.1 按规定的规程进行培养基的称量、配制、过滤、分装、灭菌。采用干燥培养基，按说明配制，对灭菌后的培养基 pH 进行校验。

3.3.2 培养基分装量不得超过容器的 2/3，以免灭菌时溢出，包装时，塞子必须塞紧，以免松动或脱落造成染菌；用牛皮纸将管口包扎严，灭菌备用。

3.3.3 填写培养基配制记录，内容包括：培养基名称、批号、配制量、配方、操作方法中重要参数如压力、温度、时间等、配制日期、配制者、复核者等。

3.3.4 在每个已灭菌的培养基容器外做好状态标志，注明培养基名称、批号、配制日期、使用期限、配制及复核等。

3.3.5 培养基配制后，应在 2 小时内灭菌，避免细菌繁殖。

3.4 灭菌：培养基按培养基说明书要求灭菌。

4 检查

4.1 灭菌后的培养基，细菌、杂菌培养基 30~35℃恒温培养箱内培养 72 小时；霉菌培养基在 25~28℃恒温培养箱内培养 120 小时；大肠埃希菌培养基（36±1）℃恒温培养箱内培养 48 小时；证明无菌生长后方可使用。

4.2　新购入的培养基质量均应符合培养基适用性检查要求。无菌检查用的硫乙醇酸盐流体培养基及改良马丁培养基等应符合培养基的无菌性检查及灵敏度检查的要求。本检查可在供试品的无菌检查前或与供试品的无菌检查同时进行。

5　配制好培养基的保存

5.1　环境条件：各种培养基均应在洁净的普通冰箱内保存，以5℃左右为宜，不得冻结，否则，融化后常因理化条件改变而不能再用。

5.2　保存时限

5.2.1　基础营养培养基应在2周内用完。

5.2.2　生化鉴别培养基应在1周内用完。

5.2.3　选择性分离鉴别的培养基制成平板后当日用完。

5.3　保存管理

5.3.1　保存期间每天查看一次。

5.3.2　检查培养基是否有失水、染菌等现象，是否过期。发现后立即销毁。

5.3.3　检查塞子是否松动脱落，发现后立即盖好。

5.3.4　储存培养基的冰箱内不得存放食品、饮料等无关物品。

6　使用

6.1　勿用电炉直接熔化培养基，以免营养成分过度受热而破坏，应用水浴或加双层石棉网的电炉加热。

6.2　制作平皿应在A级层流罩下操作。

6.3　每次操作时，均应取相应溶剂和稀释剂同法操作，作为阴性对照。

十一、毒品化学试剂管理

目的：建立有毒化学试剂的采购、使用、储存和处理，防止中毒、丢失，保障人员安全。

范围：毒品化学试剂

职责：毒品试剂保管员、QC主任、质保部部长、使用人和采购人对本规程实施负责。

1　毒品化学试剂的购买

1.1　依据年度生产品种计划和库存情况，由QC主任做出购买计划单，并上报批准。

1.2　经主管领导批准后，原件由质保部留存，复印件一份送物料部负责采购。

1.3　物料部指定两人持毒品购买证明到指定单位购买，运送途中需实行有效的防范措施，安全交至主管部门。毒品购买证明严禁转借他人。

2　毒品化学试剂的接收

2.1　毒品化学试剂保管员须具备高中文化程度，工作认真负责，有相关专业知识和安全知识。

2.2 保管员验收

2.2.1 毒品试剂到货后，由指定的两位毒品保管员先后核对实物与购买计划单的一致性。

2.2.2 毒品保管员会同采购员检查毒品化学试剂包装完好，封口严密，标签清晰，文字完整，易于辨认，无污染、无渗漏、无破损、无混杂、无启封痕迹。

2.2.3 凡2.2.1及2.2.2如有一项验收不合格，保管员拒绝接收，报主管领导进行调查处理。

2.2.4 验收合格，填写验收记录，两人先后签名。内容：品名、规格、数量（标示重量）、购进日期、验收日期、标签、包装、验收结果、验收者签名、采购员签名。

2.2.5 将剧毒物品瓶外贴上状态标志。内容包括：编号、购进日期、重量、有毒标志。

3 毒品化学试剂的储存保管

3.1 毒品化学试剂实行"双人双锁"专柜保管，两个保管员各持一把锁的钥匙。

3.2 剧毒物品应分类码放整齐，并建立毒品台账。

3.3 储存环境及条件：严格按各品种项下要求储存。

3.4 氰化物严禁与酸混存。一旦发生火灾，不能使用酸碱灭火器、泡沫灭火器，可用砂土灭火，灭火时须戴防毒面具。

3.5 保管员对化学性质不够稳定的剧毒品每月检查一次，性质稳定的每季检查一次，应帐、卡、物相符，并做好记录。检查过程中发现帐、卡、物不符等问题，应及时采取措施，并报告质量保证部部长组织调查。

3.6 不准在有毒化学试剂存放室内休息、饮食、严禁吸烟。

3.7 严禁无关人员进入有毒化学试剂存放室内。

4 毒品化学试剂的发放使用

4.1 使用时需两人填写毒品使用审批单，交质量保证部部长审核（包括名称、规格、用途、用量、领用日期）。

4.2 质保部负责人审核签名，批准。

4.3 由两位毒品保管员核对审批单批准手续，符合规定要求后两人开锁，取出有毒化学试剂，交给两位使用人。

4.4 两位保管员随同两位使用人复核原包装重量（在毒品专用天平上称重），应与上次取用封口条标注重量（或验收重量）相符。若重量不符，不准开封，应立即报告质量保证部部长调查处理。

4.5 检查原包装的完整性，封口严密，封口条完好，标签完整，外标识完整等无误后方可开封取料。

4.6 取料完毕后，加贴封口条，注明封口人、封口日期、剩余毛重等，退回保管员处。

4.7 毒品保管员确认无误后，填写发放记录，两位保管员和两位使用人共同签字。

4.8 毒品审批单无批准手续或单人领料的不得发放。

4.9 所有的记录、领料单均保存至有毒化学试剂用完后五年方可销毁。

4.10 剧毒物品应随用随领，不得在 QC 员处积存。

5 有毒化学试剂的销毁

5.1 凡超过有效期或使用期的有毒化学试剂应销毁。

5.2 因某种原因致使其改变理化性质的有毒化学试剂应销毁。

5.3 使用完毕后的有毒化学试剂内包材严禁擅自丢弃，必须交由有毒化学试剂保管员统一管理，统一销毁。

5.4 销毁须严格记录。内容：应注明销毁执行人、监督执行人、销毁日期、主管领导批准。记录清楚、完整，归档保存至销毁后十年。

5.5 销毁方法

5.5.1 盛装有毒有害化学药品的容器使用后应用水充分清洗。废除原有标签并将容器破碎后妥善处理。

5.5.2 少量废液最简单的处理方法是用大量水稀释后排放。根据污物排放最高容许浓度以及废物的量，估计应用水稀释的倍数，以免稀释度不够污物排放超标，过量稀释又浪费水。

5.5.3 含汞废液在含 Hg^{2+} 废液加入 Na_2S，使 Hg^{2+} 形成难溶的 HgS 后从废液中过滤后将其除去。

5.5.4 含氰废液应加入氢氧化钠使 pH10 以上，加入过量的高锰酸钾 (3%) 溶液，使 CN^- 氧化分解。如 CN^- 含量高，可加入过量的次氯酸钙和氢氧化钠溶液进行破坏。另外，氰化物在碱性介质中与亚铁盐作用可生成亚铁氰酸盐而被破坏。

5.5.5 含砷废液应加入 Fe^{3+} 盐，并加入石灰乳使溶液至碱性，新生成的 Fe (OH)$_3$ 与难溶的亚砷酸钙或砷酸钙发生共沉淀和吸附作用，从而除去砷。

5.5.6 以上含毒药品、废液及危险品包材应妥善收集，移交合同单位处理。

十二、化验室废弃物处理管理

目的：建立 QC 室废弃物处理规程，防止发生人身伤害或环境污染事故。

范围：本规程适用于 QC 室废弃物的处理。

职责：QC 员、QC 主任、质保部部长对本规程实施负责。

1 废弃物的来源为检验用的试剂试药，及检验的样品（包括中药材、辅料、包装材料、成品、中间产品）。按处理方式可分一般废弃物、特殊废弃物两类。

1.1　凡废弃的特殊试剂，应由化验室主任审批，按其特点进行销毁，保证不污染水质、环境，保障人身安全。

1.2　凡废弃的特殊试剂，应由化验室主任审批，按其特点进行销毁，保证不污染水质、环境，保障人身安全。

2　废弃物的收集容器分三类：铁桶、厚塑料袋、废液缸、塑料桶。

3　一般废弃物指少量的溶剂、非易燃易爆或非剧毒废物、灰尘纸张等一般性无毒物品，按废弃物的化学性质进行处理。

3.1　每个月的月初需对废弃样品进行焚烧销毁处理，销毁过程需对销毁样品进行核对，销毁过程中需要双人监督复核。

3.2　原辅料粉末、废片、灰尘、纸板、废纸、办公用纸、检验剩余内包材（剪碎）、非易燃易爆或非剧毒废物等用铁桶或厚塑料袋盛装，送到垃圾站统一处理。

3.3　不含有机溶煤的液体用废液缸收集，倒入下水道。

3.4　小量酸或碱可直接慢慢倒入下水道或用废液缸收集后倒入下水道，并用大量水冲净。

3.5　无回收价值的小量的废溶剂可用水稀释后倒入下水道。

4　大量的废溶剂，易燃易爆或剧毒废物等有毒废物，应统一收集后集中处理。

4.1　在空气中易燃易爆的固体废弃物不可抛置在空气中，金属钠、钾等应及时投入煤油或液体石蜡中。

4.2　废弃物三氧化二砷及其内包装材料不要倒入下水道或随意丢弃，以防污染地下水，应放入装有氢氧化钠溶液的废物收集瓶中，反应完全后集中处理。

4.3　大量的易燃废溶剂，如乙醚、氯仿、丙酮等应置于专用收集容器中，统一处理，不得倒入下水道。

4.4　有毒的废液及盛装容器应作去毒处理后倒入下水道，并立即用水冲洗。如氯化汞废液、硝酸汞废液应调 pH 为 8～10 后，加入过量硫化钠，使其生成硫化汞沉淀，再加入硫酸亚铁作为其沉淀剂，滤液排入下水，残渣深埋。

4.5　大量的强酸、强碱性废液应倒入专用收集容器，进行酸碱中和后倒掉处理。

5　理化检验用过的镜头纸、滤纸、无腐蚀性的固体废弃物均应放到方便袋中，然后扔到垃圾箱中。五氧化二磷应埋入土中。

6　废弃的钠光灯应在室外距离人一米外，撒上水后再砸碎，然后清扫干净。

7　微生物及无菌检查中所产生的废弃物，如受到微生物污染，须经高压蒸汽灭 121℃，30 分钟，废弃物中的微生物已被杀死后，将其倒出送入垃圾站统一处理。

8 检验后的药液和废弃的液体，无腐蚀性、不污染环境的均应直接倒入下水道中。

十三、化验室危险品管理

目的：建立规范的化验室危险品管理规程，保证检验结果的准确性及人员的安全。

范围：本规程适用于化验室危险品的管理。

责任：化验室主任负责本规程的实施。

1 不准与其他种类的物品共同储存的物品：

1.1 易爆危险品：1，3 - 硝基酚在温度15～30℃处单独隔离储存。

1.2 易燃危险品：丙酮、乙醇、甲醇、乙酸乙酯、氯仿、石油醚、乙醛等在温度30℃以下储存。

2 除惰性气体外不准和其他种类的物质共同储存的物品：

2.1 能形成爆炸混合物的氧化剂：硝酸、硫酸、高锰酸钾、重铬酸钾。

2.2 在温度超过30℃处两类氧化剂应隔离储存。

3 毒害危险品：三氧化二砷；硫氰酸汞铵必须按试验室毒品管理规程管理。

4 不准和任何其他种类的物品共同储存在同一层试剂柜内的腐蚀性危险品：

4.1 一级无机酸性腐蚀物品：硝酸、硫酸。

4.2 二级无机酸性腐蚀物品：盐酸、磷酸。

4.3 三级有机酸性腐蚀物品：乙酸。

4.4 无机碱性腐蚀物品：氢氧化钠、硫化钠。

4.5 有机碱性腐蚀物品：三乙醇胺。

4.6 其他腐蚀物品：甲醛、甲酚皂。

4.7 放置在玻璃柜内。

5 以上试剂少量放在化学试剂储藏室内，由化学试剂储藏室保管员保管，大量储存在危险品库内。

6 储藏室避免阳光照射，干燥、严禁明火。

7 使用时按《化学试剂管理规程》操作。

十四、质量检验工作管理

目的：保证公司质量检验工作有章可循，使获得的数据准确、可靠。

范围：本规程适用于公司质量检验工作的管理，包括人员、仪器、操作规程的管理。

责任：化验室负责实施本通则。

化验室主任负责监督、复核。

质保部部长负责监督检查本部门人员落实本规定的情况。

1 人员

1.1 从事质量检验人员具有高中以上文化程度。

1.2 新化验人员，经过一段时间的实习，经考试及操作考核合格后，才能上岗独立操作。

2 检验方法及检验依据

2.1 采用《中华人民共和国药典》及其他法定标准作为检验的依据。

2.2 应当确保药品按照注册批准的方法进行全项检验。

2.3 符合下列情形之一的，应当对检验方法进行验证。

2.3.1 采用新的检验方法。

2.3.2 检验方法需变更的。

2.3.3 采用《中华人民共和国药典》及其他法定标准未收载的检验方法。

2.3.4 法规规定的其他需要验证的检验方法。

2.4 不需要进行验证的检验方法，应对检验方法进行确认，以确保检验数据准确、可靠。

3 检验操作规程

3.1 原辅料（包括工艺用水）、中间产品、成品及包装材料的检验操作规程由质保部根据质量标准组织编制，经公司质保部审查，分管质量总工程师批准后，从生效日期起执行。

3.2 检验操作规程一般每三年至五年复审、修订一次，审查、批准和执行办法与制订时相同，在修订期内确实需要修改时，审查、批准和执行办法与制订时相同。

3.3 检验操作规程的内容：检品名称、检验依据、使用的仪器设备、试剂与溶液配制、对照品、检查项目与方法包括性状、鉴别、检查、含量测定及计算公式等。

3.4 单项检验操作方法参阅药典或有关规定，编入检验规程。

4 取样分样

4.1 原辅料、包装材料的取样：由 QA 取样员按物料部填写的请验单准备取样容器，按相关的取样规程进行取样。

4.2 半成品、待包装品、成品的取样：由 QA 取样员按相关取样规程进行。

4.3 QA 取样员将请验单及检验样品送交 QC 主任。留样样品保存置规定地点保存，填写相关台账。

4.4 QC 主任收到请验单及样品时，首先复核请验单项目填写是否齐全；送检目的是否明确，样品与请验单是否相符；原辅料送验是否附有供货方的检验合格报告书等。

4.5 经检查无误后，QC 主任将样品及检验记录交 QC 员，按质量标准进行检验。

4.6　如不能按时检验，应报告 QC 主任，经质保部部长批准后予以另行安排。

4.7　如需急检并出具检验报告书，应在请验单上注明，经质保部部长批准后，连同样品交 QC 室，予以优先安排。

4.8　QC 员按照下列通则使用检验样品

4.8.1　鉴别试验和限度试验作单一性试验。

4.8.2　含量测定作双份平行试验。

4.9　取样后样品的处理

4.9.1　原辅料：取出送检的检验量样品后，将剩余两倍检验量样品盛装于另外一包装（容器）内，放留样观察室。需进行微生物限度检查的原辅料需在相应洁净级别的环境中取样以防污染，取完样后，将包装开口封严，并贴上取样证。取出的样品经混匀后，再取出送检样品，剩余样品单独盛装，放留样观察室。

4.9.2　包装材料：QA 检验完毕后，内包材按检验相关规定留样，印刷包装材料中说明书、标签、小盒各留样备查，其余返库。

4.9.3　中间体、成品：由 QA 按中间体、成品取样的标准操作取完样后，送 QC 室检验，检验后剩余样品均销毁（半成品焚烧，成品瓶销毁，外包装撕碎，药品焚烧）。

5　检验

5.1　根据相关检验规程，准备好检验需要的仪器、试液、标准品、标准液及其他必需品。QC 在检验时，应核对试剂、试液的名称、级别/浓度是否符合要求，是否在规定有效期内，仪器设备是否正常，仪器量器校正、操作的正确性，时间限制（加热、恒温、灭菌等），确认无误则检验有效。如果规定了检验周期，就应在规定的期限内完成检验。

5.2　QC 员应严格按检验规程进行操作，不得随意修改检验方法。如果检验方法有问题，应通知 QC 主任进行解决。未经 QC 主任许可，不得对检验方法做任何更改。

5.3　检验仪器应定期校验，并在校验期内使用，检验仪器适用范围，精密度应符合生产和检验要求，只有在其正常运行时才能使用。检验过程中，使用仪器设备时，应按其标准操作方法执行。若仪器运行不正常，应及时挂上"待修"的标记，通知有关部门组织检修。

5.4　仪器使用后填写使用记录。

5.5　检验过程中出现异常情况（含量测定结果不平行、不合格、仪器故障、停电、停水等）须复检。按偏差处理程序进行。

5.6　如果平行检验数据超出方法中规定的误差要求（但在合格限度内），应通知 QC 主任。在无法判断误差原因时，应进行复检。

5.7 检验完毕后应及时清理使用过的仪器，以备下次检验使用。所有的玻璃仪器都应在使用后冲洗掉试验样品，以免干燥后难以清洗，并及时清洗。对易挥发物品进行处理和检验时，应在通风橱内进行。应使用适当的方法处理挥发和有毒物品。

6 检验记录

6.1 QC 员在检验的同时，应认真、如实地填写检验记录。

6.2 样品分析检测过程中应填写检验记录，记录应准确、完整、及时。检验记录应采用统一格式专用记录样章，并碳素笔书写。检验仪器出具的图谱，应附在记录上，并有检验者签名；如系用热敏纸打印的数据，为防止日久褪色难以识别，应以碳素笔将主要数据记录于检验记录上。

6.3 检验记录填写的具体要求：检验记录应字迹清晰、工整，遇有数据或文字写错之处，不得涂改、不得用涂改液，应在写错之处划"——"将原数据或文字划掉，且原数字或文字仍可辨认。并在其上方填写更正的数据，然后签上姓名、日期备查。

6.4 检验记录应包括以下内容：

6.4.1 产品或物料的名称、剂型、规格、批号或供货批号，必要时注明供应商和生产商（如不同）的名称或来源。

6.4.2 依据的质量标准和检验操作规程。

6.4.3 检验所用的仪器或设备的型号和编号。

6.4.4 检验所用的试液和培养基的配制批号、对照品或标准品的来源和批号。

6.4.5 检验所用动物的相关信息。

6.4.6 检验过程，包括对照品溶液的配制、各项具体的检验操作、必要的环境温湿度。

6.4.7 检验结果，包括观察情况、计算和图谱或曲线图，以及依据的检验报告编号。

6.4.8 检验日期。检验人员、复核人员的签名。

6.5 检验中使用的标准品或对照品，应记录其来源、批号；用于含量测定的，应注明其含量和干燥失重（或水分）。

6.6 每个检验项目均应写明标准中规定的限度或范围，根据检验结果做出单项结论（符合规定或不符合规定）。应及时、完整地记录，严禁事后补记或转抄。

6.7 在整个检验工作完成之后，应将检验记录认真核对，根据各项检验结果认真填写，并对检品做出结论。检验人员签名，再交 QC 室主管复核，QC 室主管复核无误后签名，交检验人员装订整理后，上交质保部审核并存档。

6.8 检验记录可按检验操作的先后，依次记录各检验项目，不要求与标准上的顺序一致。项目名称应按药品标准规范书写，最后应对该项目的检验结果给出明确的单项结论。

7 检验报告

7.1 检验结束，记录填写完毕后，交另一 QC 员按《检验结果复核管理规程》对检验结果进行复核。

7.2 核对无误后将检验记录出具三份报告书，QC 员签名后，交 QC 主任核对无误后签名、质保部审批并加盖公章，否则无效。同时 QC 员将检验结果记录于检验台账备查。

7.3 QA 员按审核管理规程审核，质保部下发检验报告书。

8 检验台账

8.1 检验台账按原辅料、中间产品、成品检验、包装材料帐、中药材、纯化水、留样观察进行分类、记载。

8.2 检验台账由 QC 主任负责保存。

9 检验原始记录、报告单、台账的保存：由质保部负责存档保管，至有效期后一年。

十五、检验记录复核及复检管理

目的：建立检验记录复核及复检管理规程，确保检验结果的正确性、可靠性。

范围：本制度适用于 QA 员、QC 员对检验结果的填写。

责任：QA 员、QC 员负责执行，质保部部长、化验室主任负责监督本规程实施。

1 检验记录

1.1 检验完毕后，填写检验记录，签名。

1.2 填写检验记录应写明样品名称、剂型、批号、规格、检验项目、送检日期、检验日期、检验结果等内容；操作人员在填写记录时，要字迹工整、清晰、内容真实、及时、完整；所有记录必须用蓝色圆珠笔书写，字迹端正清楚，如填写错误可在错误内容上划杠同时保留原字迹并签上名字及时间，一页记录上不得有三处涂改痕迹。

1.3 有效数字的保留应根据"四舍六入五留双"的原则取舍。为便于记忆可为"四舍六入五考虑，五后非零则进一，五后全零看五前，五前偶舍奇进一，不论数字多少位，都要一次修约成"。

1.4 重复上面的内容不得写"同上"和"……"，应详细填写，不应有空项。

2 复核

2.1 复核员由质量管理部授权人担任，应具有一定的专业基础知识和操作技能，熟悉复核岗位或项目的工作内容。

2.2 记录填写完毕后，交复核员复核，每一项计算结果均需由复核员核对。

2.3 复核依据：该品种或该项目的检验规程。

2.4 复核内容

2.4.1 检验项目完整、不缺项。

2.4.2 书写工整、正确、改错正确（必要时加以说明）。

2.4.3 计算公式：计算数值是否正确，检验原始记录与检验报告单结果是否一致，平行试验结果是否在允许误差范围内，压限和不合格指标是否已经复检。

2.4.4 检验记录填写完整、正确。

2.5 原始记录符合规定要求，复核员签名。否则可拒绝复核，待 QC 员按要求改正后再复核签名，或报 QC 主任令其改正。

2.6 属于复核内容范畴内的项目发生错误，由复核员负责；属操作差错等其他问题由负责检验的 QC 员负责。

2.7 复核工作应在规定的时限完成（检验结束一天内）。

3 复检

3.1 凡符合以下情况之一的，必须由检验人进行复检：

3.1.1 检验过程中如发生异常情况，如检验结果不合格、含量不平行或压限、仪器故障、停水、停电、停气等，须由本人进行复检。

3.1.2 复检前应注意核对试剂、试液是否异常，是否在规定效期内；仪器、量器是否校正，操作是否正确；加热、恒温、灭菌时间是否准确。确认无误则复检有效。

3.1.3 复检结果的判断

3.1.3.1 复检合格，并找出原因，可判定合格。

3.1.3.2 若未找出原因，应再重复做两次，两次均合格，才可判定合格。

3.1.3.3 若出现不合格，报试验室负责人，指定第二人复检。

3.2 第二人复检：由经验丰富的化验员担任，若检验结果不合格，则判定为不合格；若检验合格，又找出问题产生的原因，可判定合格；若未找出原因，须报化验室主任，重新取样复检。

3.3 重新取样复检：根据重新取样复检单的指令，检验员与复检员一起检验。若检验合格，判定为合格；检验不合格则判定为不合格。

3.4 会检：供货方对物料进货检验结果提出异议，且又出示"合格证明"时，经质保部同意后，双方重新取样会检，最终判定以会检结果为准。

3.5 复检记录按检验原始记录管理。

十六、检验精密度管理

目的：建立检验精密度管理规程，保证检验数据准确可靠。

范围：适用于原辅料、半成品、成品检验。

责任：QC 化验员、QC 主任对本规程的实施负责。质保部部长监督本规程的实施。

含量测定的允许差：

片剂：仪器分析法，相对标准偏差不得超过 2.0%；容量分析法，相对标准偏差不得超过 0.3%；重量分析法，相对标准偏差不得超过 1.0%。胶囊剂：仪器分析法，相对标准偏差不得超过 2.0%；容量分析法，相对标准偏差不得超过 0.3%；重量分析法，相对标准偏差不得超过 1.0%。颗粒剂：仪器分析法，相对标准偏差不得超过 2.0%；容量分析法，相对标准偏差不得超过 0.3%；重量分析法，相对标准偏差不得超过 1.0%。

糖浆剂：仪器分析法，相对标准偏差不得超过 2.0%；容量分析法，相对标准偏差不得超过 0.3%；重量分析法，相对标准偏差不得超过 1.0%。原料药：中和法，相对标准偏差不得超过 0.3%；碘量法，相对标准偏差不得超过 0.3%；高锰酸钾法，相对标准偏差不得超过 0.3%；铈量法，相对标准偏差不得超过 0.3%；溴量法，相对标准偏差不得超过 0.3%；络合滴定法，相对标准偏差不得超过 0.3%；重氮化法，相对标准偏差不得超过 0.3%；非水溶液滴定法，相对标准偏差不得超过 0.3%；银量法，相对标准偏差不得超过 0.3%；重量法，相对标准偏差不得超过 1.0%；氮测定法，相对标准偏差不得超过 1.0%；氧瓶燃烧法，相对标准偏差不得超过 0.5%。

十七、物料的检验管理

目的：建立物料的检验管理规程，确保检验结果的可靠性。

范围：适用于公司使用的全部物料（原辅料及生产的中间体和成品）。

责任：全体 QC 检验员对本规程的实施负责。化验室主任监督本规程的实施。

本规程物料指生产用原料、辅料及生产的成品和中间体。

1 检验

1.1 按检验品种的编号或品名选定检验方法。准备好检验需要的仪器、试液、滴定液及其他必需品。如果规定了检验周期，就应在规定期限内完成检验。

1.2 严格按规定的检验规程进行操作，不得修改检验方法。有问题，应通知 QC 主任，但未经 QC 主任允许，不得对检验方法做任何更改。

1.3 在需较长时间使用仪器（如 HPLC 或紫外分光光度仪）时，可将一签有姓名的"仪器正在使用"的标签挂在仪器上。待仪器使用完毕后，及时取下，并填写使用记录。只有在其正常运行时才能使用仪器。如果仪器不正常，使用人应及时挂上"请勿使用"的标签，直到仪器维修确认为正常才能换上"设备完好！"状态标志牌，方可使用。

1.4 除含量一项需做两份平行检验外，其他检测项目通常做一份即可。如果平行检验数据超出方法中规定的误差要求（但在合格期限内），应通知 QC 主任。一般情况下需要再做一次试验（即无法判断误差原因时需做的再次检验）。

1.5 检验完毕后应及时清理使用过的仪器，设备。所有的玻璃器具都应在使用后冲洗掉试验样品，以免样品干燥后难以清洗，对易挥发物品进行处理和检验时，应在通风橱内进行。应使用适当的方法处理易挥发和有毒物品。

1.6 样品检验结束后，检验原始记录交 QC 组长或主任复核后填写检验报告单。报告应由 QC 主任审核。如果样品符合规定，QC 主任就在检验单上签字。如不符合规定，操作者应进行复验，并将复验结果通知 QC 主任。如 QC 主任仍无法判断不符合规定的原因，应要求重新取样，并指定另一人进行检验，在检验新样品的同时再复验一次原样品。如检验结果被证实是正确的，QC 主任提交质量管理部经理审批，应做出退货的决定。如果第二次检验结果与第一次不符，就需对该物做出处理意见，并记录在案。

1.7 化验员应对检验质量及检验中的错误负责，复核组长也应对计算中的错误负责。

1.8 检验应及时完成，以免延误生产。

1.9 应及时、完整、精确地分析样品及完成检验报告单，样品分析检测的全过程均应填写原始记录，记录应准确、完整、及时。其具体要求按《检验原始记录书写管理规程》。

2 检验报告单的分发及存档

2.1 三份报告单中，一份存档，另两份，其中一份交生产入批记录中；另一份交仓库，作为出库、出厂依据。

2.2 出具的检验报告单，按品种逐项登入台账，便于对比常规值，确定供应商是否可靠，确定计算结果是否可靠（每年复核一次产品质量）。原始检验报告书每季度或每年装订成册，成品报告书至少要保存到成品有效期过后的一年，原辅料报告书至少要保存到用该原辅料制作的最后一批成品有效期过后的一年。

2.3 如需要将检验报告单从档案中取走时，取走的人需在检验报告记录本上签字，并写上取走和归还的日期。如需要这份报告的复印件，需经 QC 主任允许后才可复印，而且复印件上应加盖"复印件"字样。

十八、药品检验原始记录管理

目的：建立药品检验原始记录书写管理规程，保证药品检验的可追溯性。

范围：适用于 QC 化验员对检验原始记录的书写。

责任：所有 QC 化验员对本规程负责。化验室主任监督本规程的实施。

1　基本要求

1.1　药品检验原始记录是出具药品检验报告书的依据。必须原始、真实、完整清晰。原始记录应使用蓝黑墨水的钢笔或碳素笔书写。凡用微机打印的原始记录及图谱应有操作者签字。

1.2　检验人员在检验前应仔细核对检品标签与"请验单"内容是否相符，并逐一记录规格、批号等。

1.3　可按检验顺序依次记录各检验项目的内容。各项目均应及时记录操作步骤、试验现象、原始数据等，严禁事后补记或转抄，不得随意擦抹涂改。如记录有误，可用单线划去并保持原字迹可辨，在修改处应签名。无论试验成败均应详细记录。

1.4　每个检验项目应写明标准操作方法，并做出单项结论（符合规定或不符合规定）。

1.5　检验人员应在原始记录上签名，并指定其他人员复核并签名。

1.6　检验记录按编号、按规定归档保存。

2　检验项目的记录：先写明检验项目名称。项目名称应规范，不得采用习语，如将"重量差异"记成"片重差异"，"崩解时限"记成"崩解度"等。可依试验的先后依次记录各检验项目，不强求与标准上的顺序一致；最后应对该项目的检验结果给予明确的结论。现对一些常见的记录内容提出最低要求（即必不可少的记录内容），试验人员可根据实际情况酌情增加，多记不限。

2.1　性状

2.1.1　外观、臭、味应根据试验中观察到的情况如实描述药品的外观，不可照抄标准的规定。如某一原料药，标准规定其外观为"白色或白色结晶或结晶性粉末"。可根据观察结果记录为"白色结晶性粉末"。

2.1.2　制剂应描述供试品的颜色和外形。

例1：本品为白色片。

例2：本品为糖衣片，除去糖衣后显白色。

例3：本品为无色澄明的液体。

2.1.3　外观性状符合规定者，不可只记录"符合规定"这一结论。对外观异常者（如变色、异臭、潮解、裂片、碎片、花斑等）要详细描述。

2.1.4　相对密度：记录采用方法（比重瓶法或韦氏比重瓶法）测时的温度、测定值、计算式及结果。

2.1.5　比旋度：应记录仪器型号、样品称量及含水量、供试品的稀释过程、旋光度值、比旋度的计算。一般只做一份，读取三次旋光度值。取其平均值。边缘产品或不合格品应复试。

2.1.6　折射率：应记录仪器型号、光源、校对用物、温度、测量值（读三次，取平均值）。

2.2 鉴别

2.2.1 呈色反应、沉淀反应：应记录供试品取样量，所加试剂名称与用量，简单操作过程，反应结果（包括生成物的颜色、臭味、气体的产生、沉淀物的颜色、沉淀物的溶解等），药典附录中未收载的试液的配制过程。多批号同时进行检验时，如果相同，可只详细记录一个批号的情况，其余批号可记为同该批号的情况及项目结论。如几批结果不同时，应分别记录。

2.2.2 液相色谱：应记录仪器型号、色谱条件、样品的前处理、供试品及对照品的配制、色谱记录图。高效液相法测定物质出峰时间，要求出峰时间为主峰出峰时间的 2 倍。

2.3 检查

2.3.1 一般检查项目，一般只取一份供试品依法进行检查。检查结果为不符合规定或边缘产品时，应予复试。

2.3.2 粒度：应记录供试品取样量，不能通过一号筛和能通过四号筛的颗粒和粉末总量计算。

2.3.3 含氮量：应记录采用氮测定法第 X 法，供试品称量，加试剂量，硫酸液浓度，样品与空白消耗滴定液毫升数，结果计算做两份，计算相对标准偏差，取平均值。

2.3.4 pH、酸碱度：供试品称量、稀释方法、标准缓冲液的名称，pH 测定标准缓冲液校正的数据。酸碱度测定蒸馏水的处理过程，旋光度测定温度。

2.3.5 用 E 值计算含量的紫外分光光度法要记录最大吸收值，滴定液的标定要记录。

2.3.6 基准物的恒重过程，计算相对平均偏差，有效数字要进行修约，滴定液要记录复标时间。

2.3.7 溶液的澄明度与颜色：应记录供试品称量，溶剂及体积，浊度管号及标准比色液色、液色号、测定波长，比较结果。

2.3.8 氯化物、硫酸盐、铁盐、重金属、砷盐等：要求记录标准溶液用量，供试品取量及稀释，试验结果；必要时应记录采用方法，样品前处理方法。

2.3.9 干燥失重：可只做一份；必要时应同时做两份，取平均值。应记录天平室温度与湿度、干燥条件（包括温度、真空度、时间），各次称量（包括空瓶称量、恒重值、取样值、干燥后样品加瓶的恒重值）及计算等。

2.3.10 炽灼残渣、灰分：应记录坩埚恒重量、取样量、炽灼温度、炽灼后残渣与坩埚的恒重量，结果计算。

2.3.11 重量差异：应记录总重量、平均重量、每片重量、限度范围、超过限度的算数，结果判断。

2.3.12 崩解时限：应记录介质名称、温度、是否加挡板、崩解时间、残存情况，结果判断。

2.3.13　溶出度、稀释度：应记录采用方法，介质名称及毫升数、温度、转速、测得数据，结果计算及判断。

2.3.14　澄清度：应记录光源照度、检查总瓶数，观察到的异物名称、数量及瓶数，结果判断。

2.3.15　微生物限度：应记录供试液的制备方法（含预处理方法），再分别记录。

细菌数：应分别记录各培养皿中各稀释度的菌落数，阴性对照及空白对照平皿中有无细菌的生长，计算，结果判断。

霉菌数：应分别记录各培养皿中各稀释度的菌落数、阴性对照及空白对照平皿中有无霉菌的生长，计算，结果判断。

2.4　含量测定：一般要求平行做两份，两份结果精密度应在测定方法的允许误差范围之内。取两次测定结果的平均值为供试品的含量，如误差不符合要求时应复试。

2.4.1　容量分析：应记录供试品称量、简要的操作过程、指示剂的名称、滴定液的名称及浓度、消耗的滴定液毫升数、空白试验的数据、结果计算。电位滴定法应记录采用的电极；非水滴定要记录室温；所用滴定管、移液管应校正并记录校正值。

2.4.2　重量分析：应记录供试品称量、简要的操作方法、残渣或沉淀物的恒重值，结果计算。

2.4.3　紫外分光光度法：应记录供试品称量及稀释、对照品的称量及稀释、波长及吸收度值（或附仪器自动打印记录）、计算式及结果。必要时还应记录仪器的波长和波长校正情况。

2.4.4　高效液相色谱法：应记录供试品称量及稀释、对照品的称量及稀释、液相图谱，计算公式等。

十九、药品检验报告单记录管理

目的：建立药品检验报告单的书写管理规程，保证药品报告单书写的规范性。

范围：适用于化验室检验报告单的书写。

责任：所有 QC 化验员对本规程负责。化验室主任监督本规程的实施。

1　表头栏目的填写

1.1　报告单编号方法：物料编码 – A – 产品批号。

1.1.1　正常检验：物料编码 – A – 产品批号。

例 1：CP001 – A – 20130301 代表阿奇霉素分散片成品 20130301 批次的报告单。

例 2：YL001 – A – 20130301 代表丁二醇 201303 年 3 月份第一次购入，报告单。

例 3：YL001 – A – 20130302 代表对丁二醇 201303 年 3 月份第二次购入，报告单。

1.1.2 复检样品：物料编码 – A – 产品批号 F1。

例：YL001 – A – 20130302F1 代表丁二醇 201303 年 3 月份第二次购入，复检一次的报告单。

1.1.3 外加样品：W 物料编码 – A – 产品批号。

例：WYL001 – A – 20130302F1 代表丁二醇 201303 年 3 月份第二次购入，外加工方提供的物料检验报告单。

1.2 检品名称：一律使用法定质量标准规定的品名。

1.3 批号：按"请验单"上请验批号填写。

1.4 规格：按请验单药品标准规格项填写。

1.5 包装规格：按请验单填写物料的最小原包装填写。

1.6 数量：按请验单、检验原始记录该批检验所代表的数量填写。

1.7 送检单位：请验单提供样品的部门。

1.8 检验日期：QA 送样日期。

1.9 报告日期：出具报告的日期。

1.10 检验依据：应按国家药品标准及企业内控标准。

1.11 物料编号：按请验单物料编号。

2 报告部分的书写格式

2.1 要求按法定标准的顺序格式书写，如性状、鉴别、检查、含量测定依次书写。

2.2 检验部分包括：检验项目、标准规定、检验结果。

3 结论

3.1 按照法定标准检验，冠以"按某标准检验。"

3.2 非法定标准检验，用"参照某资料检验"。

3.3 全检用"结果符合规定"，非全检用"上述项目，结果符合规定"。

例：本品按《中国药典》2010 年版一部检验，结果符合规定。

本品参照某资料检验，结果符合规定。

本品按国家药品标准检验上述项目，结果符合规定。

4 签名

4.1 成品、进厂物料：检验人、复核人、QC 主任或质保部部长必须在报告单上亲笔填写全名，以示负责。

4.2 半成品、工艺用水：检验人、复核人在报告单上亲笔填写全名，以示负责。

5　成品检验报告单的审核放行

5.1　由化验室主任对所有产品检验报告单进行审核。

5.2　报告单要有规范的格式。

5.3　报告单要完整并应具有：

5.3.1　检品名称、剂型、规格、批号、本批数量、取样数量、请检单位、检验依据。

5.3.2　取样日期、检验日期、报告日期。

5.3.3　检验项目、检验结果。

5.4　结果判定。

5.5　检验人、复核人、负责人签字。

5.6　报告单应有计算单位，计算结果应准确无误。

5.7　报告单书写要正确、无漏项。

5.8　确认产品检验报告准确无误，即可交付质量管理部负责人。

5.9　质保部负责人审定签字后即可发放。

二十、检验人员岗位培训上岗操作管理

目的：建立一个规范的检验人员岗位培训和上岗操作考核的具体方法。

范围：适用于检验人员岗位培训和上岗操作考核的管理。

职责：质保部部长、QC 室主任对本规程的实施负责。

1　检验人员培训

1.1　质保部制订检验人员年度培训计划，报人力资源部审核，备案。人力资源部负责组织和考核，并记入培训档案。

1.2　根据药品《药品生产质量管理规范》，按各自职责进行教育和培训。

1.3　培训教育工作要制度化，规范化，人员的培训要求建立培训档案，并归档保存。

1.4　培训内容

1.4.1　《药品生产质量管理规范》《中华人民共和国药品管理法》等法律法规。

1.4.2　微生物学基本知识。

1.4.3　《中国药典》凡例及附录。

1.4.4　其他与生产质量、检验有关知识。

1.4.5　培训方式：受训人员在厂外或厂内培训，同时还组织人员到有关药品企业学习等。

1.4.6　考核制度：检验人员培训应建立定期考核制度，以提高培训教育的

成效和素质水平。

2　上岗操作考核办法

2.1　检验人员上岗前必须经过相关检验知识和实际操作技能考核后，方可允许上岗。

2.2　检验人员经过理论知识考核后，方可进行实际操作技能考核。

2.3　实际操作技能考核内容

2.3.1　《中国药典》附录岗位操作法。

2.3.2　各品种质量标准中的检验项目及检验方法操作。

2.4　培训及考核程序：

2.4.1　检验人员上岗前，由 QC 主管安排具有一定经验的检验人员对其进行分品种的实际操作知识培训。

2.4.2　检验人员上岗前，应由 QC 主管组织人员对其进行实际操作品种考核，考核分品种进行。

2.4.3　考核合格后，该检验人员方可进行此品种及此项目的日常检验。

2.4.4　考核应有培训档案，并归档保存。

2.4.5　检验人员从事各品种检验，在培训档案中应有此品种的实际操作培训档案。

二十一、检验状态标记管理

目的：建立检验状态标记管理规程，保证检验结果准确、检验工作有序进行。

范围：适用于化验室检验设备、仪器、标准品、对照品及配制的试剂、试液的标记。

责任：化验室人员负责执行，化验室主任负责监督。

1　检验仪器设备

1.1　仪器必须有产品合格证，校验合格证，状态卡。

1.2　所有仪器造册登记，精密仪器建立档案。内容包括：编号、名称、规格、型号、生产厂家、购进日期、零件清单、使用说明书、使用范围、调试时间、启用时间、检定周期、检定情况记载、技术资料、合格证、历次维修时间记录和维修保养记录、使用记录及生产厂家的联系方式、电话地址、联系人等。

2　标准品、对照品

2.1　盛放标准品、对照品的容器应在明显处贴上标签。

2.2　标签上应注明：名称、接收日期、开启时间、有效期、负责人签名。

3　标准溶液、滴定液

3.1　盛放标准溶液、滴定液的容器应在明显处贴上标签。

3.2　标签上应标明：名称、浓度、配制日期、配制批号、储存条件、有效期、配制人。滴定液还要指明标定日期、校正因子、配制时的温湿度。

4　试剂、试液

4.1　盛放试剂、试液的容器应在明显处。

4.2　标签上应标明名称、配制日期、有效期、配制人签名。

4.3　新购入试剂、试液应贴上标签：标注接收日期、名称、接收人、复核人。

二十二、分析检测用仪器管理

目的：建立 QC 室分析检测用仪器的管理规程，保证检验结果的准确性。

范围：本标准适用于 QC 室所有分析用仪器的管理。

职责：QC 室全体、工程部对本规程的实施负责，质保部对本规程实施监督。

1　检验分析仪器的分类

1.1　普通的检验分析仪器：崩解仪、分析天平、水分测定仪、酸度计、电导率仪等。

1.2　较精密的检验分析仪器：旋光仪。

1.3　大型精密分析仪器：紫外分光光度计、高效液相色谱仪、气相色谱仪、红外光谱仪等。

2　检验分析仪器的档案管理：工程部对金额在 2000 元以上的仪器、设备，均应建立档案，设专人、专柜管理。仪器档案一般分为原始档案和使用档案。

2.1　原始档案包括

2.1.1　名称、型号、进厂编号、生产厂家、购进日期。

2.1.2　订货合同单。

2.1.3　随机资料，包括图纸、使用说明书、操作维修手册、备品备件清单、出厂检验合格单等。

2.1.4　开箱验收记录。

2.1.5　仪器验证方案、验证报告（包括安装确认、运行确认等）。

2.1.6　与生产厂、经销单位或维修服务单位的联系电话、地址、联系人等。

2.2　使用档案包括

2.2.1　入厂后计量校正记录及合格证。

2.2.2　安装位置及安装条件。

2.2.3　仪器的保养、维修、排除故障措施等记录。

2.2.4　使用及清洁记录。

2.3　档案使用需办理借阅手续，及时归还。

3　检验分析仪器的存放环境

3.1　精密仪器、大型设备应存放在单独的房间，存放室应避免光直射。

3.2　精密仪器室应与理化检验室隔开，以防止腐蚀性气体、水蒸气腐蚀仪器设备。

3.3 精密仪器室内应有空调，保证室内温度在 15～25℃，相对湿度≤75%为宜，如有特殊要求，应单独安置、管理并达要所要求的环境。室内应避光，通风良好，有防尘设施。

3.4 天平及其他仪器应设在防震、防晒、防潮、防腐蚀的单独房间内。

3.5 烘箱、高温炉应放在不易燃烧的水泥台或坚固的金属架上。

3.6 较大仪器应固定位置，不得任意搬动，并罩上仪器罩防尘。

4 检验分析仪器的编号管理：按《设备编号管理规程》执行。

5 检验分析仪器的校验管理：按《计量管理规程》执行。

6 检验分析仪器的管理要求

6.1 分析仪器要有专人负责保管和使用，使用人必须熟悉操作规程。开机前应按要求登记使用日期，检查仪器状态标志是否处于"完好"状态。用后要按 SOP 操作关闭，检查无误后签字，做好使用记录，方可离开。无关人员严禁动用，特殊情况需要经主管领导批准。

6.2 各种分析仪器使用说明书等技术资料要齐全。

6.3 仪器一经安装好，不得随意搬动。仪器电源要求与仪器相匹配，并有过流保护装置。

6.4 各种检验分析仪器均应制订标准操作规程（含使用、清洁、维护保养）。分析仪器的容量、灵敏度均应与所从事的分析操作相适应，如原有精度经有关部门检定达不到要求时应及时检修、更换或报废。所有仪器设备应安装完好，经过校正并取得计量部门的校正合格证后方可使用，否则不得使用。不经常使用的仪器应经常通电，以达到除湿目的。各种分析仪器在使用过程中，必须按其检验周期进行检验，未经检验或者超过检验周期的仪器不得使用。

6.5 精密仪器应注意防潮，经常更换干燥剂以防止仪器生锈。对不常用的仪器应定期通电运行一定时间再关闭，以达到除湿目的。

6.6 分析用仪器的容量、灵敏度应与所从事的分析操作相适应。如原有精度经有关部门鉴定不合格，应及时检修、更换或报废。

6.7 检验分析仪器的运行应有记录。

7 检验分析仪器的养护、维修

7.1 在运行中发生故障时，使用人员不得随意修理和调试，需专职维修人员维修和调试。

7.2 检验分析仪器设专职人员进行定期保养，以保证其测量结果准确、有效。

7.3 普通分析仪器可按维修手册进行维修，维修后应做性能校验。

7.4 较精密的分析仪器，每周或使用后参照维修保养手册的要求进行维护、保养。

7.5　大型精密仪器，操作人员必须经培训考核后方准上机使用。每次使用完毕后，按仪器要求进行保养，维护、检修应有专业技术人员进行。

7.6　分析仪器设备必须严格按照规定的范围使用，不能超功能使用。

7.7　分析仪器设备在操作过程中如有不正常现象必须立即停止使用，并报告化验室主任，待故障排除后，方可使用，原试验数据无效，严禁带故障工作。

7.8　仪器电源要求与仪器相匹配，并有电流保护装置。

7.9　仪器设备均应贴有状态标志"合格""正在运行""停用"等标识，并均应处于检验周期内，否则不允许使用。

8　检验分析仪器的校验

8.1　对每件新购进的检验仪器，化验室必须按照中国药典、计量部门有关仪器分析要求和出厂说明书规定使用、安装，应指定专人按操作规范进行仪器校正和请上级主管部门进行检定校验。

8.2　对正在使用的检验仪器，需要每年请相应的仪器检定机构进行检定。

8.3　经检定合格的检验仪器，贴上合格证，准许使用，使用人应严格按各相关的仪器操作规程使用，并及时填写使用记录。

8.4　依据国家计量法及实施细则，使用部门对 QC 分析用计量仪器应定期校正或送出校正（一般每年校验一次）。

8.5　部分 QC 分析仪器、设备、计量容器定期检定。

任务四　QA 管理

药品生产过程中及时纠正操作出现的错误或偏差，是保证药品生产过程中 GMP 实时控制过程的最佳手段和措施。药品的质量是生产出来的，为了生产出合格的产品，QA 的管理是实施 GMP 的具体体现。

一、QA 员的任务原则

目的：明确 QA 员的任务和描述 QA 在完成任务和行使权力时所遵循的原则。

范围：QA 员、生产部、物料部部、各生产车间。

1　QA 员必须对仓库和所有生产区域进行日常巡回检查，检查内容包括职工受培训情况、SOP、GMP 执行情况，原始记录的正确、及时、完整，对影响产品质量的重点操作，应重点检查。

2　QA 员在发现不适当操作时，应立即向现场管理人员提出，并立即采取措施。

3　QA 员应对每一批生产记录进行审查，签署审查意见，并签字。

4　QA 室每一成员都具有在发现影响产品质量行为时，停止其行为的权力和责任，并立即通知该区域管理人员，该区域管理人员应立即召集有关人员讨论正确的措施并实施。

5 QA 员必须将检查中的重点问题，书面报告本部门负责人，质保部负责人应及时将处理意见送有关部门。

6 质保部应会同生产部等有关部门定期进行一次全面的技术审查。

7 质保部在周会或月会上将审查结果通知各有关部门，并报送总经理。

8 各部门负责人必须组织讨论技术审查中有关本部门的内容，采取必要的措施，并书面报告质保部。

二、检验监控管理

目的：建立一个规范的检验监控的管理规程，确保检验的准确性和可靠性。

范围：本规程适用于检验监控管理。

职责：质量监督员、化验员负责本规程的实施。

1 进行检验监督的目的

为了确保原辅料、包装材料、中间产品、待包装产品、成品的质量检验按规定方法进行检验。检验结果准确、可靠，是保证产品质量的重要一环，也是质量监督员执行监督检查的重要工作之一。

对中心化验室进行监督检查，体现了 GMP 质量管理的双重性，化验员、化验室主任对物料、中中间产品、待包装产品、成品质量进行把关，质量监督则是对这种把关的进一步确认。

2 具体检验监督的项目

2.1 接收到的样品是否有接收记录、分样记录，样品是否与请验单相符，执行标准是否正确。

2.2 检验时使用试剂、对照品、标准品、滴定液及其他试液是否正确并在有效期内。

2.3 所用计量器具是否有计量合格证，并在有效期内。

2.4 使用的仪器、设备是否完好，使用时是否及时登记。

2.5 进入微生物检定室是否按规定程序净化。

2.6 检验人员是否经过培训上岗，操作是否规范，记录是否符合要求，数据是否准确。

2.7 检验标准是否经过验证或确认。

2.8 对中心化验室职责履行情况进行监督，特别是对进厂物料、中间产品、待包装产品、成品、制药用水是否按规定进行了检查，质量管理规程以及操作规程是否认真执行等进行监督。

3 质量监督员的权利和义务

3.1 质量监督员在对中心化验室进行监督时，发现问题有权提出复检，化验员应予以执行，不得强调客观原因。

3.2 质量监督员应对检验随时进行监督，每周不得少于三次。

三、固体制剂生产质量控制要点管理

目的：建立一个规范的固体制剂生产工艺质量控制要点管理操作规程。

范围：本规程适用于硬胶囊剂、颗粒剂、片剂工艺生产的质量监控。

职责：操作工、班组长、工艺员、QA员对本规程实施负责。

1 胶囊剂工艺质量控制要点（表9-18）。

表9-18 胶囊剂工艺控制要点

工序	控制点	监控标准	检查方法	频 次	检查人
粉碎过筛	辅 料	无异味，粉碎细度符合工艺规定	2015年药典	每批	操作人
	筛网	无脱落、破损、目数准确	岗位SOP	每批	操作人
称量配料	提取物 辅料	品种、数量与主配方一致，称量，计算复核	岗位SOP	1次/班	操作人
混合制粒	颗粒	干湿混合时间、颗粒均匀度	岗位SOP	1次/批	班组长
烘干	烘箱	温度、时间、水分、色泽	岗位SOP	随时/班	班组长
整粒	颗粒	外观、粒度	岗位SOP	随时/班	操作人
总混	药粉	混合时间、含量、水分	岗位SOP	每批	操作人
充囊抛光	胶囊	装量差异	半成品检验SOP	一次/15min	操作人
		外观、水分、崩解时限、含量	半成品检验SOP	一次/批	QC员
铝包	铝塑板尺寸	铝塑板大小一致，泡眼与铝塑板边缘间的距离对称一致，铝塑板切割平直，无缺边	半成品检验SOP	随时/班	操作人
	平整度	应平整，无卷翘现象，侧面观察无波浪状。	半成品检验SOP	随时/班	操作人
	外观	铝塑板网纹清晰、热合严密无皱褶，文字、批号正确、清晰、位置准确。	岗位SOP	随时/班	操作人
	内容物	泡罩内无药粉、无漏粒、叠粒、无变形、无附粉、无破裂现象、锁口严密。	岗位SOP	随时/班	操作人
外包装	打码	端正、批号准确、字迹清晰	盒装好后抽检	随时/班	操作人
	装盒	药板、说明书、小盒	盒装好后抽检		
	标签	内容、数量、使用记录	查记录、现场记数		
	装箱	数量、装箱单、印刷内容	盒装好后抽检		

注：① 由于生产的胶囊剂品种不同，可根据生产具体实际情况选择设置。但必须能够保证产品质量。

② QA员要依据上表确定各品种胶囊剂生产的质量控制点。

③ QA员要对生产品种中所选定的检查项目各项均进行检查。

2　颗粒剂工艺质量控制要点（表 9 – 19）。

表 9 – 19　　　　　　　　　　　　颗粒剂工艺控制要点

工序	控制点	控制项目	监控标准	检查方法	频次	检查人
粉碎过筛	原辅料	异物 检验报告单 需料送料单	无异物、外包装完好 首次进车间的物料有报告单 与需料送料单核对，帐、物、卡一致	目检 查相关单据	每批	操作人
粉碎过筛	粉碎过筛	细度	应符合工艺规定要求	筛网检查	每批	操作人
		异物	无异物	目检	每批	操作人
		筛网	筛网应符合规定、无损坏	目检	每批	操作人
配料	投料	品种、数量 称量	称量器具经过校验，并在效期内 称量执行双人复核制度 特殊物料执行物料监控制度 品种正确、数量准确	双人复核	1 次/班	操作人
制粒	黏合剂	黏合剂浓度	应符合工艺规定要求	双人复核	1 次/批	操作人
	颗粒	筛网目数	应符合工艺规定要求	查筛网目数	每批	操作人
		温度、时间	应符合工艺规定要求	仪表	随时/班	操作人
	烘箱	温度、时间	应符合工艺规定要求	仪表	随时/班	操作人
		水分	应符合工艺规定要求	半成品检验 SOP	每批	QC 员
整粒	整粒机	筛网目数	应符合工艺规定要求	查筛网目数	每批	操作人
	混合机	装量	应符合工艺规定要求	双人复核	每批	操作人
		转速	应符合工艺规定要求	仪表	每批	操作人
	颗粒	粒度、溶化性、水分	应符合质量标准要求	半成品检验 SOP	每批	QC 员
装袋	待包装品	数量、标志 流转单据	数量准确、状态标志清晰 流转单据齐全	双人核对 现场检查	每件	操作人
	热合	温度	应符合工艺规定要求	仪表	随时/班	操作人
		密封	网纹清晰、不漏气	目检	随时/班	操作人
		装量差异	应符合质量标准要求	半成品检验 SOP	3 ~ 4 次/班	操作人
		外观	清洁、无漏药粉	现场检查	随时/班	操作人
		含量	应符合质量标准要求	半成品检验 SOP	每批	QC 员

续表

工序	控制点	控制项目	监控标准	检查方法	频次	检查人
外包装	待包装品	数量、标志流转单据	数量准确、状态标志清晰流转单据齐全	双人核对现场检查	每件	操作人
	装盒	数量、说明书	数量准确，卡印号码准确、清晰、品名、规格、批号应相符	盒装好后抽检	随时/班	组长
	标签说明书	内容、数量、使用记录	品名、规格、批号应相符数量准确、记录填写及时准确	检查标签记录现场记数检查	每批	组长操作人
	装箱	数量、装箱单印刷内容	数量准确，号码准确、清晰装箱单、合格证要齐全	箱装好后抽检	每箱	组长
入库	成品	整洁、分区、货位卡、标志、放行单	外观整洁分区放置货位卡状态标志标记清楚放行单等齐全	查记录查现场	每批	仓库保管员

注：① 由于生产的颗粒剂品种不同，可根据生产具体实际情况选择设置。但必须能够保证产品质量。

② QA 员要依据上表确定各品种颗粒剂生产的质量控制点。

③ QA 员要对生产品种中所选定的检查项目各项均进行检查。

3　片剂工艺质量控制要点（表 9 - 20）。

表 9 - 20　　　　　　　　　片剂工艺控制要点

工序	控制点	监控标准	检查方法	频次	检查人
粉碎过筛	辅料	无异味，粉碎细度符合工艺规定	2015 年药典	每批	操作人
	筛网	无脱落、破损、目数准确	岗位 SOP	每批	操作人
称量配料	提取物辅料	品种、数量与主配方一致，称量，计算复核	岗位 SOP	1 次/班	操作人
混合制粒	颗粒	干湿混合时间、颗粒均匀度	岗位 SOP	1 次/批	班组长
烘干	烘箱	温度、水分、色泽	岗位 SOP	随时/班	班组长
整粒	颗粒	外观、粒度	岗位 SOP	随时/班	操作人
总混	药粉	混合时间、含量、水分	岗位 SOP	每批	操作人
压片	药片	装量差异	半成品检验 SOP	一次/15 分	操作人
		外观、水分、崩解时限、含量	半成品检验 SOP	一次/批	QC 员
包衣	药片	外观、崩解时限	半成品检验 SOP	一次/批	QC 员

续表

工序	控制点	监控标准	检查方法	频次	检查人
铝包	铝塑板尺寸	铝塑板大小一致，泡眼与铝塑板边缘间的距离对称一致，铝塑板切割平直，无缺边。	半成品检验 SOP	随时/班	操作人
	平整度	应平整，无卷翘现象，侧面观察无波浪状。	半成品检验 SOP	随时/班	操作人
	外观	铝塑板网纹清晰、热合严密无皱褶，文字、批号正确、清晰、位置准确。	岗位 SOP	随时/班	操作人
	内容物	泡罩内无药粉、无缺片、叠粒、无变形、无附粉、无破裂现象、锁口严密。	岗位 SOP	随时/班	操作人
外包装	打码	端正、批号准确、字迹清晰	盒装好后抽检	随时/班	操作人
	装盒	药板、说明书、小盒	盒装好后抽检		
	标签	内容、数量、使用记录	查记录、现场记数		
	装箱	数量、装箱单、印刷内容	盒装好后抽检		

注：① 由于生产的片剂品种不同，可根据生产具体实际情况选择设置。但必须能够保证产品质量。
② QA 员要依据上表确定各品种片剂生产的质量控制点。
③ QA 员要对生产品种中所选定的检查项目各项均进行检查。

四、规范外来文件的控制、保管和发放

目的：规范外来文件的控制、保管和发放。

范围：适用于所有与质量管理体系有关的外来文件与资料。

责任：质保部负责外来文件的归档，发放，回收，销毁等管理工作。

1 定义：指取自公司外部的法律法规、规范、标准等，被本公司用来作为质量管理体系流程中引用的标准，尤其是与产品质量有关的法律法规。

2 分类

2.1 国家法律法规文件，如《中华人民共和国药品管理法》《中华人民共和国药品管理法实施条例》等。

2.2 国家标准文件，如《药品生产质量管理规范》《中华人民共和国药典》《红外图谱集》《直接接触药品的内包装材料》等。

3 接收、评审：文件接收都收到外来文件后，应提交质量管理部，质量管理部负责人对外来文件的有效和实用性进行评审，确认是否为最新版，是否可以依照执行。

4 发行、保管：对已经过评审并批准的文件在"文件归档记录"上登记，编号并加盖公章后方可发放到使用者，同时填写文件分发记录。

5 借阅：当外来文件或资料需要被借阅时，借阅人需填写档案借阅记录。

6 换发、作废：质保部应保持与外来文件来源处的联系，随时关注国家各

项相关法律法规，保证文件版本的有效性，接收到更新的外来文件后，应及按照上述要求及时更换，同时收回作废的外来文件，加盖"作废"印章后，归档。

五、物料审核管理

目的：建立一个规范的物料审核管理规程，保证投入生产的物料的质量。

范围：本规程适用于原料、辅料、包装材料审核的管理。

职责：质量保证部部长、质量监督员、采购部、物料部负责本规程的实施。

1　定义

物料放行是指对一批物料进行质量评价，做出批准使用或投放市场或其他决定的操作，确保放行物料的生产、检验均符合相关法规、药品注册要求和质量标准。

物料：指原料、辅料和包装材料等。例如：化学药品制剂的原料是指原料药；生物制品的原料是指原材料；中药制剂的原料是指中药材、中药饮片和外购中药提取物；原料药的原料是指用于原料药生产的除包装材料以外的其他物料。

包装材料：药品包装所用的材料，包括与药品直接接触的包装材料和容器、印刷包装材料，但不包括发运用的外包装材料。

印刷包装材料：指具有特定式样和印刷内容的包装材料，如印字铝箔、标签、说明书、纸盒等。发运用的纸箱，若印刷内容的，参照印刷包装材料审核放行。

2　物料放行职责

2.1　质量保证部职责：保证物料符合相应的放行标准；决策物料的放行或其他；审核和批准批检验记录；批准质量标准、取样操作规程和检验操作规程；保证所有的检验按照批准的规程完成；保证偏差、变更、OOS 完成相应调查和处理；按规定进行物料留样。

2.2　中心化验室主任职责：中心化验室对原辅料、内包材批检验完成后，由中心化验室主任或指定的专人按要求将批检验记录进行整理，对物料检验原始记录及检验辅助记录进行复核，填写批检验记录审核单，将批检验记录及审核单送质量保证部副部长审核。

2.3　质量监督员须按照物料放行审核单所要求的内容进行审核，审核项目完整、无误后交给质量保证部部长。

2.4　质量保证部部长负责批准放行或不放行或其他决定。

3　审核内容

3.1　质量保证部审核内容

3.1.1　物料供应商（供货单位、生产商）是经企业质量保证部批准的定点采购单位，并经公司内部审计合格、具有相应资格。关键的物料供货方须是经国家或省药品监督管理局备案批准的定点采购单位，关键的供货方经过企业现场审计合格。

3.1.2 所有到货物料均应当检查以确保与采购要求相符。

3.1.3 供应商（印刷包装材料除外）应提供该批物料的厂家检验报告单（原、辅料厂家检验报告单应有红色检验章）。

3.1.4 物料验收包括品名、规格、批号、数量、有效期等内容应与厂家检验报告单一致，外包装应完整、无破损、无污染，记录完整、准确无误，物料标识清晰可辨。

3.1.5 物料台账及请验单填写完整、准确无误。

3.1.6 物料摆放的区位是否明确，标识是否清楚、卡物是否相符，严格防止差错、混淆、污染的发生。

3.1.7 请验程序正确，取样执行已批准的取样标准操作规程，取样操作过程及取样环境符合 SOP 的要求，取得的样品具有代表性，取样数量满足检验及留样的要求。

3.1.8 物料的储存条件应符合该物料储存条件的要求。

3.1.9 检验记录完整、检验项目齐全，检验结果符合已批准的质量标准的规定，准确无误，复核人复核无误，所有的检验仪器和设备均经过确认和校准。有委托检验项目应完成检验，检验结果合格。

3.2 中心化验室审核内容：中心化验室完成检验后，中心化验室主任按要求将检验记录进行整理，审核是否全项检验，检验执行相应的检验标准操作规程，结果是否符合质量标准，检验辅助记录是否完整，无误后，将检验记录及检验记录审核单送质量保证部副部长审核。物料检验记录应至少包括以下内容：

3.2.1 请验单。

3.2.2 检验原始记录。

3.2.3 检验报告书。

3.2.4 检验辅助记录。

3.2.5 审核内容

3.2.5.1 每批检验记录，可以追溯该批药品的质量检验情况，检验结果符合内控质量标准。

3.2.5.2 检验所附原始图谱及自动打印的数据经过操作人签名、日期，并有人复核。

3.2.5.3 检验记录中涵盖了产品或物料的名称、规格、批号或供货批号，必要时注明供应商和生产商的名称或来源；依据的质量标准和检验操作规程。

3.2.5.4 检验所用的仪器或设备的型号和编号。

3.2.5.5 检验所用的试液和培养基的配制批号、对照品或标准品的来源和批号。

3.2.5.6 检验所用动物的相关信息。

3.2.5.7 检验过程，包括对照品溶液的配制、各项具体的检验操作、必要的环境温湿度。

3.2.5.8 检验结果，包括观察情况、计算和图谱或曲线图，以及依据的检验报告编号。

3.2.5.9 检验人员的签名和日期；检验、计算复核人员的签名和日期。

3.2.5.10 复核检验记录的同时，对主要检验辅助记录进行复核，复核的主要记录有：天平使用记录；试剂、试液、标准品、对照品领用记录；试剂、试液、标准溶液、对照品溶液配制记录；样品配制记录；关键设施、设备、仪器使用记录；原始图谱电子数据储存及备份记录；菌种传代记录；无菌检查的培养观察记录；微生物限度检查的培养观察记录；培养基领用记录；培养基配制记录；微生物灭活记录；动物购入、饲养、使用记录；委托检验复核记录。

3.2.5.11 检验是否有偏差，偏差是否经过相关规程处理。

4 以上各项如有偏差，应按《偏差处理管理规程》执行，应有详细的书面说明和批准手续，处理结果均已符合要求。否则，质量监督员有权拒绝放行。

5 以上各项如有变更，应按《变更控制管理规程》执行，应有详细的书面说明和批准手续，处理结果均已符合要求。否则，质量监督员有权拒绝放行。

6 以上内容经质量监督员审核全部符合规定，在"物料放行审核单"上签名，交质量保证部部长。

7 放行标准：物料、内包材均采用内控质量标准进行放行，运用多级内控标准开展纠偏和预防行动，纠偏过程首先应对OOS调查，其次对物料储存、运输开展调查，纠偏完成后，经风险评估确认无风险、风险已消除或风险可接受方可放行，存在中等以上风险的产品不得放行，经分析和评估无法纠正的坚决予以销毁，对超出纠偏限的批次、连续三批超出警戒线、一定时期或批数统计，超出警戒线批次占总批次比例超出10%的批次采取纠偏行动。

8 质量保证部部长对"物料放行审核单"进一步审核，符合放行标准后在放行审核单上签名，物料的质量评价并应有明确的结论，各个审核项目审核结果均符合要求的，填写准予放行；审核结果出现不符合要求的项目，填写不同意放行。物料放行审核单一式三份，将1份"物料放行审核单"与1份检验报告单附于记录中，由质量监督员将"物料放行审核单"另两份及检验报告单一份和按请验单总件数开具本批次合格证一并下发至库房，库房无"物料放行审核单"不得发放物料；同时另发放给生产部一份检验报告单。生产车间领取物料时，仓库保管员可将合格证逐件贴到该批物料的外包装上，并将一份物料放行审核单随物料一同发放给生产车间。

9 当物料不符合放行标准时，物料不予放行。质量保证部和生产部及物料部应当调查不符合的原因，并确定物料进一步的处理方式。

如果物料已经被放行，但因故要撤销放行时，应当把相关信息及时传递所有已接收产品的人员和部门。

六、生产现场的质量检查行为

目的：规范 QA 员的生产现场的质量检查行为，保障 QA 员质量保证行为的有效进行。

范围：本规程适用于制造过程、包装过程的质量监控管理。

职责：QA 员对本规程实施负责。

1 检查频次及时间

1.1 每一工作日每一工序至少检查两次，检查频次按监控点设置要求，中转站每工作日必须检查一次。

1.2 重点工序应重点检查，配料、投料工序每次配料都必须检查。

1.3 检查时间安排应依据随机原则，重点为开工和结束时段，合理安排时间。

2 检查项目

2.1 个人卫生、更衣程序、生产秩序、人物流动。

2.2 状态标志的使用是否符合状态标志管理规程规定。

2.3 物料是否按规定管理，状态标记是否明显。

2.4 实际生产是否符合工艺及有关规程管理规定，各种工艺参数是否符合工艺规程。

2.5 机器操作是否严格遵守设备标准操作规程。

2.6 各中间控制点是否达到合格标准。

2.7 各工序产成品是否达到质量标准要求。

2.8 是否填写好各项记录及递交单，是否书写的准确规范。

2.9 是否物料平衡并符合规定。

2.10 有无异常情况，如有是否按规定处理。

3 具体检查方法及合格指标依据各相关操作规程或管理规程规定

3.1 生产操作前准备：经 QA 员检查符合规定要求，发放"准生产证"，准许生产，否则不准开工。

3.2 生产或包装过程中，QA 员对半成品或待包装品的生产过程等进行检查、检验、符合规定质量标准，操作过程正确、符合规定要求，发放"流转卡"，产品准许转入下工序，否则不准继续加工。

3.3 生产结束后，经 QA 员检查符合规定要求的发放"清场合格证"，开工前经 QA 员检查合格后发放"准生产证"才可开工生产或更换品种。

4 检查中发现有违反规定的行为或不足，应及时依据警告制度对违规工序或人员提出警告。生产人员或生产部管理人员应立即整改，直到达到要求。否则撤回"准生产证"，对产品质量有较大影响者下发警告书。生产现场没有 QA 员发放的"准生产证"，不准从事生产或操作。

5　生产过程、包装过程的每一操作环节和物料的流转均在 QA 员的控制之中，没有 QA 员发放的控制证，生产不准开工（或继续操作），物料不得流转，成品不准入库。

6　如实做好检查记录，对违反规定的人或事应做详细记录。

七、取样器具清洁管理

目的：明确取样器具清洗方法，规范取样器具清洁的管理规程。

范围：适用于所有取样器具清洁的管理。

责任：QA 员、QC 员负责本规程的实施。

所有取样用容器具均应按规定清洗，具体详见《取样器具清洁标准操作规程》。

1　清洗取样器皿、器具时，先用饮用水冲洗数次，再用适宜的毛刷沾洗涤液反复刷洗，再用饮用水冲洗至无泡沫，最后用纯化水冲洗三遍。

2　清洗后的器具应不挂水珠。

3　洗涤后的取样器具放在约 105～110℃ 电烘箱中烘干。

4　用于微生物检查取样的取样器具，先执行前述 1、2、3 条程序，然后灭菌，干燥后的器具包好存放在专用柜或盒中，无菌采样器按无菌要求储存于专用柜中保存，储存时间不超过 2 天。

5　超过规定存放时间应重新洗涤、干燥或灭菌。

八、中药提取工艺监控管理

目的：建立一个规范的中药提取、中药前处理工艺监控管理操作规程。

范围：本规程适用于中药前处理、中药提取生产工艺的质量控制。

职责：操作工、班组长、工艺员、QA 员对本规程实施负责。

1　中药前处理工艺质量控制要点（表 9－21）。

表 9－21　　　　　　　　　　中药前处理工艺控制要点

工序	控制点	控制项目	监控标准	检查方法	频次	检查人
净选	拣选	杂质、异物	应符合要求	目检	每批	操作人
		非药用部位	拣除干净	目检	每批	操作人
		选净程度	符合规定	目检	每批	操作人
清洗	淋洗	洗净程度	应符合工艺规程要求	目检	每批	操作人
切制	规格	长度、大小、粗细、厚薄	应符合工艺规程要求	仪器测量	每批	操作人
干燥	物料	水分	应符合质量标准或不得过 8.0%	水分测定 SOP	每批	QC 员

续表

工序	控制点	控制项目	监控标准	检查方法	频次	检查人
灭菌	蒸汽灭菌	性状、水分、微生物限度	应符合工艺规程要求	检验操作规程	每批	QC 员
粉碎过筛	筛网	性状	应符合工艺规定要求	目检	每批	操作人
		细度	应符合工艺规定要求	过筛	每批	QC 员
入库	库房	分区、分批、货位卡、标志	应符合规定	检查标志	每批	保管员

2　中药提取工艺质量控制点（表 9 – 22）。

表 9 – 22　　　　　　　　　　中药提取工艺控制点

工序	控制点	控制项目	监控标准	检查方法	频次	检查人
配料	称量	标志、合格证	标志清晰、准确；有合格证	查相关单据	每批	操作人
	配料	数量	数量准确	符合称量	每批	操作人
提取	煎煮渗漉	药液数量、性状	应符合规定	目检计量	每批	组长操作人
		澄明度	应符合规定	目检	每批	组长
	回流	回流液数量、芳香油数量性状	应符合规定	目检计量	随时	组长
精制	水提醇沉醇提水沉	溶剂浓度、量时间、温度	应符合工艺规定要求	目检、计量	每次	操作人
过滤	加压、减压	药液量、澄清度、性状	应符合工艺要求	目检、测量	随时/批	操作人
浓缩	浓缩	温度、真空度、比重	应符合工艺要求	目检、测量	随时/批	操作人
收膏	洁净	洁净度	应符合工艺要求	目检、测量	每批	操作人
入库	库房	分区、分批、货位卡、标志	应符合规定	检查标志	每批	保管员

九、稳定性试验管理

目的：建立原料、成品稳定性试验管理规程，为原料的保存、处方用量、加工工艺提供稳定性依据。

范围：原料、包装材料、成品稳定性观察。

职责：稳定性试验人员负责本规程的实施，质保部长负责实施的监督管理。

1 概述：稳定性试验的目的是考察原料药或药物制剂在温度、湿度、光线的影响下随时间变化的规律，为药品的生产、包装、储存、运输条件提供科学依据，同时通过试验建立药品的有效期。

2 稳定性试验人员由专业技术人员担任，由质保部QC室负责。

3 通过查阅原料药与药物制剂稳定性试验有关资料，了解温度、湿度、光线对原料药稳定性影响，并在处方筛选与工艺设计过程中，根据主要的性质，进行必要的稳定性影响因素试验，制订原料稳定性试验书面计划。

4 稳定性试验考察方案应至少包括以下内容：

4.1 每种规格、每个生产批量药品的考察批次数。考察批次数的检验频次应当能够获得足够的数据，以供趋势分析，通常情况下，每种规格、每种内包装形式的药品，至少每年考察一个批次，除非当年没有生产。如有重大变更或生产和包装有重大偏差的药品需列入稳定性考察。此外，返工的药品或回收的批次，也应进行稳定性考察。

4.2 相关的物理、化学、微生物限度检验方法，与成品检验方法相同。

4.3 检验方法的依据，一般采用经国家批准的检验方法。

4.4 合格标准，应为相应的产品质量标准。

4.5 容器密封系统的描述，一般成品为市售的最小包装，原料药的包装如无法采用市售包装形式，可采用模拟包装。

4.6 试验间隔（测试时间点），采用《中国药典》规定的长期稳定性试验时间间隔。

4.7 储存条件，采用与药品标示储存条件相对应的《中国药典》规定的长期稳定性试验标准条件。

4.8 检验项目，与规定的产品质量标准所包含的项目相同，如少于这些项目，应说明理由。

5 稳定性试验环境及检验周期

供试品要求3批，市售包装，置于温度25℃±2℃，相对湿度60%±10%条件下，分别于0个月、3个月、6个月、9个月、12个月、18个月、24个月、36个月、48个月（考察至有效期后一年）取样进行检测，按稳定性重点考察项目进行检测。经考察，结果无明显变化的药品，仍应继续考察，可一年测定一次，以提供稳定性详细资料。

6 对于中药材的稳定性考察，供试品要注明产地、采收季节、加工炮制、包装要求、样品来源（科、属、种）。

7 关键人员，尤其是质量授权人，应当了解稳定性考察的结果。

8 对考察过程中发现的不符合质量标准的结果或重要的异常趋势进行调查。对任何已确认的不符合质量标准的结果或重大不良趋势，企业应当考虑是否可能对已上市药品造成影响，必要时应当实施召回，调查结果以及采取的措施应当报告当地食品药品监督管理局。

9 根据所获得的全部数据资料，包括考察的阶段性结论，每半年做一次总结撰写总结报告并存入产品质量档案。同时上报质量授权人。

10 完成考察任务的样品报质保部部长审核，总工批准，方可处理、清理并销帐。

十、产品质量查证管理

目的：建立物料、工艺、设备、工艺用水系统、空调净化系统的查证管理。

范围：适用于质量查证的管理。

责任：质保部、生产部、工程部。

1 物料质量查证制度

1.1 所有进厂用于药品生产的物料均属查证范围。

1.2 原料、辅料质量标准的重点，含量、水分、杂质等是否符合公司内控质量标准。

1.3 内包装材料的制作材料、规格等是否与公司质量标准一致。

1.4 所有原料、辅料、包装材料卫生状况是否符合规定。

1.5 标签、说明书等印刷是否符合规定。

1.6 凡不符合规定的不准验收入库，更不准出库使用。

2 工艺质量查证制度

2.1 工艺质量查证制度按各剂型工艺质量控制点及内控质量标准进行查证。

2.2 详见片剂、胶囊剂、颗粒剂、糖浆剂、栓剂、药用辅料质量控制点及各品种内控质量标准。

3 设备质量查证制度

3.1 查证各种设备运转是否正常。

3.2 查证各种设备的清洁是否符合规定。

3.3 查证各种设备是否有漏水、漏汽、漏油现象。

3.4 查证各种设备的生产模具是否符合规定。

3.5 查证设备各种转数、压力、温度等仪表是否符合规定。

4 工艺用水系统查证制度

4.1 工艺用水系统设备设施是否正常。

4.2 饮用水、纯化水是否符合国家标准。

4.3 供水温度、压力、水量是否符合规定。

5 空调净化系统查证制度

5.1 空调净化系统设备运转是否正常。

5.2 洁净区温度、湿度、尘粒数、沉降菌是否符合规定。

5.3 各洁净区风压差是否符合规定。

5.4　换气次数、风速是否符合规定。

十一、特殊药品投料监控管理

目的：建立特殊药品投料监控制度，防止发生投料差错。

范围：适用于特殊药品投料监控管理。

责任：物料部保管员、质保部 QA 员、各生产车间工艺员。

本规程特殊药品指贵细、毒性药材和中药饮片。

1　物料部部保管员按需料领料单，要详细逐品种核对品名、数量、检验报告单等。

2　认真核对计量器具是否准确合格，校正、调零合格后方可称量。

3　车间各生产岗位在投料前由工艺员逐项核对原辅料或半成品的品名、规格、批号、数量和检验合格报告单。

4　原辅料、中间产品必须有"合格证"，没有"合格证"不准投料，不准转入下道工序。

5　提取车间在投料前，应由工艺员、QA 监控员鉴别所有药材，在复核无误后方可投料。

6　填写原始记录，操作人、复核人均应在投料记录上签字。

7　贵细药材、毒性药材必须由操作人、复核人在投料前复核，并经 QA 员进行复核后监督投料，详细记录并签字。

十二、物料储存复验管理

目的：确保所有原辅料、包装材料、中间产品在一定期限内使用的可靠性。

范围：适用于公司所有进厂的原辅料、包装材料和生产过程中的中间产品。

责任：质保部 QA 员、工艺员、保管员负责本规程实施，质保部长负责督促执行。

本规程所提物料指：原料、辅料、包材、半成品、中间产品。

1　本公司购进的所有原、辅料及包装材料须有生产商的检验报告单。

2　根据本厂的实际情况原辅料、包材供货情况以及原辅料的理化性质，由质保部会同生产部协商，提出原辅料、包装材料的储存期。对个别项目易发生变化的原辅料、包装材料亦可仅限于指定项目的监督。

3　仓库对入库的所有原、辅料及包装材料均在台账上注明其储存期，储存期限自入库之日起算起。储存期限具体详见质保部制订的原辅料及包装材料质量标准。

4　仓库按原辅料有效期分别存放，应在仓库醒目的位置上摆放货位卡，标明有效期、药品的品名、规格、数量等情况。

5　仓库对已到储存期限没有用完的库存原、辅料及包装材料与生产过程中中间产品在储存期限最后一天停止发放，填写报废处理申请及报告质保部进行审核签署意见，报总工程师批准后，按《不合格品管理规程》进行处理。如有特殊原因超过储存期的原、辅料、中间产品需放行使用时，应重新取样复检，检验合格后可以继续使用，但应将原因写明，并确保将质量合格的原辅料和中间产品用于生产，但对于生产商明确规定有效期的原辅料不得超期使用。

6　生产部、质保部应根据自己的职责，注意收集、积累原辅料、包装材料储存的相关知识和经验，对提出、确定和修改原辅料储存期限及预处理办法提出确切的数据或证据。由质保部确认原、辅料及包装材料、中间产品的储存期限，调整原定的储存期期限。

7　原辅料、包装材料有效期，中间产品储存期期限详见表 9 – 23 ~ 表 9 – 26。

表 9 – 23　　　　　　　　　原料储存期

原料名称	储存期	储存条件
阿奇霉素	2 年	遮光，密封保存
马来酸氯苯那敏	2 年	遮光，密封保存
糠酸莫米松	2 年	遮光，密封保存
咖啡因	3 年	遮光，密封保存
对乙酰氨基酚	3 年	密封保存
中药材	3 年	详见质量标准

表 9 – 24　　　　　　　　　辅料储存期

辅料名称	储存期	储存条件
微晶纤维素	1 年	密闭，在干燥处保存
乙醇	1 年	避光，密封保存
蔗糖	1 年	密闭，在干燥处保存
淀粉	2 年	密封，在干燥处保存
硬脂酸镁	2 年	密闭保存
滑石粉	2 年	密闭
红氧化铁	2 年	密封保存
空心胶囊	1 年	密闭，在干燥处保存
明胶	3 年	密封，在凉暗处保存
虫白蜡	3 年	密闭，在阴凉处
亮蓝	5 年	密闭，在干燥处保存

续表

辅料名称	储存期	储存条件
柠檬黄	5 年	密闭，在干燥处保存
胭脂红	5 年	密闭，在阴凉干燥处保存
糊精	2 年	密闭，在干燥处保存
羧甲基淀粉钠	6 个月	密闭，在干燥处保存

表 9 – 25　　　　　　　　包装材料储存期

包装材料名称	储存期	储存条件
内包装材料	2 年	密封、干燥处保存
外包装材料	2 年	通风、干燥处保存

表 9 – 26　　　　　　　　中间产品储存期限

中间产品名称	储存期限	储存条件
浸膏	6 个月	2~6℃冷库、密封保存
干膏粉、生药粉、混合粉	6 个月	密封、干燥处保存
颗粒	详见各品种质量标准	密封、干燥处保存
基片	详见各品种质量标准	密封、干燥处保存
糖衣片	15 天	密封、干燥处保存

特殊说明：如果原料、辅料、包装材料生产厂家相关的批准证明文件中规定物料有效期的，按照厂家规定的有效期执行，不执行企业内控储存期。

十三、生产用工作服管理

目的：建立生产用工作服的管理标准，保证生产过程的工作服卫生要求，有效地防止交叉污染。

范围：洁净区和一般生产区的工作衣、帽、鞋、口罩、手套等劳保用品。

职责：采购员、质保部、生产车间卫生员对本规程负责实施。

1　工作服使用标准由质保部制订，并监督实施。

2　物料部门依据标准采购（定制）工作服。

3　工作服的使用标准

3.1　工作服颜色及适用区域（表 9 – 27）

表 9 - 27 工作服颜色及适用区域

项目	一般生产区	固体制剂	D 级生产区	化验室、微检室
工作衣	蓝色上下衣	白工作衣	蓝色防静电无菌工作服	蓝色防静电无菌连体工作服
工作帽	蓝工作帽	白工作帽	—	—
工作鞋	蓝色布面胶底鞋	灰色布面胶底鞋	白色布面胶底鞋	白色布面胶底鞋
口罩	—	—	白色细线口罩	白色细线口罩
手套	乳胶手套	—	白色尼龙手套	白色尼龙手套

3.2 工作服的材质要求

3.2.1 一般生产区：发尘量小，不易发生纤维脱落，易于清洁，穿着舒服，操作方便。

3.2.2 洁净区：质地光滑，不产生静电，不脱落纤维和颗粒物。洗涤后平整、柔软，穿着舒服，操作方便。

3.3 工作服的样式要求

3.3.2 帽子：应能罩住全部头发。

3.3.3 衣服

一般生产区：线条简单，无横褶、腰带，接缝衬缝光洁。

洁净区：线条简单，无口袋，无横褶、腰带，接缝衬缝光洁，无外露纤维，不要用纽扣，领口、袖口、裤口等要加松紧口。

4 工作服的使用、清洗要求

4.1 进入生产区必须更换该生产区指定工作服装，不得跨级别穿衣或混穿工服。

4.2 工作服装不准穿出本级别生产区以外。

4.3 不同空气洁净度等级使用的工作服分别洗涤，前处理、提取工作服在一般生产区洗涤，固体制剂一般生产区工作服在一般生产洗涤，但应与前处理、提取工作服分开洗涤，D 级区域洁净服应在洁净区洗涤。工作服装应定期按规定程序清洗、更换，并由专人负责。

4.4 一般生产区工作服，至少每周洗一次，D 级洁净区工作服，每天洗涤一次。微生物限度检查用洁净服，至少每班一次。

4.5 若发现污染必须及时进行清洗，发现工作服破损要及时修复或更换。

4.6 工作服要按编号管理

4.6.1 固体车间洁净区工作服编号为 G001、G002……。

4.6.2 中药提取车间一般区工作服编号为 T001、T002……。

4.6.3 检验中心洁净服编号为 Z001、Z002……。

4.6.4 参观服编号为：参观服 A01、参观服 A02……（男用）；参观服 B01、参观服 B02……（女用）。

5　领取更换

5.1　工作服的领取更换由物料部统一负责。

5.2　口罩、帽子、鞋罩、手套、乳胶手套等由车间主管定期规定统一领取。

5.3　一次性物品，如纸制品等由车间管理人员按需要（可不定期）到仓库统一领取。

5.4　工作服丢失或损坏，及时到物料部按有关规定办理相关手续，然后到仓库领取。

习题

1. QC 的主要工作职责是什么？

2. QA 的主要工作职责是什么？

3. 质量授权人的工作范围是什么？

4. 有效数字的定义是什么？

5. QA 员库房监控，不取样时每周不得少于多少次？

6. 内包装材料的存储期是多久？

项目十　GMP 验证

学习目的

　　验证是一个涉及企业药品生产全过程、涉及 GMP 各要素的系统工程，是药品生产企业将 GMP 原则切实具体地运用生产过程中的重要手段。学习掌握 GMP 的验证过程，明确验证才能保证药厂生产出合格的产品。

任务一　GMP 的验证要求

　　验证是 GMP 管理的科学理论基础，它始终贯穿药品的全部过程，从药品开发研究、工厂设施建设、设备安装、仪器检测、生产，到上述过程和方法的变更等活动。验证是证明药品企业系统、设备及工序能够按照预定设计的标准，始终进行正常药品生产工作，并且，能生产合格药品产品的手段，在 GMP 中，验证起着极其重要的作用，是保证药品正常生产的前提。

　　2010 年版 GMP 的要求是：

　　第一百三十八条　企业应当确定需要进行的确认或验证工作，以证明有关操作的关键要素能够得到有效控制。确认或验证的范围和程度应当经过风险评估来确定。

　　第一百三十九条　企业的厂房、设施、设备和检验仪器应当经过确认，应当采用经过验证的生产工艺、操作规程和检验方法进行生产、操作和检验，并保持持续的验证状态。

　　第一百四十条　应当建立确认与验证的文件和记录，并能以文件和记录证明达到以下预定的目标：

　　（一）设计确认应当证明厂房、设施、设备的设计符合预定用途和本规范要求；

　　（二）安装确认应当证明厂房、设施、设备的建造和安装符合设计标准；

　　（三）运行确认应当证明厂房、设施、设备的运行符合设计标准；

　　（四）性能确认应当证明厂房、设施、设备在正常操作方法和工艺条件下能够持续符合标准；

　　（五）工艺验证应当证明一个生产工艺按照规定的工艺参数能够持续生产出符合预定用途和注册要求的产品。

　　第一百四十一条　采用新的生产处方或生产工艺前，应当验证其常规生产的适用性。生产工艺在使用规定的原辅料和设备条件下，应当能够始终生产出符合预定用途和注册要求的产品。

第一百四十二条 当影响产品质量的主要因素,如原辅料、与药品直接接触的包装材料、生产设备、生产环境（或厂房）、生产工艺、检验方法等发生变更时,应当进行确认或验证。必要时,还应当经药品监督管理部门批准。

第一百四十三条 清洁方法应当经过验证,证实其清洁的效果,以有效防止污染和交叉污染。清洁验证应当综合考虑设备使用情况、所使用的清洁剂和消毒剂、取样方法和位置以及相应的取样回收率、残留物的性质和限度、残留物检验方法的灵敏度等因素。

第一百四十四条 确认和验证不是一次性的行为。首次确认或验证后,应当根据产品质量回顾分析情况进行再确认或再验证。关键的生产工艺和操作规程应当定期进行再验证,确保其能够达到预期结果。

第一百四十五条 企业应当制订验证总计划,以文件形式说明确认与验证工作的关键信息。

第一百四十六条 验证总计划或其他相关文件中应当做出规定,确保厂房、设施、设备、检验仪器、生产工艺、操作规程和检验方法等能够保持持续稳定。

第一百四十七条 应当根据确认或验证的对象制订确认或验证方案,并经审核、批准。确认或验证方案应当明确职责。

第一百四十八条 确认或验证应当按照预先确定和批准的方案实施,并有记录。确认或验证工作完成后,应当写出报告,并经审核、批准。确认或验证的结果和结论（包括评价和建议）应当有记录并存档。

第一百四十九条 应当根据验证的结果确认工艺规程和操作规程。

任务二 企业验证

企业的药品生产是否达到 GMP 的要求,需要在药品的新厂房或新车间及新的生产线建设完成后,对企业的药品生产质量保证体系进行一个完整的检验。只有达到 GMP 的质量要求,才能够生产出合格的药品,药品企业才可以正式开始生产药品。

一、验证文件编制

目的:建立验证文件（验证方案、验证报告）的编制规程,明确验证文件（验证方案、验证报告）的内容及要求,使其规范化、标准化。

范围:本规程适用于验证文件（验证方案、验证报告）的编制。

职责:验证项目小组对本规程的实施负责。

1 验证方案的编制:验证方案是验证工作的详细计划,必须按统一格式编制。

1.1 封面格式统一：封面内容包括验证方案编号、文件具体名称、起草人、审阅会签人、批准人、批准日期、实施日期、复印份数、发送部门。具体见附件：验证方案的封面标准格式。

1.2 目录：逐条列出文件包含的内容。

1.3 概述：简述本方案制订的依据及原因、与验证对象有关的一些基本情况等。

1.4 验证目的：明确实施验证的目的，提出验证过程中的一些要求。

1.5 验证组织及其职责：明确验证组织的构成（包括所属组织、成员、专业）及其所承担的责任。

1.6 验证方法及原理：简述所选验证方法及其原理。

1.7 验证内容：根据验证对象的具体特点来确定。

1.7.1 厂房与设施的验证：厂房与设施验证的主要内容包括：与药品生产过程有直接联系的 HVAC 系统、纯水系统以及直接接触药品的工业气体。

1.7.1.1 HVAC 系统

a. HVAC 系统测试仪器的校验：列出验证涉及的所有计量器具清单，包括温度记录仪、压力表、流量计等，确定校正周期、使用范围等，并按规定规程进行校正，校正记录列入具体验证方案的附件中。

b. HVAC 系统的安装确认：安装确认所需文件资料：列出所需文件资料，内容包括文件资料名称、编号、存放处。附于附件中。

关键性仪表及备品核对登记：列出关键性仪表及备品的目录，附于附件中。

评价设备性能、质量、适用性是否符合采购质量标准要求：根据设备设计方案及技术参数、设计图纸、采购订单、供应商提供的技术资料等对系统进行评估，评价内容应包括设备规格型号、性能、质量、适用性等。设备性能、质量、适用性评价表附于附件中。

评价设备安装是否符合设计规范、GMP 及供应商提议的要求：对照设备设计规范、GMP 要求以及供应商提议的要求，检查设备安装条件。检查及评价结果记录于附件中。

起草标准操作规程。

c. HVAC 系统的运行确认。

d. HVAC 系统的性能确认。

e. HVAC 系统的监控。

1.7.1.2 纯水系统

纯水系统测试仪器的校验：列出验证涉及的所有计量器具清单，包括温度记录仪、压力表、流量计等，确定校正周期、使用范围等，并按规定规程进行校正，校正记录列入具体验证方案的附件中。

纯水系统的安装确认。

纯水系统的运行确认。

纯水系统的性能确认。

纯水系统的监控。

1.7.2　检验方法的验证

1.7.2.1　仪器的安装确认。

1.7.2.2　仪器的校正：列出验证涉及的所有计量器具清单，包括温度记录仪、压力表、流量计等，确定校正周期、使用范围等，并按规定规程进行校正，校正记录列入具体验证方案的附件中。

1.7.2.3　适用性预试验

准确度试验。

精密度试验。

线性范围试验。

选择性试验。

1.7.2.4　再确认。

1.7.3　设备验证

1.7.3.1　设备测试仪器的校验：列出验证涉及的所有计量器具清单，包括温度记录仪、压力表、流量计等，确定校正周期、使用范围等，并按规定规程进行校正，校正记录列入具体验证方案的附件中。

1.7.3.2　设备的安装确认。

1.7.3.3　设备的运行确认。

1.7.3.4　设备的性能确认。

1.7.4　工艺验证

1.7.4.1　试产前 MO（Manufacturing Order 生产处方）和 MD（Manufacturing Direction 生产操作规程）的验证。

1.7.4.2　生产工艺的运行验证：通过试生产，制订现行 MO/MD。

1.7.4.3　产品工艺验证。

1.7.5　清洗验证

1.7.5.1　取样方法。

1.7.5.2　试验方法及检出限度。

1.7.5.3　验证的实施。

1.7.6　再验证

1.7.6.1　变更后的再验证。

1.7.6.2　定期的再验证。

1.7.7　回顾性验证

1.7.7.1　回顾性验证产品条件的选择。

1.7.7.2　以往生产历史数据的选择和评价。

以上验证内容涉及的质量标准要求等的评价，均应根据技术参数等做出评价，评价内容列入具体验证方案的附件中。

以上验证内容涉及的试验均应根据起草的操作规程逐条描述。内容包括试验条件；试验应达到的标准；试验步骤。

以上验证内容涉及的试验结果及评价记录均应列入具体验证方案附件中。

1.8　拟订验证周期：验证项目小组根据验证结果或其他具体情况拟订验证周期，拟订的验证周期列入具体验证方案附件中。

1.9　完善操作规程：验证项目小组根据验证结果或其他具体情况完善、确定与验证对象有关的操作规程，以标准文件的形式编制。

1.10　验证结果评定与结论

1.10.1　验证项目小组负责收集各项验证、试验结果记录、起草的相关操作规程，报验证领导小组。

1.10.2　验证领导小组负责对验证结果进行综合评审，做出验证结论，发放验证证书，确认验证对象的验证周期。对验证结果的评审应包括：

1.10.2.1　验证试验是否有遗漏。

1.10.2.2　验证实施过程中对验证方案有无修改，修改原因、依据以及是否经过批准。

1.10.2.3　验证记录是否完整。

1.10.2.4　验证试验结果是否符合标准要求，偏差及对偏差的说明是否合理，是否需要进一步补充试验。

1.11　验证方案的封面标准格式（表 10-1）。

表 10-1　　　　　　　　　　　验证方案的封面标准格式

验证项目				
方案编号				
起草人		制作备份		
审核	部门	意见	签名	日期
批准	总工程师			
执行日期				
发送部门				

2　验证报告的编制

2.1 验证方案实施工作完成以后，验证项目小组应编制一份验证报告。

2.2 验证报告是以一个简要的技术报告的形式来汇总验证的结果，并根据验证的最终结果做出结论的文件。验证报告便于以后的验证管理或供新的技改项目参考。

2.3 在准备验证报告时，应当按照验证方案的内容认真加以核对和审核。

2.3.1 检查主要的验证试验是否按计划完成。

2.3.2 检查验证方案在实施过程中有否修改，修改的理由是否明确并有批准手续。

2.3.3 重要试验结果的记录是否完整。

2.3.4 验证结果是否符合设定的标准，对偏离标准的结果有否作过调查，是否有适当解释并获得批准。

2.4 核对和审核无误后，必须按统一的格式编制。

2.4.1 封面格式统一：封面内容包括验证文件的编号、文件具体名称、起草人、审阅会签人、批准人、批准日期、发送部门。具体见验证报告的封面标准格式。

2.4.2 目录：逐条列出报告包含的内容。

2.4.3 概述：概述验证报告的依据（即对应的验证方案），验证实施情况概要及必要说明等。

2.4.4 验证结果小结（与方案一一对应）

可接受标准。

数据统计。

将可接受标准与数据统计结果做比较，分别得出合理的验证结论。

2.4.5 验证结论。

2.5 总体评价：验证报告由验证领导小组成员审核，组长批准。

2.6 验证报告封面标准格式（表 10 - 2）。

表 10 - 2　　　　　　　　　验证报告封面标准格式

验证项目				
报告编号				
起草人			制作备份	
	部门	意见	签名	日期
审核				
批准	总工程师			

二、验证工作管理

目的：建立验证工作管理规程，规定了验证的定义、分类、验证管理的组织机构及职责，验证实施的时间要求，验证的一般步骤，验证文件的管理、验证的变更与重新验证。

范围：适用于本公司所有验证的管理。

职责：有关部门负责本规程的实施。

1　验证定义

1.1　验证是证明任何程序、生产过程、设备、物料、活动或系统，确实能达到预期结果的有文件证明的一系列活动。

1.2　在药品生产中，验证是指用以证实在药品生产和质量控制中所用的厂房、设施、设备、原辅料、生产工艺、质量控制方法以及其他有关的活动或系统确实能达到预期目的的有文件证明的一系列活动。

2　验证的分类：以验证的内容可以分以下四大类。

2.1　设备及公用工程系统验证，详见《设备及公用工程系统验证管理规程》。

2.2　工艺验证，详见《工艺验证管理规程》。

2.3　清洁验证，详见《清洁验证管理规程》。

2.4　检验方法验证，详见《检验方法验证管理规程》。

3　组织机构及职责

3.1　验证委员会

3.1.1　组成

3.1.1.1　主任：质量副总经理（质量授权人）。

3.1.1.2　成员：质量保证部经理、生产技术部经理、设备工程部经理、采购部经理、QC 室主管、QA 主管、各车间主任。

3.1.2　验证委员会职责

3.1.2.1　负责验证管理的日常工作及公司内验证工作总的调度协调及总结工作。

3.1.2.2　负责验证任务下达及验证小组的确立工作。

3.1.2.3　负责制订验证计划及组织验证方案的审核、批准工作。

3.1.2.4　负责组织验证报告的评价工作。

3.1.2.5　负责验证周期的确定工作。

3.1.2.6　负责发放验证证书。

3.2　质保部、验证项目小组是管理验证工作的常设职能机构。验证项目小组负责确定验证项目、起草验证方案，并协助验证委员会制订验证计划。

3.3　验证中各部门的责任

3.3.1　质保部的职责

3.3.1.1　负责协助验证项目小组组织起草验证方案。

3.3.1.2　负责组织对验证方案的审核、会审后组织会签。

3.3.1.3　负责起草验证工作管理规程。

3.3.1.4　负责组织对有关验证人员的培训、考核工作。

3.3.1.5　负责组织验证报告的会审、会签。

3.3.1.6　负责组织对验证结果的回收和归档工作。

3.3.1.7　负责组织实施验证方案。

3.3.1.8　参加验证方案的会审、会签。

3.3.2　QC 室职责

3.3.2.1　负责检验仪器验证方案起草及实施。

3.3.2.2　负责验证过程中检验的准备、测试工作。

3.3.2.3　为验证结果出具检验报告单。

3.3.2.4　参加验证方案的会审、会签。

3.3.2.5　参加验证报告的会审、会签。

3.3.3　生产技术部的职责

3.3.3.1　负责协助验证项目小组确定验证项目，组织实施验证方案。

3.3.3.2　参加验证方案的会审、会签。

3.3.3.3　负责组织协调验证方案的实施。

3.3.3.4　负责协助验证委员会指定参加验证的人员。

3.3.3.5　提供产品的全部生产工艺和技术参数。

3.3.3.6　负责组织起草工艺验证方案，并组织实施工艺验证。

3.3.3.7　参加验证报告的会审、会签。

3.3.4　设备工程部的职责

3.3.4.1　负责协助验证项目小组确定验证项目，组织实施验证方案。

3.3.4.2　参加验证方案的会审、会签。

3.3.4.3　负责验证过程中有关仪器仪表及计量器具的校验工作。

3.3.4.4　负责验证过程中所有设备设施的安装、调试、校验及维护保养和操作培训，技术服务，技术支持，并建立设备档案。

3.3.4.5　负责起草设备验证方案，并组织实施设备验证方案。

3.3.4.6　配合生产部起草系统验证方案，并协助组织实施。

3.3.4.7　起草设备操作、清洗、维护保养标准操作规程及相关记录。

3.3.4.8　参加验证报告的会审、会签。

3.3.5　生产车间的职责

3.3.5.1　负责协助验证项目小组确定验证项目，组织实施验证方案。

3.3.5.2　起草岗位标准操作规程。

3.3.5.3　参加验证方案的会审、会签，实施验证并同时培训、考核人员。

3.3.5.4　安排实施验证方案，同时进行有关验证。

3.3.5.5　参加验证报告及结果的会审、会签。

3.3.6　采购部的职责

3.3.6.1　参加相关验证方案的会审、会签。

3.3.6.2　负责为验证过程提供物质支持。

3.3.6.3　参加相关验证报告的会审、会签。

3.3.7　人力资源部的职责：负责与协调验证有关的培训，并为培训提供相应的资源，提供合格的验证人员。

4　验证的原则

4.1　切合实际，验证项目完整。

4.2　符合《药品生产质量管理规范》的规定。

5　验证的依据

5.1　国家的法规标准。

5.2　企业有关的文件标准。

6　验证的方式

6.1　前验证

6.1.1　定义：前验证是正式投产前的质量活动。系指新产品、新工艺、新设备在正式投入生产使用前，必须完成并达到设定要求的验证。

6.1.2　适用范围

6.1.2.1　有特殊质量要求的产品。

6.1.2.2　靠生产控制及成品检验，不足以确保重现性的工艺或过程。

6.1.2.3　产品的重要生产工艺或过程。

6.1.2.4　历史资料不足，难以进行回顾性验证的工艺或过程。

6.1.3　新设备使用前要进行的项目

6.1.3.1　安装时设备适应性的确认。

6.1.3.2　运转性能适应性的确认。

6.1.3.3　实际生产规模的确认。

6.1.4　使用原有设备生产新品种前要进行的项目

6.1.4.1　运转性能适应性的确认。

6.1.4.2　实际生产规模的确认。

6.1.5　设计生产规模的确认

6.1.5.1　根据运转性能适应性的确认结果，设定生产条件，再进行实际生产规模的确认，并要对中间产品及产品的质量是否能达到预期要求的结果进行确认。

6.1.5.2　在每批产品数量上如无已知的可能影响产品质量的前提下，要按

300

预想的生产规模进行 3 批的全批量生产，并且 3 批必须达到全部所要求的结果，若有 1 批不合格时，经改善后追加 3 批进行再验证。

6.1.5.3　取得生产许可前的实际生产规模的确认时，如每年生产不足 3 批时，可减少每批的生产数量进行 3 批的确认，当扩大生产批量时，需进行再验证。

6.1.6　前验证的先决条件

6.1.6.1　配方的设计、筛选及优选确已完成。

6.1.6.2　中试性生产已经完成，关键工艺及工艺变量已经确定，相应的参数的控制限度已经摸清。

6.1.6.3　已有产品及生产工艺方面的详细技术资料，含文字记载的产品稳定性考查资料。

6.1.6.4　至少完成一个批次的试生产，从中试放大至试生产没有出现过明显"数据飘移"现象。

6.1.6.5　前验证对新产品、新工艺、新处方和新设备来说是产品开发计划的终点及常规生产的起点，对新产品、新工艺验证前相应的控制限度、关键工艺以及试生产中各种数据及资料已摸清。

6.2　同步验证

6.2.1　定义：同步验证是指生产中在某项工艺运行的同时进行的验证。用实际运行过程中获得的数据作为文件的依据，以此证明该工艺达到预期要求。

6.2.2　适用范围：这种验证方式适用于对所验证的产品工艺有一定的经验，其检验方法、取样、监控措施等较成熟。同步验证可用于非无菌产品生产工艺的验证，可与前验证相结合进行验证。

6.2.3　同步验证的先决条件

6.2.3.1　有完善的取样计划，生产及工艺条件的监控比较充分。

6.2.3.2　有经过验证的检验方法，方法的灵敏度及选择性比较好。

6.2.3.3　对所验证的产品或工艺已有相当的经验及把握。

6.2.4　同步验证的实施，要按照有关规定的方法，确定实施时间、项目、周期，此时可将生产管理记录等 GMP 相关记录用于验证资料。

6.3　回顾性验证

6.3.1　定义：指以历史数据的统计分析为基础，旨在证实正常生产的工艺条件适用性的验证。

6.3.2　适用范围：这种方式通常用于非无菌产品生产工艺的验证。以积累的生产、检验和其他有关历史资料为依据，回顾、分析工艺控制的全过程、证实其控制条件的有效性。

6.3.3　先决条件

6.3.3.1　批次应达到连续 20 批，如达不到，应说明理由。

6.3.3.2 有以数值表示的、可以进行统计分析的检验结果，且检验方法已经通过验证。

6.3.3.3 有完整的批生产记录（包括批包装记录），记录中工艺条件记录明确，未进行过变更，并有关于偏差的分析说明。

6.3.3.4 有关的工艺变量是标准化的，并一直处于控制状态，如原料标准、洁净区级别分析方法、微生物控制等。

6.3.4 回顾性验证对象

6.3.4.1 已经得到生产许可的产品没有进行前验证的要对过去的试验检查数据及生产记录进行统计分析，做出生产管理和质量管理的实际情况判定。

6.3.4.2 如在重新许可前，现有的实际生产情况较少，不能进行统计和分析时，要使用类似处方的回顾性验证结果作代替，待积累的数据十分充足时，再进行回顾性验证。

6.4 再验证

6.4.1 定义：再验证是指对产品已经验证过的生产工艺、关键设施及设备、系统或物料在生产一定周期后进行的重复验证。

6.4.2 适用范围

6.4.2.1 关键工艺、设备、程控设备在预定生产一定周期后。

6.4.2.2 影响产品质量的主要因素，如工艺、质量控制方法、主要原辅材料、与药品直接接触的包装材料、主要生产设备、生产环境（或厂房）生产工艺、检验方法或其他因素发生改变时。

6.4.2.3 批次量有数量级的变更。

6.4.2.4 趋势分析中发现有系统性偏差。

6.4.2.5 政府法规要求。

6.4.3 定期验证有些关键工艺由于期限对产品的安全性起着决定性的作用，在设备及规程没有变更情况下也要求定期进行再验证。

6.4.3.1 计量仪器的定期验证：根据计量仪器校正要求，称量器、温度计、压力计、计时器、真空计等。

6.4.3.2 设备的定期验证。

6.4.3.3 环境的定期验证。

6.4.3.4 水处理系统的验证。

6.4.3.5 通过同步验证或者回顾性验证发生异常时，需要检查定期验证项目，方法标准进行重新考虑，修改后进行再验证。

7 验证程序

7.1 验证计划：由验证委员会人员起草验证项目计划书。一式两份，一份由质量保证部存档。一份下达至验证项目小组。

7.2 验证项目计划书内容至少包括验证对象、验证方法、验证项目小组成员、期待结果，实施时间、起草人、审核人、批准人及时间。

7.3　验证方案的制订：由验证项目小组组长组织相关人员起草验证方案，经验证委员会审核并做出可否的判定。

7.4　验证方案基本内容：项目名称和文件编码、方案制订人、制订日期、方案审核人、审核日期、方案批准人、批准日期、概述、验证目的、验证方法、采用文件、控制标准、验证步骤、再验证周期、验证结果记录。

7.5　组织实施：各项验证工作由验证项目小组组长组织验证小组成员根据验证方案所规定的方法、步骤、标准具体实施，在验证过程中应做好验证记录，填写验证报告。

8　验证文件内容：验证项目计划书、验证方案、验证记录、验证报告、验证证书。

9　实施办法

9.1　由验证小组组长按验证方案组织实施验证。

9.2　由验证小组组长对验证有关人员进行培训，理解验证方案。

9.3　由验证小组组长制订验证的进度安排。

9.4　设备工程部、采购部负责验证过程的物质准备。

9.5　由验证小组成员填写验证记录，由验证组长填写验证报告，并做出可否的评价与建议并签字。

9.6　由验证小组组长拟定日常监测项目及周期。

9.7　验证报告由质量保证部经理进行审核并签字。

9.8　验证证书由验证委员会主任批准并签名。

10　验证文件管理

10.1　验证文件编写格式见《验证文件编制管理规程》。

10.2　验证文件编码见《文件编码管理规程》。

10.3　文件管理的要求

10.3.1　具有一定的系统性：验证资料由验证小组负责人整理后送质量保证部统一整理，交档案室归档，按四类归档永久性保存，要建立目录索引以便于查找。

10.3.2　具有一定的保密性：归档后的资料由质量保证部综合员管理此类文件，查阅此文件要经质量副总经理批准，方可供查阅并记录。

10.3.3　保存验证方案、验证记录、验证报告、验证证书等，都按永久性文件保存。

11　验证结果评价

11.1　验证必须按验证方案执行。

11.2　验证结果必须符合标准要求。

12 变更与重新验证：不管是哪一项验证，一旦验证过程进行并且符合要求，该项目内容不得随意变更。如果需要对已验证对象进行变更，必须执行《变更处理管理规程》，进行全面评价，并由质保部确定是否需要重新验证。

三、验证资料管理

目的：建立一个规范的验证资料管理规程。

范围：本规程适用于验证资料管理。

职责：所有参与验证人员对本规程实施负责。

1　验证资料指与验证相关的资料，包括验证方案（按技术标准处理）、验证方案的实施、验证原始操作记录、验证检验记录、验证报告、验证领导小组意见、验证证书等。

2　在验证试验之前，验证负责人应设计相应的验证操作记录表格，在验证过程中的每一个记录，都属原始资料，应妥善保存。

3　归档时，应按下述程序装订（图 10 - 1）。

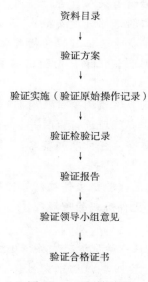

资料目录

↓

验证方案

↓

验证实施（验证原始操作记录）

↓

验证检验记录

↓

验证报告

↓

验证领导小组意见

↓

验证合格证书

图 10 - 1　归档过程

4　验证资料归档后，由验证负责人交档案室，按永久性技术资料保存，不得任意销毁。

5　验证资料属秘密资料，公司内有关人员经批准后可以查阅，但不得复印、外借。

四、再验证管理

目的：建立一个规范的再验证管理规程。

范围：本规程适用于再验证管理。

职责：QA 人员对本规程实施负责。

1　风系统验证，周期定为一年，验证内容以沉降菌、尘埃粒子、噪声、风速、风压等净化空调系统的可信性为主。对净化送风系统的设计、安装确认不再进行验证。

2　工艺验证和产品再验证在生产条件，工艺发生变化时，应及时进行验证。

3　设备的再验证，应每年进行一次，着重对设备性能进行测试，用试验数据来证明设备的可信性。对设备的设计、选型、安装确认不再重新验证。

4　纯化水系统再验证，每年进行一次。以确保生产工艺用水的可靠性。

5　再验证因以下因素需及时组织再验证。

5.1　政府法规要求。

5.2　影响产品质量的主要因素发生变动时，如工艺、质量控制方法，主要原辅料，设备及生产介质发生变化时。

5.3　生产一定周期后。

五、验证证书管理

目的：建立一个规范的验证证书管理规程。

范围：本规程适用于验证证书管理。

职责：验证人员对本规程实施负责。

1　验证证书是工艺设备、设施、产品及检验方法的确认标志，发放时必须坚持不验不发，先验后发的原则。

2　验证证书由验证领导小组通过对验证报告的审查确认，准予发给验证证书，经总工程师签发后生效，其他人无权签发。

3　验证证书有效期通常为 1 年，超过 1 年后，应由验证领导小组重新组织有关人员进行再验证，待再验证合格后，方可重新发给证书。

4　在发放新证书时，同时收回旧的证书，不得新旧证书同时出现在现场。

六、生产工艺的验证

目的：通过工艺验证的有效实施，考察工艺过程是否能始终如一地生产出符合质量标准的产品。为工艺规程定稿提供依据。

范围：本规程适用于公司所有产品生产工艺的验证。

1　生产副总组织与协调，制订验证计划，协助起草验证方案，监督验证的实施，对验证过程进行有效监控。

2　质保部 QA：负责验证工作的偏差组织调查，并提出偏差处理意见；对验证文件进行归档管理。

3　质保部 QC：负责工艺验证中的取样检验，并出具准确的检验报告。

4 工程部：协助工艺验证的实施的同时，对设备进行性能确认。

5 生产部：负责工艺验证方案的起草，相关验证的实施，并负责起草变更后的工艺再验证方案。

6 物料部：负责供应符合质量标准的物料。

7 质保部部长：组织验证方案和验证报告的会签；审核验证文件，并对验证过程的偏差处理进行审核。

8 质量授权人：批准验证文件。

8.1 工艺验证（PV）定义：工艺验证是证明使用某一特定的设备，采用一个特定的工艺过程始终如一的生产出符合质量标准的产品的过程，是通过对一些关键的产品多次取样并进行检验分析进行实施的。

8.2 工艺验证的目的：是证实某一工艺过程确实能稳定生产出符合预定规格及质量标准的产品。即通过验证，证明被验证的产品工艺处于"受控"状态。

8.3 验证的组织和按《验证管理规程》执行。

8.4 工艺验证的实施前提：工艺验证的实施是建立在设备验证及检验方法验证合格的基础上进行的。为了保证工艺验证结果的重现性及稳定性，工艺验证应至少实施三批，三批验证条件应完全一致。验证工作完成并结果合格后，已验证的产品才能安排连续生产。工艺验证实施前应做好以下工作：

8.4.1 制订工艺流程（包括工艺步骤及关键工艺参数的确定）。

8.4.2 批生产记录的评审。

8.4.3 标准操作程序确认。

8.4.4 设备验证状态确认。

8.4.5 计量器具校验结果确认（确保校验结果合格）。

8.4.6 确认所有关键中间产品和成品的质量标准。

8.4.7 确定取样计划（包括取样时间、取样位置、取样量、取样器具等）。

8.4.8 确定检验方法。

8.4.9 原料、辅料、包装材料确认。

8.4.10 确认验证条件。

8.5 验证程序照《验证管理规程》执行。

8.5.1 验证时间：在以下情况下需实施工艺验证。

8.5.1.1 新产品开始进行批量生产。

8.5.1.2 已有产品改变批量。

8.5.1.3 关键工艺步骤发生变化。

8.5.1.4 处方构成变化。

8.5.1.5 重要材料改变（产地、规格等）。

8.5.1.6 设备改变（与产品质量有关的设备）。

8.5.1.7 通过产品年度回顾，对现行工艺过程产生疑问时。

8.5.1.8　趋势分析中发现有系统性偏差。

8.5.2　工艺验证与工艺试验的区别：工艺验证于工艺试验是产品开发中两个不同阶段，总目标一致，阶段目标不一样（表 10 – 3）。

表 10 – 3　　　　　　　　　　工艺验证与工艺试验的区别表

类别	时段	内容	目的
工艺试验	工艺开发过程中	工艺条件的优选试验	确定最佳工艺
工艺验证	正式投产前	工艺条件的稳定性考察	证实设定的工艺条件稳定、可靠

8.5.3　工艺验证方式与条件：前验证、同步验证、回顾性验证和再验证。

8.5.3.1　前验证

a. 对新产品来说，前验证是产品开发的终点，正式生产的起点，是较全面的验证，也是最基本的验证，一般对生产要求高的如无菌制剂或历史资料不足的产品采用前验证。

产品要求高或有特殊质量要求的产品；靠生产控制或成品检验不足以确保重现性的工艺过程；缺乏历史资料的新产品、新工艺等。

b. 步骤

预验证：先以草拟的工艺规程中试，试生产的（中间）产品进行稳定性试验考察产品质量稳定，确认工艺条件的合理性。

运行验证：依据中试和产品质量情况，确定商业批次的试生产，确定现行工艺规程的适用性，试生产后（中间）产品进行稳定性试验，得出结论。

性能验证：试生产三批，验证现行工艺规程的可控性和重现性，必要时，调整有关工艺条件和参数，产品经稳定性试验，考察工艺条件的稳定性，得出结论；确立正式工艺规程，批准后，交付生产使用。

产品验证：针对产品，按其工艺流程进行全过程的系统验证。

8.5.3.2　同步验证：指生产工艺中某项工艺、产品等运行的同时进行验证。

a. 同步验证的条件：各环节生产操作的工序能力较充分，工艺的可控性和重现性好；生产条件较稳定，有相当的经验和把握；过程监控计划较完善；相关内容的验证结论稳定、可靠。

b. 步骤：同步验证可用于新产品和老产品的工艺验证和产品验证。

确定验证对象；确定验证的文件依据；确定变量标准及限度范围；确定试验项目、内容、数量、批次记录及记录方式；确定取样、检测、数据分析方式和方法；按规定进行验证试验，并记录；进行数据分析、结果、结论、评价等。

8.5.3.3　回顾性验证：指以历史数据的统计分析为基础，旨在证实正常生产的工艺条件适用性的验证。

a. 条件

历史资料较完整，能取得足够（一般不低于 20 批次）连续生产的批次或时间的数据。以选定的统计分析方法决定取样数量。取样数据应符合统计分析方法要求，如系统条件基本相同、应能反映数据的连续性。

有以数值表示的、可进行统计分析的检测结果。

产品的质量数据能确切地反映出相应的工艺条件。如含量对应混合的装量、时间，水分对应烘干的温度、时间、方式等。

有关工艺的变量是标准化的，且始终处于受控状态。

b. 步骤

确定验证对象；根据验证对象确定选用的历史资料（批生产记录、批检验记录、过程监控记录及其他等，资料按批、年、月、日、班等记录）。

按随机取样的原则及选用适宜的统计工具收集数据。

按规定方法进行数据汇总、整理。

按统计规律进行数据分析。

按判断原则得出结论。

结论按审核批准程序要求进行审批。

对整理的信息分析，进行改进、提高。

c. 再验证：实施再验证的情况照《验证工作管理规程》中相关项进行。

定期的再验证：一年

在有计划地进行再验证时，要注意以下几点：

产品处方、生产方法、批次规模、关键生产设备、内包装材料等有无变更，如有变更，是否履行了《变更处理管理规程》，并评价了其对产品的影响。

是否按计划适时进行了计量校验。

是否按计划进行了厂房、设施、设备的维修保养。

标准操作规程是否有适当的更新。

是否遵守了标准操作规程（包括清洁 SOP）。

提供产品的留样观察情况报告。

回顾性验证适用于产品生产工艺已经经过一定时间的连续生产，且生产批数不少于 20 批。

工艺采用回顾性验证时，工艺中灭菌效果、过滤效果必须是再验证，重新确认。

8.5.4　验证内容

8.5.4.1　验证方案、验证报告的内容除原则符合《验证管理规程》要求外，还应包含以下内容：

验证目的：通过工艺验证的有效实施，证实某一工艺过程确实能始终如一地生产出符合预定规格及质量标准的产品，为工艺规程定稿提供依据。

概述：简要说明验证产品信息，如处方、批量、工艺规程文件号、生产历史等。

工艺流程图：依据工艺规程绘制简要工艺流程图，为制订验证内容提供依据。

主要原料、辅料和包装材料：包括材料名称、规格、生产厂家及质量标准。

主要生产设备：包括设备名称、规格型号、生产厂家。

日常生产控制：依据工艺规程说明在正常生产过程中例行的控制。

验证项目：依据产品不同和工艺方法不同制订不同的验证项目。

执行的生产质量管理文件。

验证参数：如搅拌时间、转数、压片速度、充填速度与装量、灭菌时间温度等。

取样：详细说明验证过程中的取样方法、取样数量、取样时间及样品位置、必要时以图形表示，以便操作人员实施。

检验方法：详细说明检验方法，必要时说明检验依据。

接受标准：验证项目在日常生产工艺过程中有控制及标准，以此标准为接受标准；如日常无控制及标准，也无充分依据确定时，先进行预验证。

数据统计分析：包括验证项目，接受标准，实际验证结果及评价。

成品稳定性试验报告：以证明成品稳定性及包装材料的适用性。

8.5.4.2　验证报告内容

概述：说明验证实施的依据及实施过程执行情况。包括验证的批次、验证时间、验证产品批号等。

验证参数：列出验证中确认的工艺、设备等参数。

验证过程中形成的文件。

偏差与分析。

结论。

附件：验证记录结果及收集资料等。

验证证书。

8.5.5　验证产品放行：只有当全部验证结果满足验证可接受标准，验证报告经验证小组批准后，验证批产品方能按放行程序被放行。

8.5.6　验证偏差的处理、验证文件管理、验证的变更照《验证工作管理规程》执行。

9　附件：工艺验证报告具体格式如下。

9.1　引言

9.1.1　概述。

9.1.2　验证目的。

9.1.3　验证范围。

9.1.4　验证方案制订的依据。

9.1.5　验证制订详情。

9.2 验证结果评定与结论

9.3 风险评估

9.3.1 原辅料、包装材料的质量。

9.3.2 在车间原辅料、包装材料的储存、转移。

9.3.3 生产过程中的交叉污染风险。

9.3.4 规格风险。

9.3.5 设备或机器失灵风险。

9.3.6 人员出错的风险。

9.3.7 运输、储藏风险。

9.4 再验证

9.5 异常情况记录

七、分析方法验证和确认的管理

目的：明确分析方法的验证和确认的管理制度，确保检验结果的准确、可靠。

范围：适用于本公司化验室对原辅料，中间产品，中间过程控制和产品的理化分析方法的验证和确认；清洁验证方法的验证。

职责：质保部 QC 员、QA 人员、化验室主任、质保部负责人。

1 分析方法验证及确认工作职责分工

1.1 化验中心负责验证或确认方案的起草、验证或确认工作具体实施以及报告的填写。化验中心主任或其指定人员负责验证或确认方案、报告的审核，组织验证或确认工作的实施，对验证或确认工作中出现的问题及时纠正。

1.2 QA 负责验证或确认方案、报告的审核，监督确认工作实施，对确认工作中出现的问题提出改进意见并监督落实。确保分析方法验证或确认程序达到符合性要求，程序被遵照执行，并且方法的预定用途被有效地且以文件记录的数据所支持。质量管理部负责人负责验证或确认方案及报告的审核批准。

2 分析方法验证：药品质量标准分析方法验证的目的是证明采用的方法适合于相应检测要求。符合下列情形之一的，应当对检验方法进行验证。

2.1 采用新的检验方法。

2.2 检验方法需变更的。

2.3 采用《中华人民共和国药典》及其他法定标准未收载的检验方法。

2.4 法规规定的其他需要验证的检验方法。

3 需验证的分析项目有：鉴别试验、杂质定量检查或限度检查、原料药或制剂中有效成分含量测定，以及制剂中其他成分（如防腐剂等）的测定，药品溶出度、释放度等检查中的溶出量、含量均匀度。除此之外还有一些物理项目的检测如粒径分布、旋光度、熔点和硬度，其要求与其他检验项目有所不同，通常进行分析方法验证应有不同要求。

外观、崩解时限、密度、重量、pH、硫酸盐、灰分、装量不需要进行方法验证（表10-4）。

表10-4　　　　　　　　　　　不同的检验项目需要的验证不同

项目 内容		鉴别	杂质测定		含量测定及 溶出量测定
			定量	限度	
准确度		-	+	-	+
精密度	重复性	-	+	-	+
	中间精密度	-	+①	-	+①
专属性②		+	+	+	+
检测限（LOD）		-	-③	+	-
定量限（LOQ）		-	+	-	-
线性		-	+	-	+
范围		-	+	-	+
耐用性		+	+	+	+

注：①已有重现性验证，不需要验证中间精密度。

②如一种方法不够专属，可用其他分析方法予以补充。

③视具体情况予以验证。

④＋检验，－不检验。

4　检验方法验证评价项目

4.1　准确度：准确度是指用该方法测定的结果与真实值或参考值接近的程度，一般用回收率（%）表示。准确度应在规定的范围内测试。

4.1.1　含量测定方法的准确度

4.1.1.1　原料药可用已知纯度的对照品或供试品进行测定，或用本法所得结果与已知准确度的另一个方法测定的结果进行比较。

4.1.1.2　制剂可用含已知量被测物的各组分混合物进行测定。如不能得到制剂的全部组分，可向制剂中加入已知量的被测物进行测定，或用本法所得结果与已知准确度的另一个方法测定结果进行比较。

4.1.1.3　该分析方法已经测试并求出了精密度、线性和专属性，在准确度也可推算出来的情况下，这一项可不必再做。

4.1.2　杂质定量测定的准确度：可向原料药或制剂中加入已知量杂质进行测定。如不能得到杂质或降解产物，可用本法测定结果与另一成熟的方法进行比较，如药典标准方法或经过验证的方法。在不能测得杂质或降解产物的响应因子或不能测得对原料药的相对响应因子的情况下，可用原料药的响应因子。应明确表明单个杂质和杂质总量相当于主成分的质量比（%）或面积比（%）。

4.1.3 数据要求：在规定范围内，至少用 9 个测定结果进行评价。例如，设计 3 个不同浓度，每个浓度各分别制备 3 份供试品溶液，进行测定。应报告已知加入量的回收率（％），或测定结果平均值与真实值之差及其相对标准偏差或可信限。

4.2 精密度

4.2.1 精密度是指在规定的测试条件下，同一个均匀供试品，经多次取样测定所得结果之间的接近程度。精密度一般用偏差、标准偏差或相对标准偏差表示。

4.2.2 在相同条件下，由同一个分析人员测定所得结果的精密度称为重复性；在同一个试验室，不同时间由不同分析人员用不同设备测定结果之间的精密度，称为中间精密度；在不同试验室由不同分析人员测定结果之间的精密度，称为重现性。

4.2.3 含量测定和杂质的定量测定应考虑方法的精密度。

4.2.3.1 色谱法和其他分离方法，应附代表性图谱，以说明方法的专属性，并应标明诸成分在图中的位置，色谱法中的分离度应符合要求。

4.2.3.2 在杂质可获得的情况下，对于含量测定，试样中可加入杂质或辅料，考察测定结果是否受干扰，并可与未加杂质或辅料的试样比较测定结果。对于杂质测定，也可向试样中加入一定量的杂质，考察杂质之间能否得到分离。

4.2.3.3 在杂质或降解产物不能获得的情况下，可将含有杂质或降解产物的试样进行测定，与另一个经验证了的方法或药典方法比较结果。用强光照射、高温、高湿、酸（碱）水解或氧化的方法进行加速破坏，以研究可能的降解产物和降解途径。含量测定方法应比对二法的结果，杂质检查应比对检出的杂质个数，必要时可采用光二极管阵列检测和质谱检测，进行峰纯度检查。

4.3 重复性：在规定范围内，至少用 9 个测定结果进行评价。例如，设计 3 个不同浓度，每个浓度各分别制备 3 份供试品溶液，进行测定，或将相当于 100% 浓度水平的供试品溶液，用至少测定 6 次的结果进行评价。

4.4 中间精密度：为考察随机变动因素对精密度的影响，应设计方案进行中间精密度试验。变动因素为不同日期、不同分析人员、不同设备。

4.5 重现性

4.5.1 法定标准采用的分析方法，应进行重现性试验。例如，建立药典分析方法时，通过协同检验得出重现性结果。协同检验的目的、过程和重现性结果均应记载在起草说明中。应注意重现性试验用的样品本身的质量均匀性和储存运输中的环境影响因素，以免影响重现性结果。

4.5.2 数据要求：均应报告标准偏差、相对标准偏差和可信限。

4.6 专属性：专属性系指在其他成分（如杂质、降解产物、辅料等）可能存在下，采用的方法能正确测定出被测物的特性。鉴别反应、杂质检查和含量测定方法，均应考察其专属性。如方法不够专属，应采用多个方法予以补充。

4.7　检测限：检测限系指试样中被测物能被检测出的最低量。药品的鉴别试验和杂质检查方法，均应通过测试确定方法的检测限。常用的方法如下。

4.7.1　非仪器分析目视法：用已知浓度的被测物，试验出能被可靠地检测出的最低浓度或量。

4.7.2　信噪比法：用于能显示基线噪声的分析方法，即把已知低浓度试样测出的信号与空白样品测出的信号进行比较，算出能被可靠地检测出的最低浓度或量。一般以信噪比为 3:1 或 2:1 时相应浓度或注入仪器的量确定检测限。

4.7.3　数据要求：应附测试图谱，说明测试过程和检测限结果。

4.7.4　定量限：定量限系指试样中被测物能被定量测定的最低量，其测定结果应具一定准确度和精密度。杂质和降解产物用定量测定方法研究时，应确定方法的定量限。常用信噪比法确定定量限。一般以信噪比为 10:1 时相应浓度或注入仪器的量确定定量限。

4.8　线性

4.8.1　线性系指在设计的范围内，测试结果与试样中被测物浓度直接呈正比关系的程度。应在规定的范围内测定线性关系。可用一储备液经精密稀释，或分别精密称样，制备一系列供试样品的方法进行测定，至少制备 5 份供试样品。以测得的响应信号作为被测物浓度的函数作图，观察是否呈线性，再用最小二乘法进行线性回归。必要时，响应信号可经数学转换，再进行线性回归计算。

4.8.2　数据要求：应列出回归方程、相关系数和线性图。

4.9　范围：范围是指能达到一定精密度、准确度和线性，测试方法适用的高低限浓度或量的区间。范围应根据分析方法的具体应用和线性、准确度、精密度结果和要求确定。

4.9.1　原料药和制剂含量测定，范围应为测试浓度的 80%～120%。

4.9.2　制剂含量均匀度检查，范围应为测试浓度的 70%～130%，根据剂型特点，如气雾剂和喷雾剂，范围可适当放宽；溶出度或释放度中的溶出量测定，范围应为限度的 ±20%，如规定了限度范围，则应为下限的 -20% 至上限的 +20%。

4.9.3　杂质测定，范围应根据初步实测，拟订为规定限度的 ±20%。

4.9.4　如果含量测定与杂质检查同时进行，用百分归一化法，则线性范围应为杂质规定限度的 -20% 至含量限度（或上限）的 +20%。

4.10　耐用性：耐用性是指在测定条件有小的变动时，测定结果不受影响的承受程度，为使方法可用于常规检验提供依据。开始研究分析方法时，就应考虑其耐用性。如果测试条件要求苛刻，则应在方法中写明。典型的变动因素有：被测溶液的稳定性、样品的提取次数、时间等。液相色谱法中典型的变动因素有：

流动相的组成和 pH、不同厂牌或不同批号的同类型色谱柱、柱温、流速等。气相色谱法变动因素有：不同厂牌或批号的色谱柱、固定相、不同类型的担体、柱温、进样口和检测器温度等。经试验，应说明小的变动能否通过设计的系统适用性试验，以确保方法有效。

5 分析方法确认：药典方法和其他法定标准为验证过的分析方法，不需要验证，但需要通过方法确认来证明方法在本公司化验室条件下的适应性。

5.1 第一类方法，系指药品的主要成分或者成品药物的活性成分（包括防腐剂）的定量分析，此类方法需要评估专属性和精密度。

5.2 第二类方法，系指确定多数药品杂质或者成品药物的降解化合物的分析，此类方法需要评估精密度、专属性与定量限。

5.3 第三类方法，系指确定特征性能的分析步骤（如溶出、药品释放），此类方法需评估专属性与精密度。

5.4 第四类方法，系指鉴别检查，此类方法需要评估专属性。

5.5 第五类的方法，系指法定标准项下规定的检验方法的确认，如高效液相（气相）色谱条件与系统适用性试验，此类方法在每次试验时都应做方法的确认。

5.6 试验室日常测试操作步骤不需要进行方法确认，如（包括但不限于）干燥失重，炽灼残渣，各种湿法化学步骤如酸值和简单的仪器方法如 pH，除非有特殊要求。应对滴定分析、色谱分析（有关物质，含量分析，限度试验），分光光度分析（如紫外吸收系数法测定含量）等进行方法确认。

6 验证及确认方案：在验证或确认实施之前，应由验证或确认负责人（一般为 QC 主任）编写方案。方案要对验证或确认各个测试方法和要求进行规定。验证或确认方案一般要包括以下内容：

6.1 检验方法验证的基本内容：包括方案的起草及审批、检测仪器的确认、适用性验证（包括准确度试验、精密度试验、线性范围试验、选择性试验）和结果评价。

6.2 检验方法验证步骤

6.2.1 验证方案的建立

6.2.1.1 质量管理部负责安排有经验的技术人员起草。

6.2.1.2 根据产品的工艺条件、原辅料化学结构、中间体、分解产物查阅有关资料，提出规格标准，确定检查项目，规定杂质限度，即为标准草案。

6.2.1.3 根据质量标准草案确定检查和试验范围，对检验方法拟定具体操作步骤，最后上交验证小组经有关人员审批方可实施。

6.2.2 安装确认

6.2.2.1 仪器仪表校正。

6.2.2.2 再确认。

6.2.3　检验方法的适用性验证。

6.2.4　准确度试验

6.2.4.1　精密度试验。

6.2.4.2　线性范围试验。

6.2.4.3　选择性试验。

6.3　检验方法的评价及批准

6.3.1　安装确认及适用性试验结束后，应将数据资料进行汇总分析。

6.3.2　对检验方法做出正确评价，验证报告的说明及结论应简明扼要。

6.3.3　试验中的偏差应有适当的解释。

6.4　经过验证的方法应由有关领导批准后方可实施。

八、清洁验证

目的：为了证实与药品直接接触的生产设备按清洁程序完全执行后，将生产产品受到的微粒、微生物、药物残留物污染的影响减低到最少，以保证下批产品的疗效、质量和安全性。对于同一产品的专业设备，批与批之间的清洁以目检合格即可。若同一设备生产不同产品时，在更换品种时，清洁的效果必须用验证来确定。

范围：本规程适用于公司生产过程中与产品直接接触的设备设施、容器具、水系统清洁验证，包括目检、化学检验和微生物检验等内容。

生产部：负责根据验证计划制订生产用设备的清洁验证方案、组织实施并起草验证报告。

工程部：负责根据验证计划制订公用工程/设施的清洁验证方案、组织实施并起草报告。

质保部 QC 员：负责验证中的取样检验，并出具检验准确的检验数据。

质保部 QA 员：监督验证的实施，对验证过程的偏差组织调查，并提出偏差处理意见；对验证文件进行归档管理。

质保部部长：组织验证方案和验证报告的会签；审核验证文件，并对验证过程的偏差处理进行审核。

质量授权人：批准验证文件。

1　清洁方法的建立

1.1　清洁验证首先应明确清洁的方法、程序。清洁方法的关键点如下：

1.1.1　应明确清洁规程所适用的设备以及何种产品之间的更换使用，需列出该设备所涉及的产品名称。

1.1.2　在规程中应规定时间、日期、清洁频率，过程的最差条件。

1.1.3　清洁工具的使用规定。

1.1.4　清洁剂的选择，并应明确清洁剂在清洁各部的使用量。

1.1.5　明确设备的结构，找到最难清洁部位。

1.1.5.1　在系统中，管径较大的部位或由管径由大变小的部位，相对容易发生层流，较难被清洁。

1.1.5.2　对有多根平行管道尤其是管径不同的系统，因管道的流速变化、流量分配各不相同，通常将这些部位列位较难清洁部位。

1.1.5.3　综合而言，凡是死角、清洁剂不易接触的部位如带密封圈的管道连接处，压力、流速迅速变化的部位如有歧管或岔管处、管径由大变小处、容易吸附残留物的部位如内表面不光滑处等，都应视为最难清洁部位。

1.1.6　再污染的预防清洁后，明确储存期间的保护方法和最大储存时间。

2　清洁程序的要求：程序应包括以下内容。

2.1　设备的拆卸程度。

2.2　需进行清洁的部件及位置。

2.3　详细的清洁步骤（包括每一步骤所使用的清洁器具、时间要求等）。

2.4　清洗水及清洁剂的选择。

2.5　表明设备的清洁状况和有效期限。

2.6　清洁后的检查和设备清洁过期的处理。

2.7　清洁后设备的储存条件。

2.8　设备使用前的检查。

2.9　人员经过有效培训。

2.10　程序严格执行。

3　清洁验证的设计

3.1　最差条件：按最难清洁部位、最长储存时间、取样有效率等因素考虑，设计最差条件。

3.2　验证次数：必须经过连续三次成功的验证。

3.3　取样方法

3.3.1　棉球擦拭取样法（图10-2）

3.3.1.1　计算所要擦拭表面的面积。每个擦拭部位擦拭的面积应以获取的残留物的量在检测方法的线性范围内为原则。通常可取 $25m^2$ 或 $100m^2$。

3.3.1.2　用适宜的溶剂润湿药签，并将其靠在溶剂瓶上挤压以除去多余的溶剂。

3.3.1.3　将药签头按在取样表面上，用力使其稍弯曲，平稳而缓慢地擦拭取样表面。

图10-2　取样示意图

3.3.2　冲洗水取样

3.3.2.1　对非专用设备：

最后一次冲洗水中的活性成分（API）浓度必须小于等于根据人体接触计量限度（SEL）计算出来的允许残留浓度 ARL 值。

最后一次冲洗水中清洁剂（溶剂）的浓度必须小于等于药物评价部门规定的允许残留浓度 ARL 值。

3.3.2.2　对专用设备：最后一次冲洗水中清洁剂（溶剂）的浓度必须小于等于药物评价部门规定的允许残留浓度 ARL 值。

3.3.3　回收率试验：通过配制标准溶液，进行回收率试验（至少进行 3 次），计算回收率。回收率的大小表明了取样有效率的程度。

在清洁验证中，取样面积应乘以取样回收率。

3.4　可接受的标准：清洁验证的标准包括目测、化学残留和微生物残留。

3.4.1　目测标准：按制订的清洁程序严格执行后，设备表面应无可见异物、表面光洁，最后的洗涤水与清洗用水比较，应澄清、无明显色差。

3.4.2　化学残留标准

3.4.2.1　参照物质与最难清洁物质：通常的做法是从各组分中确定最难清洁（溶解）的物质，以此作为参照物质。如当存在两个以上活性成分时，其中最难溶解的成分即可作为最难清洁物质论处。

3.4.2.2　取样位置的确定：按设备结构、最差条件因素，选择取样位置；必要时应用图示表示。

3.4.2.3　残留限度的确定：接受的限度标准基于以下原则：分析方法客观能达到的能力，如浓度限度——百万分之十（10×10^{-6}）。

a. 生物活性的限度，如正常治疗剂量的 1/1000。

b. 以目检为依据的限度，如不得有可见的残留物。

最后一项是半定量标准，是限度标准的补充。

残留物浓度限度 10×10^{-6}。

一般说来，除非是高致敏性的药品，该限度是足够安全的，因此，可将其简化成最终淋洗水样品中残留物浓度限度为 10×10^{-6}。

$$则表面残留物限度：L = 10B/S_A \text{（mg/cm}^2\text{）}$$

式中　B——下批产品的生产批量（kg）

S_A——残留物最大总量/设备总内表面积（cm^2）

为确保安全，一般应除以安全因子 F，即得：

$$L = 10B/(S_A \times F)\text{（mg/cm}^2\text{）}$$

如取安全因子 $F = 10$，则 $L = 10B/S_A$（mg/cm^2）$= 10^3 B/S_A$（μg/cm^2）

对于确定设备，内表面积是定值，批量值应取最小批量，以获取最差情况下的表面残留物限度。

c. 生物学活性的限度（表 10 – 5）——最低日剂量的 1/1000。

高生物活性的药物宜使用本办法来确定残留物限度。

生物学活性的限度——最低日剂量（MTDD）的 1/1000 概念表解。

表 10 – 5　　　　　　　　　　　　　　　生物学活性的限度

A 产品	B 产品	备注
每日使用 1 ~ 5 片，每片 5mg 最低日治疗剂量：5mg × 1 片 = 5mg	每日使用 2 ~ 6 片，每片 0.5g 每日最多使用制剂数为 6 片，即 3g	最低日剂量的 1/1000 计算 5mg × 1 片 × 1/1000 = 5μg
A 产品为先加工产品，5mg 是成品中的主药含量	B 产品是后续加工产品	应控制限度： 5μg（A）/3g（B） = 1.7μg （A）/g（B）

清洁的目的是保证在使用产品 B 时，不出现 A 产品的生理作用。

最低日治疗剂量 = 每次给药片（粒）数 × 每片有效成分含量 × 每日最少给药次数

根据 MTDD 计算单位面积残留物限度的过程如下：

● 将相关设备生产的所有产品列表，在表中相应位置填写 MTDD（mg），最小生产批量 B（kg），单位制剂的质量 U_w（g）和每日最多使用制剂数 D_d。

● 计算设备内表面积 S_A（cm^2）。

● 确定特殊部位面积 S_{SA}（cm^2）。

● 取最小批量 B 为计算参数。

● 取上述 4 项中对应产品的单位制剂的质量 U_w（g）和每日最多使用制剂数 D_d 为计算参数。

● 计算该批产品理论成品数 $U = 1000BU_w$。

● 计算一般表面残留物限度 L_d。

$$L_d = 允许残留物总量 / 总表面积$$

$$允许残留物总量 = MTDD/1000 \times U \times 1/D_d$$

$$= MTDD/1000 \times 1000B/U_w \times 1/D_d$$

● 特殊表面残留物限度 $L_d = MTDD \times B/U_w \times 1/D_d \times 1/S_A \times 1000$（μg/cm^2）。

$$L_d = MTDD/D_d \times 1/S_{sA}（μg/cm^2）$$

设定取样有效率为 F，则：

棉签擦拭法　化学残留的可接受标准 = $F \times MTDD/1000 \times 1000B/U_w \times 1/D_d$

最终冲洗水法　化学残留的可接受标准 = $F \times 10ppm \times B /最终清洗水量 mL$

紫外可见分光光度计法可接受标准：评价水溶液成分（包括清洗剂）的潜在残留量，同时以冲洗用水为空白；检验方法：以冲洗用水为空白，以最终冲洗水为样品，在紫外－可见光区内某一波长处测定吸收度，$A_{样} \leqslant 0.05 \text{abs}$；具体的波长根据测试的活性物质性质而定。若产品质量标准中标明了规定的活性物质的检测波长，则采用该波长作为测试波长，若产品质量标准中未标明规定的活性物质的检测波长，则采用扫描的方法在不同波长处测试吸收值，将最大吸收值时的波长作为测试波长。

3.4.3 微生物残留

3.4.3.1 最终冲洗水取样：凡以水为清洗剂的可直接收取最后一次清洗水约 100mL 作试样，同时以冲洗用水为空白对照，排除生产用水的微生物污染。

非无菌制剂：$\leqslant 5 \text{cfu/mL}$

最终灭菌的无菌制剂：$\leqslant 10 \text{cfu/100mL}$

非最终灭菌的无菌制剂：无菌

3.4.3.2 棉签擦拭法的合适标准一般为：

非无菌制剂：$\leqslant 100 \text{cfu/棉签}$

最终灭菌的无菌制剂：$\leqslant 10 \text{cfu/棉签}$

非最终灭菌的无菌制剂：无菌

4 清洁验证方案制订的方法

4.1 产品分组：依据设备或管道用来生产的产品进行产品分组以确定同组产品清洁规程，并进行验证。产品分组的原则：

4.1.1 提取溶剂相同或相似。

4.1.2 在清洗溶剂中具有相同的溶解性。

4.1.3 类似的管理方法和危险水平。

4.1.4 使用类似的生产设备和管道。

4.1.5 类似毒性。

4.1.6 类似处方。

4.2 设备分组原则

4.2.1 证明清洁验证的等效性。

4.2.2 相同的几何形状。

4.2.3 相同的特性。

4.2.4 设备材料的构成相同或相似。

4.2.5 尺寸。

4.2.6 所生产的产品相同或相似。

4.3 绘制取样图。

4.4 清洁验证的检验方法。

5 检验方法对于分析物是特定的。

6 检验方法必须经过验证以证明

6.1 合适的取样方法。

6.2 有效的检验方法。

7 清洁验证方案的内容

7.1 设备鉴定。

7.2 清洁程序描述（流程描述或文件编号）。

7.3 验证的目的。

7.4 产品组及相关数据。

7.5 选择验证产品。

7.6 规定验证次数。

7.7 确定取样方法、取样工具、取样点（必要时应绘制图）。

7.8 确定检验方法、检验仪器。

7.9 确定可接受标准：设备验证需进行 3 次，以确认验证结果的重现性及稳定性。

8 清洗验证报告包括

8.1 清洁验证产品名称、批号、批次。

8.2 偏差分析与采取措施。

8.3 评价与建议。

8.4 结论、批准。

9 清洗程序的再验证

9.1 验证周期：一年。

9.2 经偏差变更评价分析，超出验证范围的，及时再验证。

九、设备验证方法管理

目的：建立一个规范的设备性能验证方法管理规程。

范围：本规程适用于设备验证方法管理。

职责：相关设备性能验证人员对本规程实施负责。

1 验证实际上是对验证对象的设计、安装、运行、检验以及性能确认的过程，主要有设计确认、安装确认、运行确认、校验和性能确认。

2 设计确认：设计确认是验证工作的基础，主要任务是确认设计方案、设备选型、设备结构、材质等是否符合 GMP 要求，是否与生产工艺相适应，控制性能是否达到要求。

3 安装确认：通过文件记录与现场检查，证明生产用的各种设备、设施的安装是否符合设计要求和安装工艺的要求。

4 运行确认：通过现场检查，分别对组成设备的各个部分，进行单机运行和设备整体运行试验，检查确认生产使用的各种设备的运行状态，是否符合设计要求和生产工艺需要。

5　校验：仪器、仪表的校验是验证工作的重要一环，通过具有校验资格的计量单位，按计量法要求进行仪器、仪表的校验，以证明仪器、仪表的准确性。

6　性能确认：在安装、运行确认的基础上，通过试验证明设备、设施与整个系统的联系效应与工艺要求的一致性，以及性能的重现性和稳定性。

十、验证组织机构及人员职责

1　组织机构

验证是综合性 GMP 管理基础工作，公司设验证领导小组，总经理任组长，质量负责人为副组长，质量管理部经理、生产技术部经理、工程部经理、物管部经理、QA 主管、QC 主管为组员，领导公司的验证工作。

具体验证项目实施时，成立验证工作小组，由该项目主要实施部门负责人或车间主任任组长，项目实施有关技术人员任组员，负责验证项目的实施。

2　人员职责

2.1. 总经理：主持验证工作的组织和实施，协调验证工作中各职能部门关系；审定和批准年度验证计划。

2.2. 质量负责人（质量副总经理）：主持验证工作的组织和实施，协调验证工作中各职能部门关系，审核验证方案，验证报告。负责验证的日常管理工作。

2.3. 质量管理部经理：负责组织质量管理部验证工作的实施；会签验证方案和报告。

2.4. 生产技术部经理：负责组织生产技术部验证工作的实施；会签验证方案和报告。

2.5. 工程部经理：负责为设备安装及验证工作中提供设备技术服务，负责组织对验证用仪器进行校验，负责责成专人起草设备预确认、安装确认、运行确认方案；组织设备安装确认、设备运行确认工作并做出报告，对有关人员进行设备操作、维护、保养方面的培训。会签验证方案和报告。

2.6. 物管部经理：负责验证所用材料的供应。会签验证方案和报告。

2.7. QC 主管：负责组织验证工作中取样、检验、环境监测等工作，负责起草检验方法、检验方案并组织实施；会签验证方案和报告。

2.8. QA 主管：负责年度验证计划的提出，负责组织验证过程中的监督、记录，负责组织验证记录的收集、整理，负责验证文件的初审。会签验证方案和报告。

任务三　压片机验证

药品生产最多的剂型是片剂，片剂由于计量准确、服用方便、易于携带等优点，逐渐占领固体制剂的半壁以上市场份额。压片机是实现药品片剂剂型的生产设备，了解了压片机的验证过程，就基本了解了所有制药的设备的验证过程，能达到举一反三的目的。

一、GZPL－680 高速旋转式压片机运行确认方案

GZPL－680 高速旋转式压片机运行确认方案见表 10－6。

表 10－6　　　　GZPL－680 高速旋转式压片机运行确认方案审批表

验证方案审核批准表

题目：GZPL－680 高速旋转式压片机运行确认方案

方案起草人：××		方案起草时间：2017 年 10 月 18 日	
验证小组成员		人员签名	会签时间
××		××	2017 年 10 月 20 日
××		××	2017 年 10 月 20 日
××		××	2017 年 10 月 20 日
××		××	2017 年 10 月 20 日
××		××	2017 年 10 月 20 日
××		××	2017 年 10 月 20 日
××		××	2017 年 10 月 20 日
××		××	2017 年 10 月 20 日
批准	质量负责人	××	2017 年 10 月 21 日

1　目的：按照设备的标准操作程序（草案）操作设备，并进行相关的测试，记录测试数据，以确认该设备符合生产商的设计要求和相关规定的要求，同时满足需方的生产工艺要求以及 GMP 要求。

2　范围：在安装确认完成后，对设备进行系统确认：设备的基本性能测试、系统控制测试、安全测试等，保证设备可以正常运行。

3　职责

3.1　验证小组

3.1.1　负责验证方案的审批。

3.1.2　负责验证的各项协调工作，以保证本验证方案规定项目的顺利

实施。

3.1.3　负责验证数据及结果的审核。

3.1.4　负责验证报告的审核。

3.1.5　负责验证周期的提出。

3.2　设备部

3.2.1　负责验证方案和验证报告的起草。

3.2.2　负责组织验证方案的实施。

3.2.3　负责仪器、仪表的校正，并出具合格证。

3.2.4　负责收集各项验证、试验记录，填报验证报告。

3.2.5　负责组织培训操作人员并做好培训记录。

3.3　生产车间

3.3.1　协助验证方案的实施。

3.3.2　负责指定设备的操作人员。

3.3.3　负责提供与设备性能确认有关的工艺参数。

3.4　质量管理部

3.4.1　负责对验证过程中的取样检验。

3.4.2　负责根据检验结果出具检验报告单。

3.4.3　负责组织验证小组对验证相关人员进行培训。

3.4.4　负责审核验证后的评价结果。

3.5　质量负责人

3.5.1　负责验证方案和验证报告的批准。

3.5.2　负责发放验证合格证书。

4　验证说明

4.1　设备概述：GZPL－680高速旋转式压片机放在1车间压片间使用，是一种旋转式、双工作通道、立式结构的高效压片专用设备，具有模块化结构设计，冲盘、轨道可更换，全伺服控制片重、片厚，效率高，与物料直接接触的设备材质为316L不锈钢、易清洗等特点。其工作流程由PLC按照预定的控制模型，通过人机交互（HMI）自动完成从物料到片剂成品的过程。

在压片过程中该设备还具有多种安全保护，自动润滑有防止润滑剂污染装置，主压轮、预压轮和填充装置伺服控制位移并在触摸屏上显示，产尘少，强迫加料装置、主电机和加料电机采用变频调速等特征。

4.2　文件确认：在运行确认开始前，必须保证该设备的安装确认完成，且符合要求，以保证在操作过程所测得的数据真实、准确可靠，有可操作性（表10－7）。

表 10 - 7 设备的安装确认完成文件确认

序号	文件名称	文件编号	存放位置	结果
1	安装确认报告单	AZB - 01	档案室	□是　□否
2	GZPL - 680 高速压片机使用和维护保养标准操作程序（草案）	SOP - WH - 01	档案室	□是　□否
3	GZPL - 680 高速压片机清洁标准操作程序（草案）	SOP - QJ - 01	档案室	□是　□否
4	设备使用日志	SB - SY - 01	档案室	□是　□否
5	设备维护保养记录	SB - WH - 01	档案室	□是　□否
6	设备使用说明书	SB - SMS - 01	档案室	□是　□否

结论和偏差分析：文件保存完整。

检查人/日期：×× 2017 年 10 月 21 日	审核人/日期：×× 2017 年 10 月 21 日

4.2.1 培训的确认：参与验证的所有人员必须经过培训，使验证工作顺利进行（表 10 - 8）。

表 10 - 8 验证的所有人员培训的确认

文件名称	培训人员签字	日期
GZPL - 680 高速压片机使用和维护保养标准操作程序（草案）	× ×	2017 年 10 月 23 日
GZPL - 680 高速压片机清洁标准操作程序（草案）	× ×	2017 年 10 月 23 日
设备使用说明书	× ×	2017 年 10 月 23 日

4.3 验证所需仪器的确认：在安装确认过程中用到的计量器具均应经过国家相关部门检定，并在有效期内且有合格证的计量器具，保证数据的可靠性和准确性（表 10 - 9）。

4.3.1 可接受标准：所有使用的计量器合格，并在有效期内。

表 10 - 9 计量仪器的确认

序号	计量器具名称	规格	计量编号	检定单位	有效期	结果
1	数字万用表	0 ~ 10Ω	1	××计量室	2017 年 8 月	□有　□无
2	兆欧表	10kV	2	××计量室	2017 年 8 月	□有　□无
3	温度表	0 ~ 100℃	3	××计量室	2017 年 8 月	□有　□无
4	湿度表	30% ~ 90%	4	××计量室	2017 年 8 月	□有　□无
5	游标卡尺	千分之一	5	××计量室	2017 年 8 月	□有　□无
6	百分表	4307250	6	××计量室	2017 年 8 月	□有　□无

结论和偏差分析：合格。

检查人/日期：×× 2017 年 10 月 22 日	审核人/日期：×× 2017 年 10 月 22 日

4.4　可接受标准和偏差处理

4.4.1　与设备使用说明书要求一致，并满足生产工艺要求和新版 GMP 要求。

4.4.2　当该方案无法实施或实际情况无法达到可接受标准后，应按照《偏差处理标准管理程序》分析偏差原因、提出改进措施，并进行偏差报告。

5.4　运行确认

5.1　运行前检查：检查操作间卫生情况是否符合要求，设备是否安装完成，设备安装确认报告是否齐全，操作人员是否已经经过培训，能熟练操作设备。

可接受标准：各项工作均已按照规定完成（表 10 – 10）。

表 10 – 10　　　　　　　　各项工作均已按照规定完成可接受标准

序号	检查内容	可接受标准	结果
1	安装确认工作是否完成	安装确认的各项工作均已完成	□是　　□否
2	检查操作间卫生是否清洁，是否有与生产无关的物料	操作间卫生清洁，与生产无关的物料全部清除干净	□是　　□否
3	检查水、电、气等公共系统工作是否正常，检查设备电源开关位置是否关闭	各项工作均正常	□是　　□否
4	检查各个附属设备是否安装到位	各附属设备正常工作	□是　　□否
5	检查压缩空气压力是否达到相应压力	压力正常	□是　　□否
6	按照该设备使用和维护保养标准操作程序和说明书安装压片模具	模具安装完成	□是　　□否
7	手动转动压片机，检查安装的模具是否有卡槽、碰撞现象	模具工作正常	□是　　□否
8	设备各个阀门是否正常	正常	□是　　□否
9	操作人员是否经过培训	均经过培训	□是　　□否

结论和偏差分析：按照规定完成。

检查人/日期：×× 2017 年 10 月 22 日	审核人/日期：×× 2017 年 10 月 22 日

5.2　控制系统的确认：接通电源，打开钥匙开关，设备 PLC 显示屏进入系统界面，输入用户名和密码后进入主操作界面，然后依次按下操作说明、设备状态、生产运行、机器参数按钮，检查其显示内容是否与设备使用说明书的描述一致。

可接受标准：所测的结果和设备使用说明书的描述一致（表 10 – 11）。

表 10 –11 所测的结果可接受标准

序号	检查内容	可接受标准	结果
1	操作说明	在显示器上显示的内容与说明书中描述相同	□相同　□不相同
2	设备状态		□相同　□不相同
3	生产运行		□相同　□不相同
4	机器参数		□相同　□不相同

结论和偏差分析：所测结果和设备使用说明书的描述一致。

检查人／日期：×× 2017 年 10 月 22 日	审核人／日期：×× 2017 年 10 月 22 日

5.3　各项功能键的确认：依次触摸主操作界面的各项功能键，检查其工作是否与说明书中描述的一致。

可接受标准：依次触摸以上列出的各个直接功能键，其可以按照说明书中的描述正常运行（表 10 – 12）。

表 10 –12 功能键的确认

序号	检查内容	可接受标准	结果
1	在生产运行界面中，触摸"运行"键，启动冲盘（逆时针转动）、加料器（逆时针转动）运行，设备平稳运行。	各个功能键与说明书中的描述一致	□是　□否
2	在生产运行界面中，触摸"停止"键，冲盘和加料器运转同时停止。		□是　□否
3	在生产运行界面中，触摸"点动"键，冲盘和加料器同时运转，手指离开该键后，冲盘和加料器同时停止。		□是　□否
4	在设备参数界面中，触摸"手动"键为绿色时，机器处于手动控制。		□是　□否
5	在设备参数界面中，触摸"自动"键为绿色时，机器处于自动控制。		□是　□否
6	在生产运行界面中，剔废键为蓝色时，剔废挡板处于正品位置；触摸"剔废"键为红色时，剔废挡板处于废品位置，为强制剔废。		□是　□否
7	在生产运行界面触摸"转台转速控制""升速▲"键后，转速和产量同时增加，最高转速为 80r/min，触摸"降速"键，冲盘转速降低，最低转速为 20r/min。		□是　□否
8	在生产运行界面触摸"加料器控制""升速▲"键后，加料器转速升高，最高转速为 80r/min；触摸"降速"键，加料器转速降低，最低转速为 0r/min；触摸"手动加料"键为红色时，转台不转动，加料器转动。		□是　□否

续表

序号	检查内容	可接受标准	结果
9	在生产运行界面中，触摸"填料深度""增加▲"键后，填充数值增大，增加填充量；触摸"填料深度""减少"键后，填充数值减少，减少填充量。	各个功能键与说明书中的描述一致	□是　□否
10	在生产运行界面中，触摸"预压深度""增加▲"键后，预压数值增大，预压力减少；触摸"预压深度""减少"键后，预压数值减少，预压力增大。		□是　□否
11	在生产运行界面中，触摸"主压深度""增加▲"键后，主压数值增大，主压力减少；触摸"主压深度""减少"键后，主压数值减少，主压力增大。		□是　□否

结论及偏差分析：正常运行。

检查人/日期：×× 2017 年 10 月 22 日	审核人/日期：×× 2017 年 10 月 22 日

5.4　安全防护的确认：测试设备控制系统的安全保护功能，保证其安全、有效，最大限度地减少操作人员的伤害。

可接受标准：设备实际显示情况与说明书中描述的内容一致（表10 – 13）。

表 10 – 13　　　　　　　　设备实际显示情况可接受标准

序号	检查内容	可接受标准	结果
1	将压片机运行过程中按下"紧急停止"按钮（电控柜左侧红色按钮），压片机立即停止运行，同时，屏幕自动弹出故障显示页，并显示电控系统故障并发出声音报警。	设备实际显示情况与说明书中描述的内容一致。	□是　□否
2	在待机状态下，拆下出片凸轮，屏幕自动弹出故障显示页，并显示下导轨未装故障同时发出声音报警。		□是　□否
3	在待机状态下，拆下下拉凸轮或装上其他规格下拉凸轮，屏幕自动弹出故障显示页，并显示下拉导轨不匹配故障同时发出声音报警。		□是　□否
4	在待机状态下分别开启左、右、前、后钢化玻璃门，屏幕自动弹出故障显示页，并显示门窗未关故障同时发出声音报警。		□是　□否

结论及偏差分析：设备实际显示情况与说明书中描述的内容一致。

检查人/日期：×× 2017 年 10 月 22 日	审核人/日期：×× 2017 年 10 月 22 日

5.5　冲盘转速的确认

5.5.1 启动压片机,在生产运行页中将压片机冲盘转速设置为最低速。

5.5.2 读取冲盘转速并记录在下表中。

5.5.3 使用测速仪测试压片机冲盘实际转速并记录在表 10 – 14 中。

5.5.4 将压片机控制系统显示的冲盘转速与仪器测量的冲盘转速相比较。

5.5.5 重复以上步骤,分别按最高转速的 50% 、80% 、100% 进行测试。

5.5.6 可接受标准:压片机控制系统显示转速与实测转速应保持一致。

表 10 – 14　　　　　　　　　　转速与实测转速

序号	显示转速	实测转速	可接受标准	结果
1	40r/min	40r/min	压片机控制系统显示转速与实测转速应保持一致。	□是　□否
2	64r/min	64r/min		□是　□否
3	80r/min	80r/min		□是　□否

结论及偏差分析:合格。

检查人/日期: × ×　2017 年 10 月 22 日	审核人/日期: × ×　2017 年 10 月 22 日

5.6 加料器的转速确认

5.6.1 启动压片机,在生产运行页中将加料器转速设置为最低速。

5.6.2 读取加料器转速并记录在下表中。

5.6.3 使用测速仪测试压片机加料器实际转速并记录在表 10 – 15 中。

5.6.4 将压片机控制系统显示的加料器转速与仪器测量的加料器转速相比较。

5.6.5 重复以上步骤,分别按最高转速的 50% 、80% 、100% 进行测试。

5.5.6 可接受标准:压片机控制系统显示的加料器转速与实测转速应保持一致。

表 10 – 15　　　　　　　　　　加料器的转速确认

序号	显示转速	实测转速	可接受标准	结果
1	40r/min	40r/min	压片机控制系统显示的加料器转速与实测转速应保持一致。	□是　□否
2	64r/min	64r/min		□是　□否
3	80r/min	80r/min		□是　□否

结论及偏差分析:合格。

检查人/日期: × ×　2017 年 10 月 22 日	审核人/日期: × ×　2017 年 10 月 22 日

5.7 参数调用功能:检查设备存储的生产参数是否可以正确调用,并正常运行。

可接受标准:存储的生产参数与被调用的参数一致(表 10 – 16)。

表 10 – 16　　　　　　　　　　　　**参数调用功能**

序号	检测内容	检测标准	结果
1	在生产运行界面中触摸"制剂参数表"键，选中表中一条记录后，按下"查看"，打开"参数记录"画面，可显示列表所选择制剂的各项参数。	存储的生产参数与被调用的参数一致。	□是　□否
2	在压片机空载条件下，选中某条"参数记录"后，按下"调入"键，则此制剂参数被调入工作内存，并在生产运行界面中显示；按下"关闭"键，则关闭参数记录画面。		□是　□否

结论及偏差分析：存储的生产参数与被调用的参数一致。

检查人/日期：×× 2017 年 10 月 22 日	审核人/日期：×× 2017 年 10 月 22 日

5.8　最差条件的确认（表 10 – 17）

5.8.1　在"生产参数"界面正确设置参数。

5.8.2　在第 1 号上冲头上贴一块胶布（或拆除 1 号上冲）。

5.8.3　将压片机设置为手动运行状态，记录 1 号冲头的压力显示值。

5.8.4　用压力测试仪检测 1 号上冲的压力值。

5.8.5　可接受标准：观察单值监视页面，显示冲头号为 1 号冲头的最大（小）值与实际情况一致。

表 10 – 17　　　　　　　　　　　　**最差条件的确认**

序号	项目	显示值	检测值	可接受标准	结果
1	1 号上冲的最大压力值	100kN	100kN	单值监视页中显示的 1 号冲头的压力最大（小）值与实际情况相符。	□是　□否
2	1 号上冲的最小压力值	80kN	80kN		□是　□否

结论及偏差分析：合格。

检查人/日期：×× 2017 年 10 月 22 日	审核人/日期：×× 2017 年 10 月 22 日

5.9　单值超差停机测试的确认：检测当单个冲头压力连续超出单值上（下）限并达到规定次数后，压片机是否自动停止运行。

可接受标准：观察单值监视页，当 1 号冲头超差次数达到规定超差次数后，压片机自动停止运行（表 10 – 18）。

表 10 – 18   单值超差停机测试的确认

项目	超差显示次数	实际次数	可接受标准	结果
在"生产参数"界面正确设置参数,然后在第 1 号上冲头上贴一块胶布(或拆除 1 号上冲),完成后将压片机设置为自动运行状态,开机运行,同时记录超差次数。	5	5	观察单值监视页,当 1 号冲头超差次数达到规定超差次数后,压片机自动停止运行。	□是 □否

结论及偏差分析:合格。

检查人/日期:×× 2017 年 10 月 22 日	审核人/日期:×× 2017 年 10 月 22 日

5.10   预设值产量的确认(表 10 – 19)

5.10.1   在"生产运行"界面触摸"预置产量"输入适当数值。

5.10.2   正确设置各项参数运行压片机,并记录设备显示值。

5.10.3   观察压片机生产的产品达到预置产量后是否会自动停止运行。

5.10.4   可接受标准:当压片机累计产量达到预置产量后,压片机自动停止运行。

表 10 – 19   预设值产量的确认

检测内容	设置值	显示值	可接受标准	结果
设置生产品种的预产量,并观察当设备生产量达到预产量后是否会自动停机。	24 万片/h	24 万片/h	当压片机累计产量达到预置产量后,压片机自动停止运行。	□是 □否

结论及偏差分析:合格。

检查人/日期:×× 2017 年 10 月 22 日	审核人/日期:×× 2017 年 10 月 22 日

5.11   打印功能的确认:开机进入生产界面后,进入生产参数界面,然后点击打印按钮,观察打印机是否启动。

可接受标准:打印机正常启动(表 10 – 20)。

表 10 – 20   打印功能的确认

检测内容	可接受标准	结果
在触摸屏上点击打印按钮后,设备的打印机是否启动。	打印机正常启动。	□是 □否

结论及偏差分析:打印机正常启动使用。

检查人/日期:×× 2017 年 10 月 22 日	审核人/日期:×× 2017 年 10 月 22 日

5.12　片重自动检测调整功能的确认（表 10 – 21）

5.12.1　在"生产参数"界面正确输入相关参数。

5.12.2　启动压片机为自动运行状态，进入主压力平均值监视页。

5.12.3　手动调整填充量，使主压力平均偏差在 1/2 标准偏差和 2 倍标准偏差之间。

5.12.4　观察压片机在生产运行时，当主压力平均值大于一定数值且在允许范围内，压片机是否有自动调整片重的功能。

5.12.5　再次手动调整填充量，同时开启自动剔废功能，使主压力平均偏差在 2 倍标准偏差和 3 倍标准偏差之间。

5.12.6　观察压片机在生产运行时，当主压力平均值大于一定数值且超出允许范围，压片机是否具有自动调整片重同时自动剔除废片的功能。

5.12.7　可接受标准：压片机自动调整填充量，使主压力平均值曲线回归至 1/2 标准偏差以内。

表 10 – 21　　　　　　　　　　片重自动检测调整功能的确认

序号	检测内容	设置值	检测值	可接受标准	结果
1	关闭自动剔废功能，观察压片机在生产运行时，当主压力平均值大于一定数值且在允许范围内，压片机是否具有自动调整填充量、改变片重的功能。	105kN	105kN	压片机自动调整填充量，使主压力平均值曲线回归至 1/2 标准偏差以内。	□是　□否
2	开启自动剔废功能，观察压片机在生产运行时，当主压力平均值大于一定数值且在允许范围内，压片机是否具有自动调整填充量、改变片重的功能，并能自动剔除废片功能。	105kN	105kN	压片机自动剔废并调整填充量，使主压力平均值曲线回归至 1/2 标准偏差以内。	□是　□否

结论及偏差分析：合格。

检查人/日期：×× 2017 年 10 月 22 日	审核人/日期：×× 2017 年 10 月 22 日

5.13　主压力平均值超差停机功能的确认（表 10 – 22）

5.13.1　在"生产参数"界面正确输入相关参数。

5.13.2　启动压片机为自动运行状态，进入主压力平均值监视页。

5.13.3 手动调整填充量，使其主压力平均值偏差在 3 倍标准偏差以外。

5.13.4 观察压片机在生产运行时，当主压力平均值超出允许范围后，压片机是否具有自动停机功能。

5.13.5 可接受标准：当压力超过自动调整范围后，压片机自动停机同时弹出故障显示页显示填充过大或过小。

表 10 – 22　　　　主压力平均值超差停机功能的确认

项目	设置值	检测值	可接受标准	结果
压片机在生产运行时，设置主压力值，当主压力平均值超出允许范围后，压片机是否具有自动停机功能。	110kN	110kN	压片机自动停机同时弹出故障显示页显示填充过大或过小。	□是　□否
结论及偏差分析：合格				
检查人/日期：×× 2017 年 10 月 20 日		审核人/日期：×× 2017 年 10 月 21 日		

5.14 稀油润滑系统自动润滑功能的确认

5.14.1 在润滑控制页中设置润滑间隔时间，记入表 10 – 23。

5.14.2 启动压片机进入自动运行状态，用秒表测试压片机稀油润滑泵两次工作间隔的时间，记入表 10 – 23。

5.14.3 重复以上步骤，分别设定不同间隔时间并测试、记录。

5.14.4 观察自动润滑泵，是否按照设定的间隔时间对各部位进行自动润滑。

5.14.5 可接受标准：压片机自动润滑系统设定的间隔时间与实际测试的间隔时间一致。

表 10 – 23　　　　稀油润滑系统自动润滑功能的确认

序号	检测项目	设置时间	检测时间	可接受标准	结果
1	设置自动润滑时间，启动压片机，观察其是否在规定的时间对设备自动进行润滑。	2017 年 10 月 21 日	2017 年 10 月 21 日	压片机自动润滑系统设定的间隔时间与实际测试的间隔时间一致。	□是　□否
2		2017 年 10 月 21 日	2017 年 10 月 21 日		□是　□否
3		2017 年 10 月 21 日	2017 年 10 月 21 日		□是　□否
结论及偏差分析：压片机自动润滑系统设定的间隔时间与实际测试的间隔时间一致。					
检查人/日期：×× 2017 年 10 月 22 日			审核人/日期：×× 2017 年 10 月 22 日		

5.15 压片机产量功能的确认

5.15.1 启动压片机，在生产运行页中将压片机冲盘转速设置为最低速。

5.15.2 读取冲盘转速并记录在下表中。

5.15.3 用以下公式计算压片机理论产量，并记录在表 10 – 24。

$$\text{理论产量} = \text{冲盘转速} \times \text{冲模数} \times 60 \times 2$$

5.15.4 将理论产量与压片机实际产量相比较。

5.15.5 重复以上步骤,分别按最高转速的 50%、80%、100% 进行测试。

5.15.6 可接受标准:压片机(显示)理论产量与实际产量应保持一致。

表 10 – 24　　　　　　　　压片机产量功能的确认

序号	检测内容	冲盘转速	理论产量	实际产量	可接受标准	结果
1	设置冲盘转速,观察压片机在运行时显示的产量与实际产量是否相一致	—	15~32 万片/h	16 万片/h	压片机(显示)理论产量与实际产量应保持一致。	□是　□否
2		—	15~32 万片/h	24 万片/h		□是　□否
3		—	15~32 万片/h	32 万片/h		□是　□否

结论及偏差分析:理论产量与实际产量应保持一致。

检查人/日期:×× 2017 年 10 月 21 日	审核人/日期:×× 2017 年 10 月 21 日

5.16 减载功能确认(表 10 – 25)

5.16.1 在"设备状态"界面中点击"减载"显示减载设置界面。

5.16.2 在减载界面中设置减载厚度 0.5mm,减载时间为 5s。

5.16.3 启动压片机,同时观察主压轮和预压轮。

5.16.4 在压片机运行时,触摸生产运行界面中"停止",同时观察主压轮和预压轮。

5.16.5 观察压片机在启动和停机时能自动增加主压和预压片厚、降低主压力和预压力。

5.16.6 可接受标准:压片机在启动或停止时,减载功能启动,主压轮和预压轮下降 0.5mm,主压力和压力下降约 30%,然后自动启动或停机。

表 10 – 25　　　　　　　　减载功能确认

检测内容	主压轮值	预压轮值	可接受标准	结果
观察压片机在启动和停机时能自动增加主压和预压片厚、降低主压力和预压力	12mm	12mm	压片机在启动或停止时,减载功能启动,主压轮和预压轮下降 0.5mm,主压力和压力下降约 30%	□是　□否

结论及偏差分析:合格

检查人/日期:×× 2017 年 10 月 21 日	审核人/日期:×× 2017 年 10 月 21 日

5.17 操作文件的确认:检查各个操作文件(草案)的适用性,并提出修改意见。

可接受标准:各个操作文件(草案)可行,适合操作人员操作设备(表 10 – 26)。

表 10 – 26 操作文件的确认

序号	文件类型	文件编号	可接受标准	批准日期	结果
1	GZPL – 680 高速旋转式压片机使用和维护保养标准操作程序	SOP – WH – 01	各个操作文件（草案）可行，适合操作人员操作、维护保养设备。	2017 年 10 月 21 日	□是 □否
2	GZPL – 680 高速旋转式压片机清洁标准操作程序	SOP – QJ – 01		2017 年 10 月 21 日	□是 □否
3	预防性维修计划	SB – WH – 01		2017 年 10 月 21 日	□是 □否

结论及偏差分析：适合操作人员操作。

检查人／日期：×× 2017 年 10 月 22 日	审核人／日期：×× 2017 年 10 月 22 日

6. 再验证周期。

7. 验证结论及评价批准。

二、生产车间甘草酸苷片工艺验证方案

生产车间甘草酸苷片工艺验证方案见表 10 – 27。

表 10 – 27 方案审批

起草人		起草人签名		起草日期	
审核部门		审核人姓名	审核人签名	审核日期	
质保部		××	××	2017 年 10 月 23 日	
生产部		××	××	2017 年 10 月 23 日	
采购部		××	××	2017 年 10 月 23 日	
财务部		××	××	2017 年 10 月 23 日	
办公室		××	××	2017 年 10 月 23 日	
工程部		××	××	2017 年 10 月 23 日	
批准人	××	批准人签名	××	批准日期：2017 年 10 月 25 日	
	××	批准人签名	××	批准日期：2017 年 10 月 25 日	

变更记录

文件版本号	变更时间	变更原因	变更内容
01		新起草文件	

1　验证目的：甘草酸苷片为公司已生产较长时间的产品，生产工艺较为稳定，且有定期再验证，为了完善验证方案和增加工艺控制能力，提高产品质量，以满足公司生产和 2015 版 GMP 要求，现在采取同步验证的方式，对连续三批产品生产的关键步骤和主要工艺参数进行确认，生产过程应没有出现不明原因的异常情况，生产过程中所控制的工艺参数，应稳定可靠地始终处于合格范围，所得产品应完全符合产品的法定质量标准，以证明该工艺能始终如一地生产出合格产品。

2　验证对象描述及范围

2.1　产品概述

性状：甘草酸苷片为红色薄膜衣片，除去薄膜衣后显白色。

适应证：用于治疗慢性肝病，改善肝功能。

规格：0.25g/片

有效期：36 个月

储藏：密封保存

执行标准：《中国药典》2015 年版第一增补本。

2.2　产品处方（表 10 - 28 ~ 表 10 - 30）。

表 10 - 28　　　　　　　　甘草酸苷片万片处方

物料名称	甘草酸苷片万片处方量	用途
甘草酸苷	0.025kg	活性成分
糊精	10kg	填充剂及黏合剂
淀粉	20kg	填充剂及崩解剂
硬脂酸镁	1kg	润滑剂
低取代羟丙甲纤维素	2kg	崩解剂及润滑剂
羧甲基纤维素钠	0.1kg	黏合剂

表 10 - 29　　　　　　　　黏合剂配方（甘草酸苷万片）

物料名称	处方量	用途
羧甲基纤维素钠	2kg	黏合剂有效成分
纯化水	10kg	黏合剂溶剂

表 10 - 30　　　　　　　甘草酸苷包衣液处方（甘草酸苷万片）

物料名称	处方量	用途
卡乐康 089	3kg	包衣液有效成分

2.3　工艺流程图（图 10 – 3）。

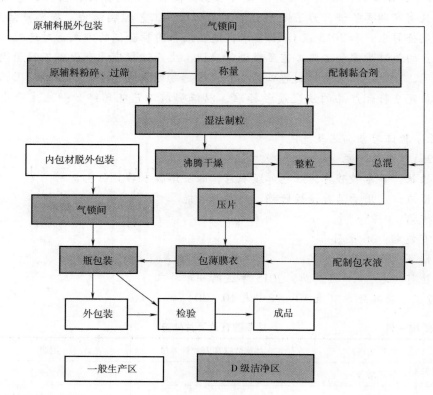

图 10 – 3　工艺流程

2.4　车间主要生产设备（表 10 – 31）。

表 10 – 31　　　　　　　　　　主要生产设备一览表

序号	设备编号	设备名称	规格型号	厂家名称	放置位置
1	GS01	湿法混合颗粒机	HLGS	北京航空工艺研究所	1 车间
2	GS01	沸腾干燥制粒机	FL120	重庆精工制药机械有限公司	1 车间
3	GS01	多功能整粒机	ZL768	北京航空工艺研究所	1 车间
4	GS01	提升式料斗混合机	TD80	浙江小伦制药机械有限公司	1 车间
5	GS01	旋转式压片机	680	北京翰林航宇科技发展有限公司	1 车间
6	GS01	高效包衣机	BGB – C	浙江小伦制药机械有限公司	1 车间
7	GS01	瓶装片剂胶囊自动生产线	ZJT – ZOB	北京翰林航宇科技发展有限公司	1 车间
8	GS01	全自动高速贴标机	LY – 2016	北京翰林航宇科技发展有限公司	1 车间
9	GS01	多功能药品自动装盒机	ZDH – 350	上海新顾德机械制造有限公司	1 车间

2.5　验证范围：生产车间甘草酸苷片工艺验证。

2.6　验证历史（表 10 - 32）。

表 10 - 32 验证历史回顾表

序号	历史回顾
1	2009 年，甘草酸苷片工艺验证。
2	2010 年，甘草酸苷片工艺再验证。
3	2013 年，甘草酸苷片工艺再验证。
4	2014 年 8 月，甘草酸苷片包衣工序验证，对包衣参数进行了调整。

2.7　甘草酸苷片工艺描述、关键工艺参数和验证项目

2.7.1　工艺描述

2.7.1.1　原辅料控制

物料进入洁净区：将所需物料乘电梯送到拆包间进行除尘脱去外包装，不能脱外包装的物料将外包装表面清洁干净，之后用 75% 的乙醇擦拭内包装进行消毒后方可进入气锁间，将物料码放整齐，打开紫外灯，进行紫外照射 30 分钟。

称量：操作人员按照备料工序操作规程，准确称量所需的每种物料。称量完成后将物料放入物料暂存间。

粉碎过筛：将甘草酸苷 0.25kg、淀粉 20kg 和糊精 10kg 各自平均分为 9 份。将每一份和糊精串研粉碎，粉碎机筛网为 80 目，每一份粉碎物分装入袋。

2.7.1.2　制粒

配制黏合剂 4.0%（体积分数）羧甲基纤维素钠的乙醇溶液：将 1kg 纯化水放入 L - 100 型配液锅加热至沸腾，将 0.1kg 羧甲基纤维素钠置于配液锅内，搅拌 15 ~ 20min 后，打开锅盖目视悬浊液状态，当分散均匀，无悬浮物和粉末时停止搅拌，再加入 1kg 未加热纯化水搅拌 3min，放至室温，加入 0.5kg 乙醇，搅拌均匀，称重，不足 5kg 时应加入乙醇至 5kg 备用。

湿法混合制粒：粉碎物与 2kg 低取代羟丙甲纤维素放入湿法混合制粒机中，开启搅拌 I 速 300s，300s 后自动停止搅拌。将称量好的 5kg 黏合剂倒入料斗中，再次启动搅拌 I 速，打开料斗球阀使黏合剂流入锅体。时间为 15 ~ 20s，完毕后，关闭球阀。启动切割 I 速，切割 120s，然后切换至搅拌 II 速及切割 II 速，搅拌电流至 34A 时停止。再启动搅拌 I 速和切割 I 速，搅拌电流指示为 23 ~ 25A 时停止搅拌和切割，将湿颗粒分装在不锈钢桶中转移至干燥工序，共制 9 锅。

2.7.1.3　干燥：将 1 锅湿颗粒倒入沸腾干燥制粒机中，用搅拌工具将湿颗粒平摊于流化床，按"上升"按钮，确认设备密闭后，设定进风温度 55℃，启动风机，打开"主加热"开关，打开"程序"，启动"鼓造"。进风温度达到

45℃时关闭"主加热",继续"鼓造",使颗粒被全部吹起来(呈"沸腾"状态),若颗粒无法呈现"沸腾"状态,需要停机翻转湿颗粒,重复上述过程直至颗粒被全部吹起来("沸腾"状态);启动"干燥"按钮,待程序自动停止。关闭风机,再关"程序",最后按"下降",将流化床拉出,收取干燥后的颗粒,移交整粒工序。共干燥9锅。从打开"主加热"开关,开始计时,干燥时间在(10±2)min 内,整个干燥过程中进风温度显示在 25~70℃,水分控制在 2%~4%。

2.7.1.4　整粒:选取16目的不锈钢筛网安装于多功能整粒机,启动多功能整粒机,加入干燥后颗粒进行整粒,保持加料斗维持在2/3的物料量。根据整粒后颗粒大小状况,调节运转速度400~900r/min范围内,颗粒较大时,选择较高的转速,颗粒较小时,选择较低的转速。

2.7.1.5　总混:将整粒完毕的颗粒称重标示,拉到总混车间,放置不锈钢地托上。先装入约1/2量的整粒后颗粒到提升式料斗混合机内,再加入1kg硬脂酸镁,然后加入剩余的约1/2量整粒后的颗粒,设定提升式料斗混合机转速6r/min,混合时间20min。

2.7.1.6　压片

计算应压片重:应压片重(g)= 颗粒产量÷(原料重量×原料含量×制粒收率÷0.25)

选取10mm浅弧冲头、冲模,依次安装冲圈、下冲、上冲、刮料器、料斗、真空上料器,按设备润滑要求加油,点动检查运转情况。点动运转无异常后,启动电源运行。

开始试压片。压片机侧面有6个调节手轮,从左到右分别调节右轨道的片重、预压力、片厚、左轨道的片厚、预压力、片重。以左边3个手轮为例,片重的调节就是充填深度的调节,顺时针转动片重增加,逆时针减轻;预压力调节是为了排除颗粒中的空气(一种药品规格只用调节一次);厚度的调节实质是压力大小的调节,通过调节片重的厚度来达到合格的硬度,顺时针压力增大,硬度增大,逆时针硬度减小。右边三个手轮调节情况与左边相反:片重的调节就是充填深度的调节,顺时针转动片重减小,逆时针增加;厚度的调节实质是压力大小的调节,顺时针硬度减小,逆时针增大。

设定压力上限:30kN;压片机速度范围:15~32万片/h,启动,连续从左右轨道各取至少65片素片,每片称重,做重量差异、硬度、脆碎度检查,各项指标检测合格后可开始正式压片。

压片试机各项检测合格后压片。操作人员定时检查素片外观和平均片重,取10片素片称重,平均片重检查标准:应压片重±3%,随时调节片重和压力,使符合规定。开始、每20min和结束时检查。随片重检查时检查素片外观,符合填"ok",出现问题应立即停机处理。

需要停机时，点击控制台显示屏上的"减速"，速度≤25 万片/h 再点击"停止"，再次启动点击"启动"，之后点击"加速"，直到正常的生产速度。当实际工作压大于设定值时，切断主机运行信号，机器制动。紧急停车按控制台右侧的红色按钮，要重新启动时，必须将控制台右侧已按下的红色按钮退出后方能启动电动机。

2.7.1.7　包衣

配制薄膜包衣液：配制前应核对物料品名、重量，无误后按以下方法分两次配制，配制方法：称取 3kg 纯化水倒入包衣液配置桶内，边搅拌边匀速加入 1kg 卡乐康089，待全部加入完毕，继续搅拌，使其充分溶解，搅拌应无固体悬浮物。将 2kg 纯化水加入到包衣混悬液中，搅拌溶液 20min。过 100 目不锈钢筛网，两次共得包衣液 5kg，备用。

安装包衣机喷雾系统，连接好喷液管与蠕动泵，在锅外试喷，保证喷液枪喷液顺畅。喷液到试验纸上（A4 白纸，距喷枪头 23～30cm），调节喷枪压力（雾化压力）和扇形压力（喷雾形状）使喷出的包衣液在试验纸上形成相互连接的圆形或椭圆形。

包衣机干燥：调进风温度 65～85℃，打开热风、排风电机，调整进、排风阀门，使进、排风基本保持在平衡状态，锅内压力为 -1～0Pa。干燥至锅体温度50～60℃ 时止。

素片预热：根据待包衣素片批总重量及包衣机的最大载重量，将待包衣素片平均分锅包衣；设定进风温度 65～85℃ 进行预热，调节进风量为 800～1200m³/h。点动，每 2min 点动约 20s，直至片床温度达到 40～55℃。同时，调整喷枪位置，调整喷头位置垂直于片床上表面 2/3 处，保持距离 23～30cm。片床温度到 40～55℃ 时开始喷液包衣。

喷液包衣：根据每台包衣机加入素片的量计算包衣液的用量（包衣液用量约为素片重量的 80%），将包衣液加至包衣机储罐中备用。每锅素片预热后，设置进风温度 60～85℃，风量设置与预热步骤的相同。完成后打开压缩空气，观察压缩空气压力，确认其≥0.3MPa。再启动蠕动泵送液，从小到大逐渐调节喷液流量至约为正常喷液流量。正常喷液流量计刻度值为 0.1～3.0mm。包衣锅起始转速 4r/min；每隔约 30min 提速 0.5 转。通过调节包衣液流量调节器（0.1～7.0mm）结合压缩空气压力调节喷液流量。喷液过程中，当高效包衣机转速逐步提高时，片床温度控制在 40～55℃，可以适当增大流量调节器 0.5～1.0mm，但喷液压力必须保持 0.3MPa 以上。生产过程中，若片床温度低于 42℃，要适当减小喷液量直至停止喷液，同时提高进风设定温度使片床温度提升；若片床温度高于 53℃，要增大喷液量或降低进风设定温度。每隔 10min 记录包衣片外观，要求光滑完整，符合填"ok"，同时记录设置进风温度、实际进风温度、设置进风量或进风位置，实际进风风量、锅体压差、喷枪压力、片床温度、喷液调节器刻度值、包衣机转速、外观。

包衣片干燥：处方量包衣液喷液完毕后，首先关闭蠕动泵，然后关闭压缩空气，进风保持45~85℃，干燥包衣片10min。并与冷却后出锅前取样，检查最终包衣增重应为2.6%~6.2%。

包衣片冷却：包衣片干燥完毕后，停止热风，保持出风，出风温度降至35℃以下时包衣片出锅，关闭包衣机。

2.7.1.8　瓶包装

随机取20个空塑料瓶，称重计算空瓶的平均重量，并根据合格包衣片的重量，计算每瓶待包装产品重量的波动范围。正式生产过程中，以计算的称量范围为依据称重。开启数片机的前20瓶要检查装量准确性，在包装开始时、每30min及结束时检查每台数片机的准确性，每次每台10瓶。

依次开启理瓶机、数粒机、旋盖机、铝箔封口机。根据包装规格设定装量，确认设备运行正常并预热。要求旋盖紧固、密封性良好。

2.7.1.9　外包

岗位操作人员按照批生产记录外包装材料指令单，领取所需外包装材料，核对外包装材料与批生产记录领料核料单包材规格，名称，数量是否一致。

生产正式开始前，生产操作人员与质保管理员双方共同确认所打印内容，如生产批号、生产日期、有效期至是否正确。

开启传送带，进行贴标。贴标端正，应位于塑料瓶中部，标签打印内容正确清晰，无白瓶或白签。

装小盒、捆包：自动包装：将说明书和小盒分别放入装盒机，开启自动装盒机和捆包机，进行装盒。待10个小盒进入捆包机后，以2×5的形式捆包。

赋码：通过电子监管赋码系统的传送带，进行一级码扫描，同时生成并打印二级电子监管码，贴二级电子监管码于每捆侧端，然后手持扫描器扫描30个二级电子监管码后再扫三级电子监管码（大箱），使三者建立关联关系。

装箱、打包：每箱装入规定数量产品（每瓶48片、60片为300小盒，每瓶100片为180小盒），确认每箱数量无误后放一张产品合格证于大箱顶部，用胶带封箱。封箱后，使用半自动打包机打包，沿着大箱宽度方向打两条平行包带，要求包带紧贴箱壁，但不损坏箱体。

包装完毕，上传本批药品电子监管码的关联关系至"中国药品电子监管码系统"。

2.7.2　各工艺步骤关键工艺参数和考察指标（表10-33）。

表 10 – 33　　　　　　　　　　　　　**关键工艺参数和考察指标表**

序号	工序	工艺参数		工艺控制范围	考察指标	指标标准
1	物料进入洁净区	清洁净化、紫外照射		30min	微生物	<25cfu/棉签
2	粉碎	筛网大小		80 目	粒度分布	过筛率≥95%
3	湿法制粒	干混时间		300s	时间	300s
		终点判定		23～25A 时停止	电流	23～25A
4	沸腾干燥	设置进风温度		55℃	水分（每锅水分值为上、中、下的水分平均值）	每锅水分值 2.0%～4.0%；9 锅平均水分 2.5%～3.5%
		干燥时间		（10±2）min		
5	整粒	筛目大小		16 目	粒度分布	通过 100 目筛比例≤30%
		转速		400～900r/min		
6	混合	转速		6r/min	含量混合均匀度	含量75.0%～82.0% RSD≤3.0%
		时间		20min		
7	压片	压片机转速		15～32 万片/h	外观片重差异硬度脆碎度	外观：白色圆形片，完整光洁，色泽均匀。片重差异：≤±3%；硬度≥45N；脆碎度≤0.6%
		主压力		≤30KN		
		冲头		10mm 浅弧冲头		
8	包衣	预加热	进风温度	65～85℃	外观包衣增重片重差异	外观：绿色且色泽一致、光洁、完整、不起皱、不脱落、无分层，无黑点、污点、无异物片重差异：≤±3%包衣增重：2.6%～6.2%
			片床温度	40～55℃		
		喷液	设置进风温度	60～85℃		
			设置进风风量（350C）	800～1200 m³/h		
			锅内压差	-1～0Pa		
			片床温度	40～55℃		
			雾化压力	≥0.3MPa		
			喷液调节器刻度值（350C）	0.1～3.0mm		
			锅体转速	3～8r/min		
		干燥	进风温度	65～85℃		
			干燥时间	5～10min		
			进风温度	65～85℃		
		冷却	片床温度	35℃以下		

续表

序号	工序	工艺参数	工艺控制范围	考察指标	指标标准
9	内包	数粒机速度	一级速度 140~250 二级速度 190~260 三级速度 280~340	外观 包装完整性	外观：瓶盖端正，瓶盖旋紧到底，无松动，无歪斜。 包装完整性：密封、完整
		传送速度	100~140 片/min		
		压缩空气压力	0.4MPa		
		热封电流	252~259A		
10	外包	贴标温度	310~350℃	贴签外观 打码内容 包装正确性	贴签外观：打印内容正确、贴签平整牢固，位置适中；打码内容正确；说明书数量准确
		贴标速度	90~130 瓶/min		
		装盒机速度	90~130 瓶/min		

3 验证小组人员及职责和验证时间（表10-34）。

表 10-34　　　　　　　　　　小组人员及职责

职位	姓名	部门	职责
组长	××	生产部	验证执行负责人，负责组织起草验证方案，实施验证方案，并组织相关人员完成验证报告。
组员	××	采购部	负责验证方案实施过程中的采购物流相关操作。
	××	工程部	负责保证生产过程中设备正常运转。
	××	生产部	负责起草验证方案，组织实施验证方案。
	××	生产部	负责验证方案实施过程中的制粒相关操作。
	××	生产部	负责验证方案实施过程中的压片相关操作。
	××	生产部	负责验证方案实施过程中的包衣相关操作。
	××	生产部	负责验证方案实施过程中的内包装相关操作。
	××	生产部	负责验证方案实施过程中的外包装相关操作。
	××	质保部	负责验证方案执行情况的现场监督检查和取样。
	××	质保部	负责验证过程中相关样品的试验室检测数据。
	××	质保部	负责组织协调并监督本验证按计划开展。

验证起止时间：

2017 年 10 月 28 日至 2017 年 11 月 10 日

4　风险评估：风险评估详见《甘草酸苷片生产工艺风险评估》。

5　缩写和定义（表 10 – 35）。

表 10 – 35　缩写和定义

缩略语	定义
SOP	中文"标准操作规程"即英文"Standard Operating Procedure"的首字母缩写
GMP	中文"药品生产质量管理规范"即英文"Good Manufacturing Practice"的首字母缩写

6　参考文献

6.1　《药品生产质量管理规范》（2010 年修订）。

6.2　《甘草酸苷片工艺规程》。

6.3　《药品 GMP 指南》。

6.4　《制药工艺验证实施手册》。

7　方案变更管理：如果在此方案被批准后，或在测试中检测到的任何偏差或不符合情况，生产和质量人员须对发现的情况进行分析、评价。对非实质性的必要的修订和非关键的偏差，可通过修订，乃至方案修改来处理，而不需通过变更管理程序。但是，修订和/或修改必须通过适当的形式加以说明和记录，例如，在版本更新中说明，或者只针对某项确认进行修订。对关键的变化和偏差，须在变更和/或偏差记录部分记录，变更执行《变更标准管理规程》，偏差填写《偏差标准管理规程》并由生产和质量人员进行评价，并根据相关规程的要求对任何关键变更和/或偏差进行调查、评估和纠正，确保不会对后续验证和 GMP 带来负面影响。评估偏差是否有危害，GMP 非关键偏差应做出判断，反之，GMP 关键偏差需要调查并采取纠偏措施，适当的判断，调查、纠偏措施及纠偏措施有效性的确认应记录在偏差报告中。并记录每一个偏差于偏差汇总表中。

8　前验证项目

8.1　人员培训确认

8.1.1　目的：确认相关人员已经过培训，且具有操作资格和相应试验能力。

8.1.2　测试步骤：按人员确认表中内容检查人员培训记录及考核内容。

8.1.3　可接受标准：相关人员已经过培训，所有此方案的执行者都在下面的表格中签名。在执行之前，所有人员都需要仔细阅读和理解各自的职责并进行了相应的培训。

8.1.4　结果：人员培训确认填写表 10 – 36。

表 10 – 36   人员培训确认表

姓名	职位	签名	日期
××	生产部	××	2017 年 10 月
××	生产部	××	2017 年 10 月
××	生产部	××	2017 年 10 月
××	生产部	××	2017 年 10 月
××	生产部	××	2017 年 10 月
××	生产部	××	2017 年 10 月
××	生产部	××	2017 年 10 月
××	质保部	××	2017 年 10 月
××	质保部	××	2017 年 10 月
××	质保部	××	2017 年 10 月
××	工程部	××	2017 年 10 月

可接受标准　卫生部药品标准 2009 年 13409 号	是否符合要求
所有此方案的执行者都已仔细阅读和理解各自的职责，经过培训且在上表中签名。	□是　□否

备注：

确认人	××	日期	2017 年 10 月 15 日
复核人	××	日期	2017 年 10 月 15 日

8.2　仪器仪表检查

8.2.1　目的：检查验证所使用的检测仪器仪表是否均具有校验证书，校验证书是否在有效的校验期内。

8.2.2　测试步骤：检查验证所有的仪表是否均具有计量合格证，并在有效期内。

8.2.3　可接受标准：所有的检测仪器仪表均已校验，且在有效期内。如果其有效期可能在测试期间内失效，则应对其进行再校正。

8.2.4　结果：填写表 10 – 37。如果需要可以加页，需对使用的页进行编号。

表 10 −37　　　　　　　　　　　　　仪器仪表检查表

名称	编号	校验日期	有效期至	是否校验合格	是否在校验效期内
天平	JT – 01	2017 年 6 月	2018 年 5 月	□是 □否	□是 □否
电子台秤	JT – 02	2017 年 6 月	2018 年 5 月	□是 □否	□是 □否
紫外可见分光光度计	JZ – 01	2017 年 6 月	2018 年 5 月	□是 □否	□是 □否
高效液相色谱	JZ – 02	2017 年 6 月	2018 年 5 月	□是 □否	□是 □否
压力表	JY – 08	2017 年 6 月	2018 年 5 月	□是 □否	□是 □否
温度计	JW – 11	2017 年 6 月	2018 年 5 月	□是 □否	□是 □否
容量瓶	JR – O5	2017 年 6 月	2018 年 5 月	□是 □否	□是 □否
量筒	JL – 03	2017 年 6 月	2018 年 5 月	□是 □否	□是 □否
可接受标准	卫生部药品标准 2009 年 134 号			是否符合要求	
所有的测量仪表均已校验，且测试期间均在有效期内。				□是 □否	

备注：

最终测试结果：□通过 □失败

如果不合格，参见偏差报告

确认人	××	日期	2017 年 7 月 8 日
复核人	××	日期	2017 年 7 月 8 日

8.3　文件检查

8.3.1　目的：确认所需要的文件的状态。

8.3.2　测试步骤：检查操作现场使用文件是否批准下发且与最新版文件一致。

8.3.3　可接受标准：确认所需文件齐全并已批准下发且在有效期内。

8.3.4　结果：填写表 10 −38。如果需要可以加页，需对使用的页进行编号。

表 10 −38　　　　　　　　　　　　　文件检查确认表

文件名称	文件编号	是否经批准	有效期至
甘草酸苷片工艺规程	GCSGP – SOP – 01	□是 □否	2019 年 10 月
甘草酸苷片质量标准	GCSGP – ZL – 01	□是 □否	2019 年 10 月
甘草酸苷片中间产品质量标准	GCSGP – ZL – 02	□是 □否	2019 年 10 月
甘草酸苷片待包装产品质量标准	GCSGP – ZL – 03	□是 □否	2019 年 10 月
甘草酸苷片质量标准	GCSGP – ZLN – 01	□是 □否	2019 年 10 月
糊精质量标准	中国药典 2015 版	□是 □否	2019 年 10 月

续表

文件名称	文件编号	是否经批准	有效期至
淀粉质量标准	中国药典 2015 版	□是□否	2019 年 10 月
低取代羟丙甲纤维素质量标准	中国药典 2015 版	□是□否	2019 年 10 月
羧甲基纤维素钠质量标准	中国药典 2015 版	□是□否	2019 年 10 月
硬脂酸镁质量标准	中国药典 2015 版	□是□否	2019 年 10 月
药用薄膜包衣预混辅料（甘草酸苷型）质量标准	ZL－BY－01	□是□否	2019 年 10 月
乙醇质量标准	中国药典 2015 版	□是□否	2019 年 10 月
口服固体药用高密度聚乙烯瓶质量标准	ZL－BGJY－01	□是□否	2019 年 10 月
低密度聚乙烯药用膜、袋质量标准	ZL－BDJY－01	□是□否	2019 年 10 月
瓶签质量标准	ZL－BPQ－01	□是□否	2019 年 10 月
小盒质量标准	ZL－BH－01	□是□否	2019 年 10 月
大箱质量标准	ZL－BH－02	□是□否	2019 年 10 月
薄膜包衣剂（甘草酸苷型）质量标准	ZL－BY－02	□是□否	2019 年 10 月
甘草酸苷片/甘草酸苷片备料工序标准操作规程	SOP－1001	□是□否	2019 年 10 月
甘草酸苷片/甘草酸苷片粉碎工序标准操作规程	SOP－1002	□是□否	2019 年 10 月
甘草酸苷片/甘草酸苷片湿法制粒工序标准操作规程	SOP－1003	□是□否	2019 年 10 月
甘草酸苷片/甘草酸苷片沸腾干燥、整粒工序标准操作规程	SOP－1004	□是□否	2019 年 10 月
甘草酸苷片/甘草酸苷片总混工序标准操作规程	SOP－1005	□是□否	2019 年 10 月
甘草酸苷/甘草酸苷片压片工序标准操作规程	SOP－1006	□是□否	2019 年 10 月
甘草酸苷片包衣工序标准操作规程	SOP－1007	□是□否	2019 年 10 月
甘草酸苷片内包装工序标准操作规程	SOP－1008	□是□否	2019 年 10 月
甘草酸苷片包装工序标准操作规程	SOP－1009	□是□否	2019 年 10 月
SF－30B 型万能粉碎机标准操作规程	SOP－201	□是□否	2019 年 10 月
HLSG－220B 型湿法混合制粒机标准操作规程	SOP－202	□是□否	2019 年 10 月
可接受标准　卫生部药品标准 2009 年 13409 号		是否符合要求	
验证所需文件齐全并已批准下发且在有效期内。		□是 □否	

备注：

最终测试结果：□通过□失败

如果不合格，参见偏差报告

确认人	××	日期	2017 年 7 月 9 日
复核人	××	日期	2017 年 7 月 9 日

8.4　确认或验证状态检查

8.4.1　目的：检查公用系统、设备运行正常，并经过验证或确认。

8.4.2　测试步骤：检查空调系统、压缩空气系统、纯化水系统和生产所用到的关键设备的验证报告是否合格批准，并在有效期内。

8.4.3　可接受标准：公用系统、设备均运行正常，经过验证或确认且合格。

8.4.4　结果：填写表 10 - 39。如果需要可以加页，需对使用的页进行编号。

表 10 - 39　　　　　　　　　　　　确认或验证检查表

验证、确认项目	是否经过验证且在有效期内
空调系统确认	□是　□否
纯化水系统确认	□是　□否
压缩空气系统确认	□是　□否
SF - 30B 万能粉碎机再确认方案	□是　□否
HLSG - 220B 湿法混合颗粒机再确认方案	□是　□否
可接受标准　卫生部药品标准 2009 年 13409 号	是否符合要求
公用系统、生产所用到的关键设备均运行正常，并经过确认或验证。	□是　□否

备注：

最终测试结果：□通过□失败

如果不合格，参见偏差报告

确认人	××	日期	2017 年 10 月 20 日
复核人	××	日期	2017 年 10 月 20 日

8.5　物料确认

8.5.1　目的：确认本次验证所需的物料均符合公司质量标准及相关要求。

8.5.2　确认步骤：检查物料的供应商均为本公司审计后的合格供应商。

确认所使用物料均有检验合格报告并已放行。

确认物料的批号、编码正确无误。

8.5.3　可接受标准：物料供应商均为合格供应商，物料通过放行，物料批号、编码正确无误。

8.5.4　结果：填写表 10 - 40。如果需要可以加页，需对使用的页进行编号。

表 10 – 40　　　　　　　　　　　　**物料确认表**

批号：　　　　　　　　　　　　　　生产日期：

物料名称	确认内容		是否合格
淀粉	来源	吉林榆树淀粉有限公司	□是□否
	批号	20170318	□是□否
	物料编码	YL – 01 – 01	□是□否
	检验结果	合格	□是□否
糊精	来源	湖州展望化学药业有限公司	□是□否
	批号	20170515	□是□否
	物料编码	YL – 02 – 01	□是□否
	检验结果	合格	□是□否
低取代羟丙甲纤维素	来源	濮阳市泰达生物科技有限公司	□是□否
	批号	20170434	□是□否
	物料编码	YL – 03 – 01	□是□否
	检验结果	合格	□是□否
羧甲基纤维素钠	来源	湖州展望化学药业有限公司	□是□否
	批号	20170216	□是□否
	物料编码	YL – 04 – 01	□是□否
	检验结果	合格	□是□否
硬脂酸镁	来源	营口奥达制药有限公司	□是□否
	批号	20170524	□是□否
	物料编码	YL – 05 – 01	□是□否
	检验结果	合格	□是□否
乙醇	来源	江苏汉邦科技有限公司	□是□否
	批号	20170120	□是□否
	物料编码	YL – 06 – 01	□是□否
	检验结果	合格	□是□否
卡乐康预混剂	来源	上海卡乐康包衣技术有限公司	□是□否
	批号	20170628	□是□否
	物料编码	YL – 07 – 01	□是□否
	检验结果	合格	□是□否
口服固体药用高密度聚乙烯瓶	来源	上海浦东医用塑料制品厂	□是□否
	批号	20170821	□是□否
	物料编码	BC – 01 – 01	□是□否
	检验结果	合格	□是□否

续表

物料名称		确认内容	是否合格
标签	来源	浙江温州纸制品有限公司	□是□否
	批号	20170603	□是□否
	物料编码	BC－02－01	□是□否
	检验结果	合格	□是□否
小盒	来源	浙江温州纸制品有限公司	□是□否
	批号	20170413	□是□否
	物料编码	BC－03－01	□是□否
	检验结果	合格	□是□否
说明书	来源	浙江温州纸制品有限公司	□是□否
	批号	20170530	□是□否
	物料编码	BC－06－01	□是□否
	检验结果	合格	□是□否
大箱	来源	浙江温州纸制品有限公司	□是□否
	批号	20170431	□是□否
	物料编码	BC－07－01	□是□否
	检验结果	合格	□是□否
可接受标准卫生部药品标准 2009 年 13409 号			是否符合要求
物料来源均为合格供应商，并经过放行。批号、编码正确无误			□是 □否

备注：

最终测试结果：□通过□失败

如果不合格，参见偏差报告

确认人	××	日期	2017 年 10 月 22 日
复核人	××	日期	2017 年 10 月 22 日

9. 生产工艺验证

9.1　关键工艺参数确认

9.1.1　目的：通过采用同一工艺条件，相同生产设备连续生产三批合格的产品，证明甘草酸苷片生产工艺的稳定性、重现性以及符合 GMP 规范与生产的要求。

9.1.2　测试步骤：按工艺规程及相应工序的生产工艺 SOP 进行操作，对生产过程中对各工艺关键参数控制点进行监测控制。

9.1.3　可接受标准：各工序生产中工艺控制参数符合工艺规程之规定。

9.1.4　结果：记录各工序中的关键工艺控制参数（表 10－41）。

表 10－41　　　　　　　生产过程关键工艺参数确认记录表

批号：		生产日期：		
工艺步骤	工艺参数	工艺参数控制范围	检测/实际值	是否合格
备料	清洁净化、紫外照射	30min	25～30	□是 □否
粉碎	筛网大小	80 目	80/80	□是 □否
制粒	干混时间	300s	300/300	□是 □否
	终点判断	23～25A	23～25A/24～25A	□是 □否
干燥	设置进风温度	55℃	55/55	□是 □否
	干燥时间	（10±2）min	10/10	□是 □否
	每锅水分值	2.0%～4.0%	2.8%	□是 □否
	9 锅平均水分	2.5%～3.5%	3.0%	□是 □否
整粒	筛目大小	16 目	16	□是 □否
混合	转速	6r/min	6r/min	□是 □否
	混合时间	20min	20min	□是 □否
压片	压片机转速	15～32 万片/h	30 万片/h	□是 □否
	主压力	≤30kN	≤30kN	□是 □否
	冲头	10mm 浅弧冲头	10mm 浅弧冲头	□是 □否
包衣	预加热 进风温度	65～85℃	80℃	□是 □否
	预加热 片床温度	40～55℃	50℃	□是 □否
	喷液 设置进风温度	60～85℃	80℃	□是 □否
	喷液 设置进风风量（350C）	800～1200 m³/h	1000m³/h	□是 □否
	喷液 锅内压差	－1～0Pa	－1～0Pa	□是 □否
	喷液 片床温度	40～55℃	50℃	□是 □否
	喷液 雾化压力	≥0.3MPa	≥0.3MPa	□是 □否
	喷液 喷液调节器刻度值（350C）	0.1～3.0mm	0.1～3.0mm	□是 □否
	喷液 喷液调节器刻度值（150C）	0.1～3.0mm	0.1～3.0mm	□是 □否
	喷液 喷液调节器刻度值（75B）	0.1～3.5mm	0.1～3.5mm	□是 □否
	喷液 锅体转速	3～8r/min	7r/min	□是 □否
	干燥 进风温度	65～85℃	83℃	□是 □否
	干燥 干燥时间	5～10min	10min	□是 □否
	冷却 片床温度	35℃以下	33℃以下	□是 □否

续表

工艺步骤	工艺参数	工艺参数控制范围	检测/实际值	是否合格
批号：		生产日期：		
内包	数粒机速度	一级振动速度 140～250；	200	□是 □否
		二级振动速度 190～260；	230	□是 □否
		三级振动速度 280～340	320	□是 □否
	传送速度	100～140 片/min	130/min	□是 □否
	压缩空气压力	0.4MPa	0.4MPa	□是 □否
	热封电流	252～259A	257A	□是 □否
外包	贴标温度	310～350℃	340℃	□是 □否
	贴标速度	90～130 瓶/min	120 瓶/min	□是 □否
	装盒机速度	90～130 瓶/min	120 瓶/min	□是 □否

备注：

最终测试结果：□通过□失败
如果不合格，参见偏差报告

确认人	××	日期	2017 年 10 月 23 日
复核人	××	日期	2017 年 10 月 23 日

　　包衣工序中，工艺控制参数有所增加，其中增加了进风风量（进风调节阀位置）、锅内压差以及喷液调节器刻度值的控制。包衣过程中填写表 10 - 42～表 10 - 44，每 10min 记录一次。

　　9.2　取样计划、检测方法和可接受标准

　　9.2.1　目的：明确生产步骤，规范生产过程，为生产出合格的产品提供过程控制。

　　9.2.2　步骤：按相应的生产工艺与岗位 SOP 进行操作，过程中对各工序产品进行监测。

　　9.2.3　取样操作：取样计划和检测方法按照表 10 - 45、表 10 - 46 进行。

　　9.2.4　可接受标准：所有样品的检测结果均必须在各个项目的合格范围。

　　9.2.5　结果：填写样品检测记录（表 10 - 47～表 10 - 63）。

表 10－42

包衣过程参数数记录表 1

生产日期：批号：设备名称：型包衣锅锅次：第 1 锅

时间	外观	设置进风温度/℃	实际进风温度/℃	设置进风量/(m³/h)	实际进风量/(m³/h)	锅内压差/Pa	片床温度/℃	转速/(r/min)	喷枪压力/MPa	喷液调节器刻度值/mm
2017 年 10 月 23 日	光滑 整洁	80	80	800～1200	1000	-1～0	50	7	≥0.3	0.1～0.3

表 10－43

包衣过程参数记录表 2

生产日期:批号:设备:型包衣锅锅次:第 2 锅

时间	外观	设置进风温度/℃	实际进风温度/℃	设置进风量/(m³/h)	实际进风量/(m³/h)	锅内压差/Pa	片床温度/℃	转速/(r/min)	喷枪压力/MPa	喷液调节器刻度值/mm
2017 年 10 月 23 日	光滑 整洁	80	80	800～1200	1000	－1～0	50	7	≥0.3	0.1～0.3

表 10－44

包衣过程参数记录表 3

生产日期：批号：设备：型包衣锅锅次：第 3 锅

时间	外观	设置进风温度/℃	实际进风温度/℃	设置进风量/(m³/h)	实际进风量/(m³/h)	锅内压差/Pa	片床温度/℃	转速/(r/min)	喷枪压力/MPa	喷液调节器刻度值/mm
2017 年 10 月 23 日	光滑 整洁	80	80	800～1200	1000	−1～0	50	7	≥0.3	0.1～0.3

备注：

最终测试结果：□通过 □失败（如果不合格，参见偏差报告）

记录人	××	日期 2017 年 10 月 23 日
复核人	××	日期 2017 年 10 月 23 日

表 10 - 45　　　　　　　　　　　　　　**取样计划**

取样时间	样品名称	取样人	取样方法
	微生物擦拭棉签	QA	物料紫外照射30min 后，用无菌棉签擦拭物料包装表面5cm×5cm 面积，从距离紫外灯最远处的包装口部取样，共取 3 个。
	串研混合物	岗位操作人员	每锅粉碎后取约100g 粉碎后的串研粉
	干燥后颗粒	岗位操作人员	每锅取 3 个样，每个样约 10g
	整粒后颗粒	岗位操作人员	每锅取样品约100g
	混合后颗粒	岗位操作人员	总混后放料到 10 个周转袋中，每个袋分别取样约 10g，交 QA 质控部检测。
	素片（试压片）	岗位操作人员	试压片过程中连续从左右轨道各取至少 65 片素片检测
	素片（外观、片重差异）	QA	在压片试机检查合格后，生产开始、生产过程中每隔 30 分钟、生产结束前均取样一次，每次 1～10 号为左轨，11～20 号为右轨。QA 检测
	素片（硬度）	QA	在生产开始、中间、结束时检查，每次每轨道取样品 10 片，QA 检测
	素片（脆碎度）	QA	在生产开始、中间、结束时检查。每次每轨道取样品 20 片，QA 检测
	包衣片（增重）	岗位操作人员	预热后开始喷液前每锅取 100 片素片测平均片重，出锅前取样 100 片，操作人员测增重。
	包衣片（外观、片重差异）	QA	每台设备每锅次包衣结束后取 20 片，QA 检测
	包衣片	QA	每锅取 20 片，5 锅共 100 片，送 QC 检测。
	待外包品（外观）	岗位操作人员	每 30 分钟抽取 20 瓶检测
	待外包品（装量）	岗位操作人员	每批开始时随机取样 20 瓶、正常生产后每隔 30 分钟取样 20 瓶、内包装结束前随机取样 20 瓶
	待外包品（包装完整性）	岗位操作人员	每 30 分钟抽取 20 瓶检测
	待外包品（气密性）	岗位操作人员	生产前、中、后各取样 10 瓶，QA 将样品送质控部，检测
	待外包品（微生物限度）	QA	取生产开始和结束时的 2 瓶待外包品，QA 将样品送质控部检测
	待外包品	岗位操作人员	开机运行稳定后，每一小时抽取 20 盒，岗位人员检测

备注：样品编号原则。

表 10 – 46　　　　　　　　检测项目、方法及可接受标准

样品名称	检测项目	检测方法	可接受标准
微生物擦拭棉签	表面微生物	将擦拭后的棉签送 QC，按照微生物限度检查法检测，填写记录表	25cfu/棉签
串研混合物	通过 80 目标准筛的比例；收率	将所取的约 100g 粉碎后的串研粉，过 80 目筛网，分别记录过筛前后的重量，并计算通过 80 目筛网的比例。生产车间进行检测并填写记录表	通过 80 目标准筛的比例≥95%收率 99% ~ 100%；
干燥后颗粒	颗粒水分	采用快速水分测定仪测定每锅上、中、下的水分，计算平均水分	每锅水分值 2.0% ~ 4.0%；9 锅平均水分 2.5% ~ 3.5%
整粒后颗粒	粒度分布：通过 100 目筛比例	将样品过 100 目筛网，分别记录过筛前后重量，并计算通过的比例。车间进行检测并填写记录表	通过 100 目筛比例≤30%
混合后颗粒	含量及其 RSD收率	按照颗粒含量检测方法进行检测各含量。填写记录表	含量 75% ~ 82%，RSD≤ 3.0%收率：97.5% ~ 100%
素片（试压片）	片重差异硬度脆碎度	每片称片重，做重量差异和硬度。再做脆碎度检查，各项指标检测合格后可开始正式压片。操作人员检测并填写记录表	片重差异：平均片重±3%硬度≥45N脆碎度≤0.6%
素片（外观）	外观	QA 目视检测，并填写记录表	为白色圆形片，外观完整光洁，色泽均匀。
素片（片重差异）	片重差异	精密称定总重量，求得平均片重后，再分别精密称定每片的重量。每片重量与平均片重相比较 QA 检测并填写记录表。	片重差异≤ ±3%，超出范围的不得过两片，且有一片不得超出 ±4.5%。
素片（硬度）	硬度	每片分别用片剂硬度仪检测，QA 检测并填写记录表。	硬度≥45N
素片	脆碎度	按《中国药典》2015 版四部片剂脆碎度检查法检查，QA 检测并填写记录表	脆碎度≤0.6%
包衣片（外观）	外观	QA 目视检测，并填写记录表	绿色且色泽一致、光洁、完整、不起皱、不脱落、无分层，无黑点、污点、无异物

续表

样品名称	检测项目	检测方法	可接受标准
包衣片（片重差异）	片重差异	精密称定总重量，求得平均片重后，再分别精密称定每片的重量。每片重量与平均片重相比较，QA 检测并填写记录表	片重差异 ≤ ±3%，超出范围的不得过两片，且有一片不得超出 ±4.5%。
包衣片（增重）	增重	精密称定预热后喷液前 100 片素片总重量，以及每锅包衣后 100 片的总重量，求出片平均重量，增重 =（包衣后平均片重 – 素片平均片重）／素片平均片重，岗位人员检测并填写记录表	增重 2.6% ~6.2%
包衣片	性状、鉴别、片重差异、有关物质、释放度	按照《甘草酸苷片待包装产品检验标准操作规程》检测，结果填写记录表	符合甘草酸苷片待报装产品质量标准
待包装品（外观）	外观	自然光下目测，并拧瓶盖，检查其是否旋紧。岗位人员检测并填写记录表	瓶盖端正，瓶盖旋紧到底，无松动，无歪斜
待包装品（装量）	装量	前 20 瓶目测，数片，其他称量检查。岗位人员检测并填写记录	平均瓶重 +（包装规格 ±0.5）×包衣片平均片重。
待包装品（包装完整性）	包装完整性	旋开瓶盖，检查铝塑复合膜。岗位人员检测并填写记录表	无翘起及可见缝隙
待包装品（气密性检测）	气密性检测	用密封性测试仪进行检测，真空度 27kPa 维持 2min 填写记录表	无气泡产生，无泄漏
待包装品（微生物限度）	微生物限度	按照《微生物限度检查标准操作规程》检测，结果填写记录	细菌 <1000cfu／g 霉菌、酵母菌 <100cfu／g
待包装品	贴签外观	目视检测，并填写记录表	打印内容正确、贴签平整牢固，位置适中、打码内容正确。
待包装品	装盒检查	目视检测，并填写记录表	每盒有一张说明书，一瓶药，打码内容正确

续表

样品名称	检测项目		检测方法	可接受标准
成品	包材物料平衡	甘草酸苷片说明书	（与包装品相应包材数量＋剩余合格包材数量＋不合格、多打印、破损或污染的包材数量）/包材总数量×100%，填写记录表 包装材料物料平衡	99.5%～100.5%
		甘草酸苷片小盒		99.5%～100.5%
		甘草酸苷片瓶签		99.5%～100.5%
		甘草酸苷片大箱		99.0%～100.0%
		产品合格证		100%
	批成品收率		成品数量（万片）/192（万片）×100%，填写记录表	95.0%～100.0%

表 10－47　　　　　　　　紫外灯消毒结果记录表

批号：20171001　　　　　　　生产日期：2017 年 10 月 25 日

样品来源	菌落数			是否合格
	1	2	平均	
第一袋	无	无	无	□是　□否
第二袋	无	无	无	□是　□否
第三袋	无	无	无	□是　□否
可接受标准：合格。				是否符合要求
25cfu/棉签				□是　□否

备注：

最终测试结果：□通过□失败

如果不合格，参见偏差报告

检测人	××	日期	2017 年 10 月 25 日
复核人	××	日期	2017 年 10 月 25 日

表 10 - 48　　　　　　　　　　　粉碎后检测结果

批号：		生产日期：		
锅次	取样量	过筛后量	通过 80 目筛比例	是否符合要求
1	10g	9.95g	99.5%	□是　□否
2	10g	9.98g	99.8%	□是　□否
3	10g	9.98g	99.8%	□是　□否
4	10g	9.96g	99.6%	□是　□否
5	10g	9.97g	99.7%	□是　□否
6	10g	9.98g	99.8%	□是　□否
7	10g	9.99g	99.9%	□是　□否
8	10g	9.98g	99.8%	□是　□否
9	10g	9.99g	99.9%	□是　□否

总量：89g

收率：99.8%	□是　□否
可接受标准：88.5g	是否符合要求
通过 80 目标准筛的比例≥95%，收率 99%～100%。	□是　□否

备注：

最终测试结果：□通过□失败

如果不合格，参见偏差报告

确认人	××	日期	2017 年 10 月 25 日
复核人	××	日期	2017 年 10 月 25 日

表 10 - 49　　　　　　　　　　　水分检测结果记录

批号：

锅次	上			中			下			每锅水分值/%	是否符合要求
	取样量/g	终点量/g	水分/%	取样量/g	终点量/g	水分/%	取样量/g	终点量/g	水分/%		
1	2	2	2.0%	2	2	2.0%	2	2	2.0%	2.0%	□是　□否
2	2	2	2.0%	2	2	2.0%	2	2	2.0%	2.0%	□是　□否
3	2	2	2.0%	2	2	2.0%	2	2	2.0%	2.0%	□是　□否
4	2	2	2.0%	2	2	2.0%	2	2	2.0%	2.0%	□是　□否

续表

锅次	上			中			下			每锅水分值/%	是否符合要求
	取样量/g	终点量/g	水分/%	取样量/g	终点量/g	水分/%	取样量/g	终点量/g	水分/%		
5	2	2	2.0%	2	2	2.0%	2	2	2.0%	2.0%	□是 □否
6	2	2	2.0%	2	2	2.0%	2	2	2.0%	2.0%	□是 □否
7	2	2	2.0%	2	2	2.0%	2	2	2.0%	2.0%	□是 □否
8	2	2	2.0%	2	2	2.0%	2	2	2.0%	2.0%	□是 □否
9	2	2	2.0%	2	2	2.0%	2	2	2.0%	2.0%	□是 □否
9 锅平均水分	9 锅平均水分 2.0%										□是 □否

可接受标准　2.0%		是否符合要求
每锅水分值：	2.0%	□是 □否
9 锅平均水分：	2.5% ~ 3.5%	□是 □否

备注：

最终测试结果：□通过 □失败

如果不合格，参见偏差报告

确认人	××	日期	2017 年 10 月 25 日
复核人	××	日期	2017 年 10 月 25 日

表 10 – 50　　　　　　　　整粒后颗粒过筛率记录表

	批号：		生产日期：	
锅次	取样量	过筛后量	通过 100 目筛比例	是否符合要求
1	2g	1.98g	≤30%	□是 □否
2	2g	1.92g	≤30%	□是 □否
3	2g	1.96g	≤30%	□是 □否
4	2g	1.96g	≤30%	□是 □否
5	2g	1.91g	≤30%	□是 □否
6	2g	1.96g	≤30%	□是 □否
7	2g	1.99g	≤30%	□是 □否
8	2g	1.94g	≤30%	□是 □否

续表

批号：		生产日期：		
锅次	取样量	过筛后量	通过 100 目筛比例	是否符合要求
9	2g	1.97g	≤30%	□是 □否
收率：99%				□是 □否
可接受标准 95%			是否符合要求	
通过 100 目标准筛，细粉不超过 30%。				□是 □否
备注：				

最终测试结果：□通过□失败

如果不合格，参见偏差报告

确认人	××	日期	2017 年 10 月 25 日
复核人	××	日期	2017 年 10 月 25 日

表 10 - 51　　　　　　　　总混后含量检测记录表

批号	取样位置	含量	是否符合标准
	1	92%	□是 □否
	2	94%	□是 □否
	3	95%	□是 □否
	4	94%	□是 □否
	5	93%	□是 □否
20171001	6	94%	□是 □否
	7	95%	□是 □否
	8	94%	□是 □否
	9	94%	□是 □否
	10	95%	□是 □否
	RSD	≤3%	□是 □否
可接受标准 90% ~95%			□是 □否
含量：75.0% ~82.0% RSD≤3%：			□是 □否
该工序收率：			□是 □否
备注：			

最终测试结果：□通过□失败

如果不合格，参见偏差报告

确认人	××	日期	2017 年 10 月 25 日
复核人	××	日期	2017 年 10 月 25 日

表 10 – 52   **试压片记录表 1**

生产日期：批号：20171001 轨道 1

检测时间：片数总重：平均片重：

编号	片重/g	片差/%	硬度	编号	片重/g	片差/%	硬度
1	3.835		45N	23	3.839		45N
2	3.855		46N	24	3.835		45N
3	3.835		45N	25	3.836		45N
4	3.840		47N	26	3.837		45N
5	3.834		47N	27	3.835		45N
6	3.835		45N	28	3.838		45N
7	3.835		45N	29	3.840		45N
8	3.835		45N	30	3.835		45N
9	3.835		45N	31	3.835		45N
10	3.839		45N	32	3.835		45N
11	3.835		46N	33	3.835		45N
12	3.838		45N	34	3.839		45N
13	3.836		45N	35	3.837		45N
14	3.835		48N	36	3.836		45N
15	3.837		45N	37	3.841		45N
16	3.835		45N	38	3.839		45N
17	3.841		45N	39	3.835		45N
18	3.835		49N	40	3.838		45N
19	3.835		48N	41	3.835		45N
20	3.840		45N	42	3.836		45N
21	3.835		45N	43	3.839		45N
22	3.835		45N	44	3.835		45N

备注：

可接受标准：平均片重 ±3%；硬度 ≥45N；脆碎度 ≤0.6%。

最终测试结果：□通过□失败

如果不合格，参见偏差报告

检测人	××	日期	2017 年 10 月 26 日
复核人	××	日期	2017 年 10 月 26 日

表 10 – 53   **试压片记录表 2**

生产日期：   批号：20171001 轨道 2

检测时间：片数总重：平均片重：

编号	片重/g	片差/%	硬度	编号	片重/g	片差/%	硬度
45	3.836		45N	67	3.837		45N
46	3.855		46N	68	3.855		46N
47	3.835		45N	69	3.835		45N
48	3.840		47N	70	3.840		47N
49	3.834		47N	71	3.834		47N
50	3.835		45N	72	3.835		45N
51	3.835		45N	73	3.835		45N
52	3.835		45N	74	3.835		45N
53	3.835		45N	75	3.835		45N
54	3.839		45N	76	3.839		45N
55	3.835		46N	77	3.835		46N
56	3.838		45N	78	3.838		45N
57	3.836		45N	79	3.836		45N
58	3.835		48N	80	3.835		48N
59	3.837		45N	81	3.837		45N
60	3.835		45N	82	3.835		45N
61	3.841		45N	83	3.841		45N
62	3.835		49N	84	3.835		49N
63	3.835		48N	85	3.835		48N
64	3.840		45N	86	3.840		45N
65	3.835		45N	87	3.835		45N
66	3.835		45N	88	3.835		45N

脆碎度：0.58%

备注：

可接受标准：平均片重 ±3%；硬度 ≥45N；脆碎度 ≤0.6%。

最终测试结果：□通过□失败
如果不合格，参见偏差报告

检测人	××	日期	2017 年 10 月 26 日
复核人	××	日期	2017 年 10 月 26 日

表 10 – 54　　　　　　　　　　　**素片检测记录表**

生产日期：批号：20171001

检测时间：20 片总重：平均片重：

编号	外观	片重/g	片差/%	编号	外观	片重/g	片差/%
1		3.835		11		3.840	
2		3.837		12		3.835	
3		3.835		13		3.835	
4		3.841		14		3.835	
5		3.835		15		3.840	
6		3.835		16		3.835	
7		3.840		17		3.835	
8		3.835		18		3.835	
9		3.835		19		3.840	
10		3.835		20			

生产日期：批号：20171001

检测时间：20 片总重：平均片重：

编号	外观	片重/g	片差/%	编号	外观	片重/g	片差/%
1		3.840		11		3.840	
2		3.835		12		3.835	
3		3.835		13		3.835	
4		3.835		14		3.835	
5		3.840		15		3.840	
6		3.835		16		3.835	
7		3.835		17		3.835	
8		3.835		18		3.835	
9		3.840		19		3.840	
10		3.840		20		3.840	

备注：

可接受标准：外观：为白色圆形片，外观完整光洁，色泽均匀。片重差异 ≤ ±3%。

最终测试结果：□通过□失败

如果不合格，参见偏差报告

检测人	××	日期	2017 年 10 月 26 日
复核人	××	日期	2017 年 10 月 26 日

表 10 – 55   素片检测（硬度）记录表

生产日期：批号：20171001

检测时间：生产开始前

编号	1	2	3	4	5	6	7	8	9	10
硬度/N	45	46	45	45	47	45	45	48	45	45
编号	11	12	13	14	15	16	17	18	19	20
硬度/N	46	45	45	47	45	45	48	45	49	45

检测时间：生产中

编号	1	2	3	4	5	6	7	8	9	10
硬度/N	46	47	45	45	48	45	48	45	49	49
编号	11	12	13	14	15	16	17	18	19	20
硬度/N	45	45	48	45	45	49	45	46	47	45

检测时间：生产结束时

编号	1	2	3	4	5	6	7	8	9	10
硬度/N	45	49	45	45	48	45	49	45	49	45
编号	11	12	13	14	15	16	17	18	19	20
硬度/N	46	45	47	47	45	45	45	49	45	46

备注：

可接受标准：≥45N

最终测试结果：□通过□失败

如果不合格，参见偏差报告

检测人	××	日期	2017 年 10 月 26 日
复核人	××	日期	2017 年 10 月 26 日

表 10 – 56   素片检测（脆碎度）记录表

生产日期：批号：20171001

检测时间：生产开始时

项目	脆碎前重量/g	脆碎后重量/g	脆碎度
左轨	3.839	3.839	≤0.6%
右轨	3.835	3.835	≤0.6%

检测时间：生产中

项目	脆碎前重量/g	脆碎后重量/g	脆碎度
左轨	3.837	3.837	≤0.6%

续表

生产日期：批号：20171001

检测时间：生产开始时

项目	脆碎前重量/g	脆碎后重量/g	脆碎度
右轨	3.836	3.836	≤0.6%

检测时间：生产结束时

项目	脆碎前重量/g	脆碎后重量/g	脆碎度
左轨	3.838	3.838	≤0.6%
右轨	3.836	3.836	≤0.6%

备注：

可接受标准：<0.6%

最终测试结果：□通过□失败
如果不合格，参见偏差报告

检测人	××	日期	2017 年 10 月 26 日
复核人	××	日期	2017 年 10 月 26 日

表 10－57　　　　包衣片检测记录表

生产日期：批号：20171001

包衣锅型号：第××锅 20 片总重：平均片重：

编号	外观	片重/g	片差/%	编号	外观	片重/g	片差/%
1	光洁完整	4.098	≤－3%	11	光洁完整	4.098	≤－3%
2	光洁完整	4.098	≤－3%	12	光洁完整	4.098	≤－3%
3	光洁完整	4.098	≤－3%	13	光洁完整	4.098	≤－3%
4	光洁完整	4.098	≤－3%	14	光洁完整	4.098	≤－3%
5	光洁完整	4.098	≤－3%	15	光洁完整	4.098	≤－3%
6	光洁完整	4.098	≤－3%	16	光洁完整	4.098	≤－3%
7	光洁完整	4.098	≤－3%	17	光洁完整	4.098	≤－3%
8	光洁完整	4.098	≤－3%	18	光洁完整	4.098	≤－3%
9	光洁完整	4.098	≤－3%	19	光洁完整	4.098	≤－3%
10	光洁完整	4.098	≤－3%	20	光洁完整	4.098	≤－3%

生产日期：批号：20171001

包衣锅型号：第××锅 20 片总重：平均片重：

编号	外观	片重/g	片差/%	编号	外观	片重/g	片差/%
1	光洁完整	4.098	≤－3%	11	光洁完整	4.096	≤－3%
2	光洁完整	4.088	≤－3%	12	光洁完整	4.095	≤－3%

续表

生产日期：批号：20171001

包衣锅型号：第锅 20 片总重：平均片重：

编号	外观	片重/g	片差/%	编号	外观	片重/g	片差/%
3	光洁完整	4.099	≤ -3%	13	光洁完整	4.098	≤ -3%
4	光洁完整	4.097	≤ -3%	14	光洁完整	4.097	≤ -3%
5	光洁完整	4.095	≤ -3%	15	光洁完整	4.098	≤ -3%
6	光洁完整	4.096	≤ -3%	16	光洁完整	4.096	≤ -3%
7	光洁完整	4.098	≤ -3%	17	光洁完整	4.094	≤ -3%
8	光洁完整	4.099	≤ -3%	18	光洁完整	4.095	≤ -3%
9	光洁完整	4.097	≤ -3%	19	光洁完整	4.098	≤ -3%
10	光洁完整	4.098	≤ -3%	20	光洁完整	4.095	≤ -3%

备注：

可接受标准：且色泽一致、光洁、完整、不起皱、不脱落、无分层，无黑点、污点、无异物。片重差异 ≤ ±3%

最终测试结果：□通过□失败如果不合格，参见偏差报告

检测人	××	日期	2017 年 10 月 27 日
复核人	××	日期	2017 年 10 月 27 日

表 10 – 58　　　　　包衣片检测（包衣增重）记录表

批号：生产日期：20171101

锅次　　　　　项目	100 素片重量/g	素片平均片重/g	100 片包衣片重量/g	包衣片平均片重/g	增重/g	增重/%
	383.6	3.835	410.9	4.095	30	7

备注：

可接受标准：包衣增重 2.6% ~ 6.2%

最终测试结果：□通过□失败

如果不合格，参见偏差报告

检测人	××	日期	2017 年 10 月 27 日
复核人	××	日期	2017 年 10 月 27 日

表 10 - 59   **待外包品检测记录表 1**

生产日期：批号：20171001

检测时间：

编号	外观	装量	完整性	编号	外观	装量	完整性
1	Y	Y	Y	11	Y	Y	Y
2	Y	Y	Y	12	Y	Y	Y
3	Y	Y	Y	13	Y	Y	Y
4	Y	Y	Y	14	Y	Y	Y
5	Y	Y	Y	15	Y	Y	Y
6	Y	Y	Y	16	Y	Y	Y
7	Y	Y	Y	17	Y	Y	Y
8	Y	Y	Y	18	Y	Y	Y
9	Y	Y	Y	19	Y	Y	Y
10	Y	Y	Y	20	Y	Y	Y

生产日期：批号：20171101

检测时间：

编号	外观	装量	完整性	编号	外观	装量	完整性
1	Y	Y	Y	11	Y	Y	Y
2	Y	Y	Y	12	Y	Y	Y
3	Y	Y	Y	13	Y	Y	Y
4	Y	Y	Y	14	Y	Y	Y
5	Y	Y	Y	15	Y	Y	Y
6	Y	Y	Y	16	Y	Y	Y
7	Y	Y	Y	17	Y	Y	Y
8	Y	Y	Y	18	Y	Y	Y
9	Y	Y	Y	19	Y	Y	Y
10	Y	Y	Y	20	Y	Y	Y

备注：

可接受标准：外观：瓶盖端正，瓶盖旋紧到底，无松动，无歪斜。装量：［平均瓶重 +（包装规格 ± 0.5）×包衣片平均片重］。包装完整。

最终测试结果：□通过□失败

如果不合格，参见偏差报告

检测人	××	日期	2017 年 10 月 28 日
复核人	××	日期	2017 年 10 月 28 日

表 10 – 60　　　　　　　　　　　**待外包品检测记录表 2**

生产日期：批号：20171001

合格填写"Y"不合格填写"N"

检测时间：生产开始前

编号	1	2	3	4	5	6	7	8	9	10
气密性	Y	Y	Y	Y	Y	Y	Y	Y	Y	Y

检测时间：生产中

编号	1	2	3	4	5	6	7	8	9	10
气密性	Y	Y	Y	Y	Y	Y	Y	Y	Y	Y

检测时间：生产结束时

编号	1	2	3	4	5	6	7	8	9	10
气密性	Y	Y	Y	Y	Y	Y	Y	Y	Y	Y

备注：

可接受标准：无气泡产生，瓶中无进水现象

最终测试结果：□通过□失败

如果不合格，参见偏差报告

检测人	××	日期	2017 年 10 月 28 日
复核人	××	日期	2017 年 10 月 28 日

表 10 – 61　　　　　　　　　　　**成品检测记录表**

生产日期：批号：规格：20171001　　25mg/片

项目		标准	检验结果
性状		绿色衣片，除去包衣后显白色	合格
鉴别	显色反应	应呈正反应	合格
	氯化物	应呈正反应	合格
	紫外光谱	最大吸收 233nm ± 1nm	合格
片重差异		片重差异 ≤ ±3%；每片重量与平均片重相比较，超出重量差异限度的药片不得多于 2 片，并不得有 1 片超出限度 1 倍	合格
有关物质		双氰胺含量不得超过标示量的 0.02%；单个杂质峰面积不得大于对照溶液中峰面积的 0.2 倍，总杂质峰面积不得大于对照溶液中峰面积的 1.2 倍	合格

续表

生产日期：批号：规格：20171001　25mg/片

项目	标准	检验结果
释放度	酸中释放量不得大于标示量的3% 缓冲液中释放量不得低于标示量的90%	合格
微生物限度	细菌数≤100cfu/g 霉菌酵母菌数≤10cfu/g 大肠埃希菌不得检出	合格
含量	97%～102%	合格

备注

最终测试结果：□通过□失败

如果不合格，参见偏差报告

确认人	××	日期	2017 年 10 月 30 日
复核人	××	日期	2017 年 10 月 30 日

表 10－62　　　　　　　　　　成品监测记录表

生产日期：批号：规格：20171001　25mg/片

检测时间：（合格填写"Y"不合格填写"N"）

编号	标签	装盒检查	编号	标签	装盒检查
1	Y	Y	11	Y	Y
2	Y	Y	12	Y	Y
3	Y	Y	13	Y	Y
4	Y	Y	14	Y	Y
5	Y	Y	15	Y	Y
6	Y	Y	16	Y	Y
7	Y	Y	17	Y	Y
8	Y	Y	18	Y	Y
9	Y	Y	19	Y	Y
10	Y	Y	20	Y	Y

生产日期：批号：规格：20171001　25mg/片

检测时间：（合格填写"Y"不合格填写"N"）

编号	标签	装盒检查	编号	标签	装盒检查
1	Y	Y	11	Y	Y

续表

生产日期：批号：规格：20171001 25mg/片

检测时间：（合格填写"Y"不合格填写"N"）

编号	标签	装盒检查	编号	标签	装盒检查
2	Y	Y	12	Y	Y
3	Y	Y	13	Y	Y
4	Y	Y	14	Y	Y
5	Y	Y	15	Y	Y
6	Y	Y	16	Y	Y
7	Y	Y	17	Y	Y
8	Y	Y	18	Y	Y
9	Y	Y	19	Y	Y
10	Y	Y	20	Y	Y

备注：

可接受标准：贴签外观：打印内容正确、贴签平整牢固，位置适中。打码内容正确。每盒有一张说明书，一瓶药。包装材料数量准确。

最终测试结果：□通过□失败
如果不合格，参见偏差报告

检测人	××	日期	2017 年 10 月 30 日
复核人	××	日期	2017 年 10 月 30 日

表 10－63　　　　　　　　　　成品检查记录表

生产日期：批号：规格：20171001 25mg/片

	检查项目	结果	是否合格
物料平衡	说明书	100%	□是 □否
	小盒	100%	□是 □否
	瓶签	100%	□是 □否
	大箱	100%	□是 □否
	产品合格证	100%	□是 □否
	收率	100%	□是 □否
可接受标准：			是否符合要求

续表

生产日期：批号：规格：20171001　25mg/片	
产品合格证：100%；说明书：99.5%～100.5%；小盒：99.5%～100.5%；瓶签：99.5%～100.5%；大箱：99.0%～100.0% 收率：95.0%～100.0%	□是　□否

备注：

最终测试结果：□通过□失败
如果不合格，参见偏差报告

检测人	××	日期	2017 年 10 月 30 日
复核人	××	日期	2017 年 10 月 30 日

习题

1. 设备的验证包括什么？
2. 验证的组织机构有哪些？
3. 验证文件编码是什么？
4. 验证方案的封面标准格式是什么？
5. 回顾性验证生产的批次是什么？
6. 验证是一次性的行为吗？

项目十一 卫生管理

学习目的

药品生产的环境卫生是企业生产药品的基本保障，只有在卫生符合要求的条件下，才能生产出合格的药品。通过学习使学生掌握企业对卫生的基本要求，在生产过程中自觉保持生产过程的卫生条件，掌握一般生产区和洁净区的卫生要求。

任务一 一般生产区卫生

一、企业卫生的管理

目的：建立卫生标准确认、实施、监控的标准管理规程，保证卫生措施有效地实施，防止交叉污染及微生物污染。

范围：本规程适用于环境卫生、工艺卫生、个人卫生的管理。

职责：企业各部门对本规程实施负责。

1 卫生管理标准：质保部门依据国家法定标准——《药品生产质量管理规范》2010 修订版建立相应的卫生管理标准即各项卫生管理规程，经主管副总审核，并经质量授权人批准后予以实施。

1.1 卫生管理标准包括：环境卫生、工艺卫生（物料生产流程及设备卫生）、个人卫生三部分。

1.2 一般生产区、库区、洁净区（按不同级别分别制订）、环境等均应制订相应的卫生管理标准——《卫生管理规程》。

1.3 各项卫生管理规程一经颁布，即为卫生管理的基准性文件，是质保部门实施卫生监控、生产部门实施卫生管理，建立清洁规程的依据和准则。任何管理不得背离这一标准，任何人不得任意修改，以确保能够建立有效的预防交叉污染和微生物污染的措施。

2 卫生标准的实施：为确保卫生标准的实施，质保部门必须组织生产部门建立各种卫生标准实施的标准操作程序和清洁规程。

2.1 生产过程中涉及人员、机器、物料、方法、环节的每一个环节都必须有相应的清洁规程，不得遗漏，以保证企业全面达到卫生管理规程的标准要求。

2.2 无论生产区或非生产区，其清洁工作的要求不仅仅是简单的大扫除，而是要求在生产前、生产中和生产结束都必须保持同样的符合标准的清洁状态，这是保证药品质量必不可少的手段。

3 卫生标准的监控：生产过程中卫生措施的实施和结果，由质保部门 QA 员随时按有关的卫生监控标准操作程序进行监控，这是防止混药、交叉污染的重要措施。

3.1 清洁过程的状态标记管理要严格按照《卫生状态标记管理规程》执行。每次生产前，应由质保部门的授权人确认生产区域及设备、设施、容器等没有与即将生产的产品无关的物料、文件、记录，无关的物品已经移去，废弃物已清除，并严格执行各项清洁规程，发给"清场合格证"，方可生产。

3.2 对于有特殊清洁要求的清洁过程，必须实行严格监控。

4 特殊清洁过程的管理：特殊清洁过程指生产过程中因各种异常事故、生产调整等原因，需实施非清洁规程规定的特殊清洁过程。凡需实施特殊清洁的过程必须严格执行《特殊清洁管理规程》经质保部门批准后方可实施。

5 人员健康要求严格执行有关的管理规程，肝炎及健康带菌者、肺结核传染病、癫痫、精神病、皮肤病、皮肤有伤口者和产品质量产生潜在的不利影响的人员不得从事与药品接触的工作，要严格执行每年至少体检一次，日常严格监控的规定，确保身体合格的人员上岗，发现不合格者必须立即调离，以防造成产品的污染和人员之间的交叉污染。药品生产人员必须有健康档案。

6 废弃物必须按规定及时处理。

二、洗衣室卫生管理

目的：建立一个规范的洗衣室卫生管理规程，保证洗衣室整洁卫生。

范围：本规程适用于洗衣室卫生管理。

职责：车间卫生员对本规程实施负责。

1 各区域的洗衣房的地面、墙面、门窗、水池、水龙头及洗衣机，必须保持清洁，无污迹，地面无积水。

2 洗衣房清洁卫生

2.1 每次洗衣结束后，应排尽洗衣机内的积水，地漏用 0.1% 新洁尔灭溶液或 0.2% 甲酚皂溶液消毒，液封，隔周交替使用。

2.2 每次洗衣结束后，地面、水池、门窗清洁一次。墙面、天棚每周清洁一次。

3 注意事项：为防止细菌产生耐药性，每 2 周更换消毒剂。

三、卫生间的使用与管理

目的：建立一个卫生间的使用与管理规程，避免卫生间对车间环境造成污染。

范围：适用于车间内部卫生间的使用与管理。

职责：所有进入车间的人员、卫生员对本规程实施负责。

1　硬件要求

1.1　室内地面、墙面等所有建筑材料均应光洁，不易积垢，便于清洁与消毒。

1.2　安装大便器材应光洁，不易积垢，便于冲洗、清洁。

1.3　室内安装洗手池、洗手液。

2　使用要求

2.1　车间内卫生间用于车间内部职工使用，不允许其他部门的人员进入。

2.2　卫生间使用与不用都应将门关上。

2.3　卫生间排气扇应 24 小时开启，保持室内通风，干燥，并使室内相对周围环境呈现负压，以免污染周围环境。

2.4　卫生间内设置废弃物桶和纸筐，废弃纸巾和手纸扔入废弃物桶或筐中，不得扔入大便器内或随地乱扔。

2.5　使用卫生间时不得将工作服、帽、鞋穿戴进入，必须在进入卫生间前脱去工作服，换上卫生间专用拖鞋，以免对生产造成污染。

2.6　使用卫生间后立即进行冲洗。

四、更衣室卫生管理

目的：建立一个规范的更衣室卫生管理规程，保证更衣室整洁卫生。

范围：本规程适用于更衣室卫生管理。

职责：车间卫生员对本规程实施负责。

1　进入洁净区人员必须按相应的净化规程进行更衣。

2　洁净区均设有更鞋室、更洁服室，更衣室男女分开。

2.1　更鞋室设有更鞋柜，鞋柜外侧柜存放员工自身的鞋，内侧柜存放工作鞋，不得放错。

2.2　一更衣室设有更衣柜，二更衣室墙上设有粘钩，洁净服放入洁服袋内挂到墙上，严格按规定使用。

2.2.1　一更衣室存放员工自己的外衣和一般生产区服装、员工自带的小包，上面放一般生产区服装，下面放个人衣物。

2.2.2　脱外衣室设有粘钩，当进入洁净区的生产人员，进入洁净区时，将一般生产区服装脱下挂到粘钩上，入二更衣室，更洁服。

2.3　更鞋柜更衣柜均按工号编号，员工根据自己的工号对号使用，不得乱用。

2.4　保持更衣、更鞋室的清洁卫生，更衣柜及更鞋柜及水池每天必须清洁。

2.4.1　不准存放非本室所需的物品。

2.4.2　不准将私人物品带进二更室，特别严禁带食物进入。

3 更衣室内的洗手池是供员工洗手专用，不准洗涤其他物品。

五、卫生洁具管理

目的：建立一个卫生洁具管理制度，防止交叉使用，造成污染。

范围：本规程适用于各种清洁具管理。

职责：QA 员、工艺员、操作人员对本规程实施负责。

1 卫生洁具实行分区管理，本区域内的卫生工具只限于本区域内使用，且只能使用本区域内的洁具。

2 卫生洁具室分车间 D 级洁净区卫生洁具、一般生产区卫生洁具。

3 卫生洁具分类：海绵拖布、扫帚、丝光毛巾、毛刷、水盆、水桶等。

4 用不同的颜色将丝光毛巾分成如下三类：与药品直接接触的设备、容器具专用毛巾，擦拭设备表面专用毛巾，擦墙面毛巾。

5 卫生洁具存放于卫生洁具间内，与药品直接接触的卫生洁具存放于容器存放间内。

6 擦拭墙面的海绵拖布与擦地面的拖布应有一定间隔存放。

7 卫生洁具在使用完后放在卫生洁具室。

8 卫生工具使用完毕后，要先用饮用水冲洗，然后用 5% 洗涤剂清洗；海绵拖布可在盆内清洗，毛巾要用手清洗至无污迹；与药品接触的洁净工具要在容器清洗室内清洗。

9 洁具清洗完毕后，要用 75% 酒精或 0.1% 的新洁尔灭浸泡 10 ~ 15 分钟，然后拧干，挂于洁具存放架上。

10 破损、污染严重的卫生洁具予以及时更换。

11 洁净区的垃圾桶只能存放于洁具清洗间内，内套塑料袋，每天工作结束后，将垃圾传出，清洗垃圾桶。

六、一般生产区环境卫生管理

目的：建立一个规范的一般生产区环境卫生管理规程。

范围：本规程适用于一般生产区环境卫生管理。

职责：车间主任、卫生员对本规程实施负责。

1 一般生产区应窗明壁净见本色、无浮尘、无霉斑、无渗漏、无不清洁的死角。

2 地面光滑、平整、清洁、无积水、无杂物。

3 生产区要防止蚊蝇进入，设置风幕和电子捕虫装置。

4 原辅料、半成品应分类，定点码放整齐，有明显的状态标志，可以有效防止交叉污染和差错。

5 一切非生产区用品不得带入生产区，不得在生产区内吸烟、吃饭、睡觉、会客，不得从事与生产无关的活动，不得晾晒工作服。

6　楼道、走廊不得放置任何生产用具或其他物品，不得堆放成品及半成品，保持运输通道的清洁、畅通。

7　人流、物流要分开，有明显的标记，人员、物料要有规定的通道出入。

8　同一生产区或相邻生产区的操作安排要合理，不得相互妨碍，不得产生交叉污染。

9　生产中的废弃物必须及时清理到规定的废弃物堆放点，并立即将容器清洗干净或消毒、灭菌。

10　操作间内不得存放清洁工具，清洁工具使用后及时放入清洁间处理干净防止造成对药品生产环境的污染。一般生产区内的清洁工具只限于本区域内使用，不得在其他区域内使用。

11　物品要定置码放整齐，有状态标志。

12　其他要求

12.1　不准带家属及小孩进入厂房，私人会客应在传达室。

12.2　其他部门管理人员进入生产区，要严格执行生产区的卫生制度。

12.3　非生产区人员一律不得私自进入生产区。

12.4　外来参观人员或上级领导来企业指导，需经主管副总批准并登记后，方可进入。

12.5　维护人员进入生产区须在前厅登记。

七、空调机房清洁管理

目的：建立一个规范的空调机房清洁管理规程，达到空调的一个规范化管理。

范围：本规程适用于空调机房清洁管理。

职责：工程部、生产部、空调工对本规程实施负责。

本企业制剂车间空调机房土建为砖混结构。内部设置：空调箱、空压机。保持机房内清洁整齐，是空调机房内各项设备、设施正常运行的必要保障，为此建立清洁卫生规程。

1　空调机房窗户必须保持关闭严密，减少室内积尘。

2　室内窗台、地面每天清扫一次，保持窗台、地面无尘，无污渍。

3　窗户每周擦一次，保持玻璃无灰尘、无污渍。

4　室内墙面每半年清扫一次。

5　室内照明灯具每月擦一次。

6　空调机房内设置的各项设备、设施按其清洁规程，进行清洁。

7　空调机房除固定设置的设备、设施，不允许随意摆放物品。

八、垃圾站管理

目的：建立一个规范的垃圾管理规程，确保厂区环境整洁。

范围：本规程适用于厂区内所有垃圾处理管理。

职责：行政部、环卫工对本规程实施负责。

1　垃圾送至垃圾站时，生产垃圾和生活垃圾必须分别置于各自的垃圾站。

2　厂内各个区域清扫时的垃圾均必须袋装，以免散落。

3　办公楼生活和办公垃圾每天上午直接装袋送至垃圾站。

4　车间废料及垃圾必须装袋封口后送至垃圾站。

5　厂区内路面清扫垃圾均直接装袋送到垃圾站。

6　每天下午厂区清洁工将各垃圾箱内的垃圾装袋后送至垃圾站。

7　厂区内绿化区清理出的垃圾直接送至垃圾站，数量太多而不能袋装时，运送后必须清理道路，不得对厂区造成污染。

8　生产用的辅料包装物、纸箱必须码放于指定地点，不得作为垃圾运出厂外。

9　垃圾站内的垃圾每天由行政部从物流通道运送出厂。门卫检查运送过程是否带有其他物品，确保物品安全。

任务二　洁净区卫生

一、紫外杀菌灯的使用

目的：建立一个规范的紫外杀菌灯使用管理规程。

范围：本规程适用于紫外杀菌灯的使用管理。

职责：QA 员、工艺员、操作人员对本规程实施负责。

1　紫外灯使用范围：各部门使用安装的紫外杀菌灯。

2　紫外杀菌灯的基本要点：

2.1　紫外灯波长 $136 \sim 390nm$，以 $253.7nm$ 的杀菌能力最强，但紫外灯穿透力极弱，只适用于表面杀菌。

2.2　紫外灯的杀菌力随使用时间增加而减退。国产紫外灯平均寿命一般为 2000 小时，使用超过平均寿命时或紫外灯发光异常时，必须及时更换。

2.3　紫外灯杀菌时，杀霉菌的照射量要比杆菌的照射量大 $40 \sim 50$ 倍。

2.4　紫外灯使用时，如果室内相对湿度超过 60% 时，照射量应相应增加。

3　每次物料及物品进入洁净区前，都应经过传递窗内紫外灯灭菌 30 分钟后才能进入。

4　及时填写紫外杀菌灯使用记录。

二、特殊清洁管理

目的：建立一个实施特殊清洁的申请、批准工作规程，使各种超出常规的清洁过程处于良好的控制之下。

范围：本规程适用于特殊清洁的管理。

职责：车间主任、工艺员、操作工、QA员对本规程实施负责。

1　实施特殊清洁的条件：由于各种不可预测的异常情况造成污染或怀疑造成污染而必须立即实施清洁（如突发管道泄漏、混药事故、发现传染病患者及环境卫生控制不合格、半成品污染、生产中设备故障等）。

2　实施特殊清洁的程序

2.1　由需要实施清洁的部门有关人员提出实施特殊清洁申请，填写特殊清洁申请单，注明：

2.1.1　清洁申请部门，申请日期。

2.1.2　实施清洁的地点及部位。

2.1.3　实施清洁的原因，要特别注明可能造成污染的物质。

2.1.4　实施清洁的目的。

2.1.5　清洁的方法建议。

2.1.6　清洁时间（如需紧急或立即进行特别注明）。

2.1.7　申请人。

2.1.8　审核人、批准人及审核、批准日期。

2.1.9　清洁完成日期、实施清洁的人员。

2.2　特殊清洁申请单填写后，经生产部长审核签字后报质保部门负责人审核，再报主管副总批准后方可实施。

2.3　特殊清洁实施过程中生产部有关管理人员要在现场管理指导，确保清洁过程彻底、无误。

2.4　清洁后，通知质保部门QA员进行检查。

2.5　检查合格后，质保部门QA员发给"清场合格证"后方可进行生产，否则不得生产。

3　清洁过程记录

3.1　清洁过程要认真、详细地填写清场记录，并将特殊清洁申请单附于记录之后。

3.2　清场记录要附于相关的批记录之中，通常是附于清洁后生产的首批产品批记录中以备查。

三、卫生状态标记管理

目的：建立一个卫生状态标记管理规程，以有效地防止交叉污染和微生物污染的发生。

范围：本规程适用于清洁规程中所规定的所有清洁区域、部位。

职责：车间主任、工艺员、QA 员、操作工对本规程实施负责。

1 车间的卫生状态标志分为"待清洁""已清洁"。

2 根据不同的卫生状态，必须按以下规定随时挂上规定的状态标记，以提示操作人员目前清洁区域、部位所处的卫生状态。

3 在工作结束后，操作工必须马上按照清洁规程进行清洁，如遇特殊情况不能马上清洁，设备、容器具必须及时挂上黄色字的"待清洁"状态标记，表示已经不可使用或不可操作。容器移至容器清洁室的待清洁区内存放。

4 清洁、清场结束后，清场人员摘下黄色字的"待清洁"牌，挂上"已清洁"牌。

5 QA 员对容器具的清洁结果进行检查，合格后在"已清洁，准许使用"单上签字确认。

6 QA 员对辅助房间清洁结果和清场情况进行检查，合格后发放"已清洁，准许使用"。

7 QA 员对工序清洁结果和清场情况进行检查，合格后同时发放"清场合格证"副本加入本批生产记录。摘下"已清洁"标牌，在门上挂上"清场合格证"副本标牌，待下次生产时将清场合格证贴入批记录。

8 挂有绿色字的"清场合格证"副本牌、"已清洁，准许使用"的房间、容器等超过有效期时，必须再进行清洁，经 QA 员检查合格，并发放"清场合格证"后方可使用，此次亦将"清场合格证"正本贴在门上或生产记录上。

9 卫生状态标记应统一印制，其材质应方便清洁使用。

10 卫生状态标记用黑色碳素笔或蓝色圆珠笔由操作人填写。

11 用后的卫生状态标记应保管好，需销毁的按规定统一销毁。

四、传递窗使用管理

目的：建立一个规范的传递窗使用管理规程。

范围：本规程适用于传递窗使用的管理。

职责：QA 员、工艺员、操作人员对本规程实施负责。

1 传递窗的功能：主要是用于一般区室与洁净区物品的进出。

2 传递窗的使用时传递窗两侧的门不得同时打开。

3 严禁操作者利用传递窗进入。

4 在不使用时，两侧门都关闭的情况下关闭电源。

5 传递窗的清洁卫生消毒由各使用岗位洁净区一侧的操作人员负责。

6 传递窗的使用、清洁

6.1 将车间需用的物料运到去皮室，按《物品进出 D 级洁净区标准操作规程》操作除去外皮清洁后，将物料放入传递窗。

6.2　开启传递窗紫外灯，用紫外灯照射灭菌30分钟。

6.3　由洁净区的操作人员，打开洁净去一侧的传递窗门取出物料。

6.4　按《D级洁净区工器具清洁标准操作规程》进行清洁。

6.5　打开紫外灯照射30分钟，照射完毕后关闭紫外灯开关。

五、生产过程卫生管理

目的：建立生产过程卫生管理规程，确保生产正常进行，防止污染与交叉污染。

范围：适用于生产过程卫生管理。

责任：车间主任、岗位班长、岗位操作工、QA员。

1　生产部要依《药品生产质量管理规范》建立相应的卫生管理规程，确定卫生管理标准。

1.1　卫生管理标准包括：环境卫生、工艺卫生（物料、生产流程及设备卫生）、个人卫生等。

1.2　一般生产区，洁净区均应制订相应的卫生管理规程。

1.3　各项卫生管理规程一经颁布，即为卫生管理的基准文件，是实施卫生监控，建立清洁操作规程的依据和准则。任何管理不得背离这一标准，任何人不得任意修改，以确保能够建立有效的预防交叉污染和污染的措施。

2　卫生标准的实施

2.1　生产过程中涉及人、机、料、法、环每一个细节都必须有相应的清洁操作规程，不得遗漏，以保证企业全面达到卫生管理规程的标准的要求。

2.2　无论生产区或非生产区，其清洁工作的要求不仅是简单的大扫除，而是要求在生产前，生产中和生产结束都必须保持同样的符合标准的清洁状态，这是保证药品质量必不可少的手段。

3　卫生标准的监控：生产过程中卫生措施的实施和结果由QA监控员按相关的现场监控标准操作程序进行监控，这是防止污染、交叉污染的重要措施。

3.1　清洁过程的状态标识管理要严格按照有关《卫生状态标记管理规程》进行，每次生产前，应由QA员确认生产区域、设备、设施、容器等，应没有与即将生产的产品无关的物料、产品、文件、记录、标签、标示物等。

3.2　对于有特殊清洁要求的清洁过程，必须用经过验证的特殊监控方法进行监控。

4　异常清洁过程的管理：异常清洁过程是指生产过程中因各种异常、事故、生产调整等事项，需实施非清洁操作规程规定的特殊清洁过程，凡需实施异常清洁的过程必须严格执行《特殊清洁管理规程》，经QA员批准后方可实施。

5　人员健康要求严格执行有关的管理规程，避免体表有伤口、患有传染病或其他可能污染药品疾病的人员从事直接接触药品的生产，日常严格监控的规定，确保身体合格的人员上岗，发现不合格者必须立即转岗，以防造成产品的污染和人员之间的交叉污染。

6　废弃物的处理要严格执行《生产废弃物处理管理规程》各项要求。

六、D 级洁净区环境卫生管理

目的：建立一个规范的 D 级洁净区环境卫生管理规程。

范围：本规程适用于 D 级洁净区环境卫生管理。

职责：工艺员、QA 员、操作工对本规程实施负责。

D 级洁净区环境卫生除必须符合一般生产区的要求，还须符合如下要求：

1　洁净区清洁人员要身着洁净服，不得着普通工作服入内进行清洁卫生工作。

2　洁净区地面、墙面光滑、平整，无颗粒物脱落、无缝隙；进入洁净区的风管、水管、电线管必须密封。

3　进入洁净区的物料、维修工具、所需物品、包装材料须经过必要的清洁，经缓冲进入。

4　洁净室内原辅料、中间产品，分类定点码放整齐，有明显状态标志，须存放在中转站或暂存室内。

5　生产中产生的废弃物必须集中到卫生工具清洗间的垃圾桶内，桶内加装塑料袋。

6　生产用过的容器具要送至容器清洗间的未清洗区内，并及时进行清洗。

7　容器存放间的容器必须挂有"已清洁，准许使用"状态标志牌。

8　生产结束后须立即对生产间进行清场，清场结束后，请 QA 员检查合格后，发放"清场合格证"。

9　清场时，地漏清洁干净后倒入消毒液。

10　清洁工具存放于洁净区卫生洁具存放间内，不得混用。洁净工具分类管理，拖布采用不掉毛海绵拖布，抹布采用丝光毛巾、毛刷选用不掉毛的刷子。

11　洁净服选用防静电布，洗涤方法按相应的清洁规程进行清洗。

12　须制订设备清洁规程，按规程对设备进行清洁。

13　每次清场对散流罩进行清洁。

14　回风口每半年进行一次更换。

七、洁净室空气洁净度不合格的处理

目的：建立洁净室空气洁净度不合格时处理规程，防止污染及交叉污染。

范围：适用于洁净室空气洁净度不合格的处理。

责任：工程部、生产部、质保部、生产车间。

1　保证洁净室的洁净度符合规定标准应建立空气净化系统的日常管理监控和洁净车间的严格管理规程。但当一旦发现尘粒数或微生物数超过规定时，质量管理部人员应立即通知有关生产车间及工程部。

2　如属局部卫生检查如墙、地面、设备表面的微生物数偏高时，生产车间应进行消毒处理，再取样检验合格后，方可进行生产。

3　如尘粒数和微生物数呈升高趋势或超过规定时，应采取措施：

3.1　洁净室内悬浮粒子不合格时的处理程序：

3.1.1　停止洁净度不合格的洁净室的生产。

3.1.2　用新校正过的仪器重新检测。检测合格则恢复该室的生产。

3.1.3　经重新检测仍不合格时，对该室进行彻底清洁，消除污染源后重新检测。

3.1.4　用尘埃粒子计数器对高效过滤器进行扫描巡检，按《高效过滤器检漏规程》处理，确认过滤器无泄漏后，重新检测。

3.1.5　检查风压计读值，若不符合规定，则调整进风口、回风口，使该室风压符合规定，消除逆风污染源。并置换新风后检测，直至该室悬浮粒子符合规定后恢复该室生产。

3.2　菌落数不合格时的处理程序

3.2.1　停止洁净度不合格的该洁净室的生产。

3.2.2　重新取样检测，检测合格则恢复该室生产。

3.2.3　经重新检测仍不合格时，对该室进行彻底清洁消毒、消除污染后重新检测。

3.2.4　用尘埃粒子计数器对高效过滤器进行扫描巡检，确认高效过滤器无泄漏后，重新检测。

3.2.5　检测该室风压是否符合规程，消除逆风污染源，并置换新风后重新检测，直至该室菌落数合格后方可恢复该室生产。

4　必要时对空调净化系统和全部洁净区进行彻底清洁，重新进行大消毒处理。

5　对在尘粒数和微生物数不合格情况下生产的产品，由生产技术部和质量管理部共同研究提出处理意见，并经质量管理部批准后进行。

习题

1. 洁净度不合格的该洁净室可以生产药品吗？

2. 洁净服必须选用防静电布吗？

3. 物料放入传递窗后用紫外灯照射灭菌多长时间？

4. 紫外灯只适用于表面杀菌吗？

5. 洗衣房每几周需更换消毒剂？

6. 更鞋室内侧柜存放什么鞋？

7. 可以带家属及小孩进入厂房吗？

8. 厂内各个区域清扫时的垃圾为什么必须袋装？

参 考 文 献

［1］关力．药事法规管理．北京：中国轻工业出版社，2013

［2］李霞．生物工程设备认知与实训指导．北京：高等教育出版社，2015

［3］梁毅．新版 GMP 教程．北京：中国医药科技出版社，2011

［4］万春艳．药品生产质量管理规范（GMP）2010 年版教程．北京：化学工业出版社，2016

［5］李志宁．实用药品 GMP 认证技术．北京：中国医药科技出版社，2006

［6］许钟麟．药厂洁净室设计、运行与 GMP 认证．上海：同济大学出版社．2011

［7］李钧．药品 GMP 验证教程．北京：中国医药科技出版社，2004

［8］闫丽霞．药物制剂技术．武汉：华中科技大学出版社，2012

［9］丁岚峰．制药专业顶岗实习教程．北京：中国轻工业出版社，2015

［10］国家食品药品监督管理局．药品生产验证指南．北京：化学工业出版社，2005

［11］张钦德．中药制剂检测技术．北京：人民卫生出版社，2013

［12］孙祎敏．药品微生物检验技术．北京：中国医药科技出版社，2013

［13］俞松林．生物药物检测技术．北京：人民卫生出版社，2013

［14］刘岩．药品存储于养护技术．北京：中国医药科技出版社，2016

［15］郭景文．现代仪器分析技术．北京：化学工业出版社，2013

［16］中国医药工业公司．药品生产管理规范．北京：企业管理出版社，1993

［17］韩永萍．药物制剂生产设备及车间工艺设计．北京：化学工业出版社，2015